刊行に際して

香川大学医学部地域医療再生医学講座
臼杵　尚志

　世の中の進化は加速度的で、現代人はかつての何世代分もの変化を一生の間に体験する。それらの変化には多くの事柄が関与しているが、医学の進歩にも多彩な分野が複雑に絡み合っている。薬学や栄養学など、医学と相互に関係し合って進化する分野は枚挙に遑がないが、「医療機器学」と呼ぶべき分野もその一つである。化学や物理学、その応用科学である工学分野から創製される医療機器は、この半世紀ほどの間に劇的な進化を遂げ、現代の医療を大きく変えて来た。医療機器には大型のME機器から医療材料まで、極めて多種類のものが含まれるが、AI（Artificial Intelligence）類似機能搭載のME機器が新しい医療技術の実践に貢献しているだけでなく、素材の進化が医療材料の有用性を向上させ、用途が広がったことで行えるようになった高度医療もある。

　一方、日本医療機能評価機構の調査では、医療機器が関与する事故やインシデントの原因として、使用者の知識不足という問題点が数多く報告されている。医療機器に関する教育や訓練が不十分なままに機器を使用しているとの指摘であるが、では、医療従事者はどの程度この高度化する医療機器について学んでいるのだろうか。侵襲的治療に医療機器を用いるのは主に医師であるが、医学部の教程で医療機器に関する内容はほぼ皆無である。つまり、医療機器の知識がなくとも医師の資格を得られるというわけだが、同様に治療に用いる薬剤についてはどうであろうか。衆知のように、医学部の課程で薬理学は必須科目であり、講義を受け、試験に通らなければ卒業できない。同じく診療に用いるものでありながら両者に関する教育課程は大きく異なっていることが分かる。しかも、薬については医師が処方した後、薬物のプロである薬剤師の目を経て患者に投与されるが、医療機器は医師や看護師自身が直接使用し、医療機器のプロである臨床工学技士も、多くの場合その使用現場に立ち会って使用状況を監査することはない。つまり、基本原理を学んでいない者が、ダブルチェックなしに直接診療（時には侵襲的治療）に用いているのが現在の医療機器使用に関する最大の問題点である。この事実を再認識すると、医療機器に関する現場での教育や訓練、そして各々の医療機器の性能や使用法に関する詳細な情報の伝達がいかに大切であるかが理解できる。

　日本医療機器学会が2008年から育成してきた医療機器情報コミュニケーター（MDIC：Medical Device Information Communicator）はこのような背景の下、医療現場と製造販売業者間における双方向性の、正確な情報伝達という重要な役割を担うが、資格の取得に同学会への入会を必要とせず、誰もが取得可能な資格である。このため、厚生労働省の医療機器産業ビジョン2013においても推奨されており、公的色合いの濃い制度と言える。

　本書は、このMDIC認定セミナーのテキストとして編纂され、「現代の医療を取巻く広い分野に関する網羅的な記載」が好評を得てきたことから、公開を望む多くの声に応えて、5年前に初めて一般図書として発刊した。以後、社会情勢の変化や、感染症に関する時代の求めなどにも応じる形で毎年改訂を行なってきたが、医療機器に関する前述のような現況を踏まえて機器が関する部分はより詳細に記載し、一方、幅広い情報の提供という本来の趣旨をも併せ持つ形で今回の改訂を行った。広くご活用いただければ幸いである。

編集者・執筆者一覧 （順不同）

編集者

「医療概論編」	柴山　純一	新潟医療福祉大学医療経営管理学部　学部長　教授
「臨床医学編」	臼杵　尚志	香川大学医学部地域医療再生医学講座　客員教授
「臨床工学編」	中島　章夫	杏林大学保健学部臨床工学科　教授
「医療情報編」	酒井　順哉	名城大学大学院都市情報学研究科　保健医療情報学　教授

執筆者

●「医療概論編」

柴山　純一	新潟医療福祉大学医療経営管理学部　学部長　教授
加見谷将人	社会医療法人定和会神原病院　脳神経外科　部長
酒井　順哉	名城大学大学院都市情報学研究科　保健医療情報学　教授
中田　精三	市立伊丹病院　病院事業管理者
佐藤　　譲	国立研究開発法人　国立成育医療研究センター　理事長特任補佐
小泉　和夫	前公益財団法人医療機器センター　専務理事
粕田　晴之	栃木県済生会宇都宮病院　緩和ケアセンター長・主任診療科長
松田　和久	相生会福岡みらい病院　麻酔科　部長・手術室　部長
北野　達也	星城大学経営学部　健康マネジメント系医療マネジメントコース主任／分野長　教授
	星城大学大学院健康支援学研究科　医療安全管理学　教授
宇佐美光司	前サクラ精機株式会社　特別顧問
飯田隆太郎	サクラグローバルホールディング株式会社　業務本部
石黒　克典	前公益財団法人医療機器センター医療機器産業研究所　上級研究員

●「臨床医学編」

臼杵　尚志	香川大学医学部地域医療再生医学講座　客員教授
久保田英雄	東京医科歯科大学病院　材料部　部長
矢冨　　裕	東京大学大学院医学系研究科　臨床病態検査医学　教授
佐藤　久弥	昭和大学保健医療学部　教授
磯辺　智範	筑波大学医学医療系　教授
堀口　　剛	元秋田大学医学部附属病院中央手術部　病院教授
島崎　　豊	ＮＰＯ法人　日本・アジア口腔保健支援機構　理事
高階　雅紀	大阪大学医学部附属病院　手術部・材料部・臨床工学部　部長　病院教授
佐藤　一史	医療法人雄久会奥村病院　脳神経外科
南　　正人	市立芦屋病院　病院長
小久保安朗	福井大学医学部附属病院手術部　副部長
平田　　哲	旭川医科大学　名誉教授
大久保　憲	医療法人幸寿会平岩病院　病院長
小林　大輔	筑波大学附属病院放射線部　主任診療放射線技師
富田　哲也	筑波大学附属病院放射線部　副診療放射線技師長

● 「臨床工学編」

中島　章夫	杏林大学保健学部　臨床工学科　教授
新　　秀直	東京大学医学部附属病院　企画情報運営部　講師
小野　哲章	滋慶医療科学大学大学院医療管理学研究科　客員教授
加納　　隆	滋慶医療科学大学大学院医療管理学研究科　客員教授
酒井　順哉	名城大学大学院都市情報学研究科　保健医療情報学　教授
白井　康之	前虎の門病院臨床工学部　副部長／東京都臨床工学技士会監事
戸畑　裕志	九州保健福祉大学　生命医科学部　生命医科学科　特任教授
河井　敏博	前名古屋医専　講師
廣瀬　　稔	滋慶医療科学大学医療科学部　臨床工学科　教授
真茅　孝志	純真学園大学保健医療学部　医療工学科　教授
鈴木　哲治	杏林大学保健学部　臨床工学科　助教
髙倉　照彦	亀田総合病院医療技術管理部　部長
井上　博満	日産厚生会玉川病院臨床工学科　科長
	公益社団法人日本臨床工学技士会　常任理事

● 「医療情報編」

酒井　順哉	名城大学大学院都市情報学研究科　保健医療情報学　教授
美代　賢吾	国立研究開発法人　国立国際医療研究センター　情報基盤センター　センター長
森田　耕司	前浜松医科大学医学部附属病院医療機器管理部　副部長
河井　敏博	前名古屋医専　講師
中田　精三	市立伊丹病院　病院事業管理者
高階　雅紀	大阪大学医学部附属病院　手術部・材料部・臨床工学部　部長　病院教授
髙倉　照彦	亀田総合病院医療技術管理部　部長
武隈　良治	前一般財団法人医療情報システム開発センター　主席研究員
青木　郁香	公益社団法人日本臨床工学技士会　専務理事
黒澤　康雄	東京医療保健大学医療保健学部　客員教授
原山　秀一	ビー・ブラウンエースクラップ株式会社　GAMA　部長
村田　昭夫	一般社団法人日本医療機器工業会UDI委員会　委員長
	株式会社エムエス　西日本統括　部長
玉川　裕夫	近畿北陸歯科医療管理学会　監事
梁本　昌功	株式会社シーエス24　代表取締役
	近畿北陸歯科医療管理学会　常務理事

● 執筆協力者

松本　謙一	サクラグローバルホールディング株式会社　代表取締役会長
諸平　秀樹	マコト医科精機株式会社　代表取締役会長
根本　　達	ミズホ株式会社　取締役相談役

臨床医学編のねらい

　医療は疾病の治癒や軽快を目的とし、それを通して人が健康であり幸福になることを目指している。したがって、医療機器を使用する立場や管理をする立場にあっても、あるいは機器の情報伝達を担う立場にあっても、機器が患者にどのように効果をもたらすか、その効果が最終的にどのような意味を持つのかを理解する必要がある。

　本編「臨床医学」は各医療機関において日々行われている診療について解説すべく作成されたが、臨床の解説のみでは、理解が深まらないことを危惧し、基礎的な内容（身体の構造〈解剖〉や働き〈生理〉、そして病因）についても概説している。機器の安全使用や安全管理、的確な情報伝達に際して、それぞれの機器がどのような場面で用いられ、どのような形で人体の情報を得、また臓器や組織にどのように影響を与えるかを理解するその基本情報となればと考えている。

　本編「臨床医学」の記載は、大きく「総論」と「各論」に分けられている。総論では「第Ⅰ章：人体の基本構造」「第Ⅱ章：疾患概論」「第Ⅲ章：診断学」「第Ⅳ章：治療学」と、医学の学習と類似の内容について記載しているが、これらは浅くとも広く全体像を掴んでいただきたいとの思いで記載されている。加えて、第Ⅴ章には「医療機器と感染管理・安全管理」を設けているが、ここは実際に臨床で働いている医師でもあまり認識していないような、しかし、医療機器を扱う場合には是非知っていただきたい内容が多く記載されている。また、昨今の感染症蔓延の事態を受けて医療機関内での業務に際し、患者および業務実施者の両者を守るために熟知しておくべき点も述べられている。

　各論（第Ⅵ章）では、22の臨床分野について記載しているが、各臓器についての理解を深める意味で、臓器ごとの疾患分野では、各臓器の解剖や生理の内容を一緒に記載した。1つひとつの分野について、身体の構造や働きについて確認しながら学習を進めていただきたい。

　今回の改訂では、従来通り一般図書として読んでいただくことを念頭に置きつつも、昨今の医療機器の急激な進化と応用範囲の拡大を意識して、医療機器がそれぞれの分野でどの様に関与しているかを極力詳細に著述した。決して深く掘り進んだ記載ではないが、医学の進歩に充分追従できるテキストになっていると考えている。

　なお、本編は、1冊1000ページ程の医学書数十冊分の内容を、読者に必要と考えられる事項のみを選択し記述しているため、個々の医療機器を扱い、その機序やさらに深い情報について交換する際には、より理解を深めるために、本書の内容以外にも多くの著述を参考にしていただきたいと考えている。

「臨床医学編」編集担当責任者　臼杵尚志

臨床医学編　目次

刊行に際して …………………………………… 1
編集者・執筆者一覧 （順不同）…………………… 2
臨床医学編のねらい ……………………………… 5

第Ⅰ章：人体の構造と機能……………………… 11
1節：人体の構造と医療機器 ……………………… 13
2節：人体の基本構造論 …………………………… 13
　　1：細胞 …………………………………………… 13
　　2：組織 …………………………………………… 13
　　3：器官 …………………………………………… 14
　　4：器官系 ………………………………………… 14
　　5：胚葉 …………………………………………… 14

第Ⅱ章：疾患概論…………………………………… 15
1節：病因と医療機器 ……………………………… 17
2節：疾病の原因 …………………………………… 17
　　1：細胞・組織の傷害（退行性病変）…… 17
　　2：細胞・組織の修復（進行性病変）…… 17
　　3：循環障害 ……………………………………… 18
　　4：炎症（inflammation）……………………… 18
　　5：免疫機構の異常（immunopathy）…… 19
　　6：腫瘍（tumor）……………………………… 19

第Ⅲ章：診断学…………………………………… 21
1節：診断学概論 …………………………………… 23
2節：医療面接（問診）…………………………… 23
3節：身体診察 ……………………………………… 24
4節：臨床検査：総論 ……………………………… 24
　　1：概要 …………………………………………… 24
　　　（1）臨床検査の種類………………………… 25
　　　（2）検査の流れ……………………………… 26
　　　（3）基準範囲・臨床判断値…………… 27
　　　（4）精度管理………………………………… 30
　　2：検体検査 ……………………………………… 30
　　　（1）血液を検体とする検査………………… 31
　　　（2）尿・便・髄液・その他の体液を対象と
　　　　　する検査 ………………………………… 36
　　　（3）微生物検査……………………………… 36
　　　（4）遺伝子関連検査・染色体検査…… 37
　　3：生理機能検査 ………………………………… 37
　　　（1）心電図検査……………………………… 37
　　　（2）脳波検査………………………………… 39

　　　（3）誘発電位検査…………………………… 40
　　　（4）筋電図検査……………………………… 41
　　　（5）呼吸機能検査…………………………… 42
5節：画像診断 ……………………………………… 43
　　1：超音波検査 …………………………………… 43
　　2：放射線の概要 ………………………………… 46
　　3：X線装置およびMRI装置……………… 47
6節：光学医療 ……………………………………… 58
　　1：内視鏡 ………………………………………… 58
　　2：内視鏡の種類 ………………………………… 58
　　3：硬性鏡の構造 ………………………………… 59
　　4：軟性鏡の構造 ………………………………… 59
　　5：内視鏡検査の種類 …………………………… 60
　　6：消化器内視鏡検査 …………………………… 60
　　7：その他の内視鏡検査 ………………………… 62
　　8：処置具 ………………………………………… 62
　　9：内視鏡検査に当たっての注意事項 … 62
7節：病理診断 ……………………………………… 63
　　1：病理診断とは ………………………………… 63
　　2：組織診 ………………………………………… 63
　　3：細胞診 ………………………………………… 63
　　4：臨床現場における病理診断 ………………… 64
　　5：病理解剖 ……………………………………… 64

第Ⅳ章：治療学…………………………………… 67
1節：治療学概論 …………………………………… 69
　　1：診断確定から治療方針の決定まで … 69
　　2：治療の種類 …………………………………… 70
2節：薬物療法 ……………………………………… 71
　　1：医薬品とは …………………………………… 71
　　2：薬物療法の目的 ……………………………… 71
　　3：医薬品を用いた治療 ………………………… 71
　　　（1）臨床現場において期待される薬効… 71
　　4：医薬品の使用法 ……………………………… 71
　　　（1）内服…………………………………… 71
　　　（2）外用（薬）…………………………… 72
　　　（3）注射（薬）…………………………… 72
　　　（4）医薬品の適正使用………………… 73
　　　（5）医薬品の保存・管理……………… 74
3節：放射線療法 …………………………………… 75

— 6 —

1：放射線療法 ……………… 75
2：がん治療に使われる放射線の種類 … 75
3：放射線治療の適応と組織の反応 …… 76
4：放射線治療の術式 ……… 77
5：外部照射の機器 ………… 78
6：密封小線源の機器 ………… 83

4節：IVR …………………… 83
1：画像下治療
　　（IVR：Interventional Radiology）… 83
2：撮影装置と周辺機器 ……… 83
　（1）X線透視装置 ………… 83
　（2）周辺機器 ……………… 86
　（3）IVRに用いられる器具 …… 87
3：被ばくとその管理 ……… 88
4：臨床 …………………… 89

5節：内視鏡を用いた治療 …… 90
1：病変の完全除去を目的とするもの … 92
2：出血への対応を目的とするもの …… 92
3：主に対症療法を目的とするもの …… 93

6節：手術療法 ……………… 95
1：手術療法とは ………… 95
2：麻酔 …………………… 95
　（1）全身麻酔 …………… 95
　（2）局所麻酔 …………… 96
　（3）投与部位による分類 …… 96
　（4）麻酔の時間軸 ……… 97
　（5）麻酔中の監視 ……… 98
3：手術の分類 …………… 98
　（1）目的からみた分類 …… 98
　（2）手術部位感染症の観点からみた
　　　手術の分類 ………… 99
　（3）悪性腫瘍の手術
　　　（根治度・切除範囲からの分類）…100
　（4）その他の分類による手術の呼称 …101
4：手術部位感染防止 ……… 102
　（1）手術部位感染の分類 …… 102
　（2）SSI防止のための環境整備 ……… 102
　（3）SSI防止のための全身管理 ……… 102
　（4）SSI防止のための局所管理 ……… 104
5：鏡視下手術 …………… 105
6：ナビゲーション手術 ……… 106
7：ハイブリッド手術 ……… 107

7節：教育入院 ……………… 107

8節：精神療法 ……………… 107
1：精神科専門療法 ……… 108
　（1）生物学的視点からの治療 ……… 108
　（2）心理社会的視点からの治療 ……… 109

9節：リハビリテーション ………… 109

10節：クリニカルパス …………… 111
1：クリニカルパスの基本理念 ……… 111
2：クリニカルパスの作成 …… 112
3：クリニカルパスの実際 …… 112
4：クリニカルパスの利点と欠点 …… 112
5：クリニカルパスの有効活用 …… 113
6：クリニカルパスの今後の課題 …… 113

第Ⅴ章：医療機器と感染管理・安全管理…… 115
1節：感染管理 ……………… 117
1：感染制御の体制 ……… 117
2：病院内の環境整備 ……… 117
3：標準予防策 …………… 118
　（1）CDCの隔離予防策ガイドライン2007
　　　………………………… 118
　（2）感染経路別予防策 …… 119
4：血中ウイルス曝露対策、
　　職業感染防止対策 ……… 119
5：医療機器の感染対策 ……… 120

2節：医療機器とその管理 …… 120
1：医療材料 ……………… 121
2：再製造単回使用医療機器 …… 121
3：滅菌の委託 …………… 121
　（1）滅菌業務委託の形態 …… 121
　（2）滅菌業務委託関連法規 …… 122
　（3）滅菌業務委託対象器械と滅菌法 … 122
　（4）医療関連サービスマーク …… 122
4：業者貸出し手術器械 ……… 123
　（1）業者貸出し手術器械の種類と管理
　　　………………………… 123
　（2）業者貸出し手術器械管理の課題 … 123
5：プラスティック製品の特徴と留意点 … 124
　（1）プラスティックの材質 ……… 124
　（2）プラスティック製品と医薬品の
　　　相互作用 …………… 125
　（3）プラスティック製品と滅菌 ……… 125
6：医療廃棄物 …………… 126
　（1）感染性廃棄物 ……… 126
　（2）感染性廃棄物の判断基準 …… 126

(3) 医療施設内における
　　　　　感染性廃棄物の処理 ……………… 126
　3節：洗浄・消毒・滅菌 ……………………… 127
　　1：洗浄・消毒・滅菌に関連する
　　　　法規とガイドライン ………………… 127
　　　(1) 消毒と滅菌のガイドライン ……… 127
　　　(2) 医療現場における滅菌保証の
　　　　　ガイドライン ……………………… 127
　　2：洗浄法 ……………………………………… 128
　　　(1) 洗浄法の概念……………………… 128
　　　(2) 各種洗浄法………………………… 129
　　　(3) 洗浄評価法………………………… 133
　　3：内視鏡の洗浄・消毒 ………………… 134
　　4：消毒法 ……………………………………… 134
　　　(1) 消毒法の概念……………………… 134
　　　(2) 消毒法の種類……………………… 135
　　　(3) 物理的消毒法……………………… 135
　　　(4) 化学的消毒法……………………… 135
　　　(5) 消毒薬の殺菌力に影響する因子… 135
　　　(6) 消毒薬の濃度表示と希釈………… 136
　　　(7) 各種の消毒方法…………………… 136
　　5：滅菌法 ……………………………………… 137
　　　(1) 滅菌法の概念……………………… 137
　　　(2) 蒸気滅菌…………………………… 138
　　　(3) エチレンオキサイド（EO）滅菌 … 139
　　　(4) 過酸化水素ガスプラズマ滅菌…… 140
　　　(5) 過酸化水素ガス滅菌……………… 142
　　　(6) 低温蒸気ホルムアルデヒド（LTSF）
　　　　　滅菌法 ……………………………… 143
　　　(7) 放射線滅菌………………………… 145
　　6：医療用包装材料 ………………………… 146
　　　(1) 医療用包装材料に要求される事項… 146
　　　(2) 医療用包装材料の種類…………… 146
　　　(3) 密閉方式の種類…………………… 146
　　　(4) 滅菌物の安全保存期間(使用期限)… 146
　　7：医療現場における滅菌保証 ………… 147
　　　(1) 滅菌の総合管理…………………… 147
　　　(2) 滅菌バリデーション……………… 147
　　　(3) インジケータ……………………… 148
　　　(4) リコール…………………………… 150
　4節：プリオン病二次感染防止のための
　　　　手術器械の処理法 ………………… 150
第Ⅵ章：臓器と疾患………………………… 151

　1節：神経系 …………………………………… 153
　　1：解剖と機能 ……………………………… 153
　　　(1) 神経系の構成……………………… 153
　　　(2) 中枢神経…………………………… 153
　　　(3) 末梢神経…………………………… 153
　　　(4) 自律神経…………………………… 153
　　　(5) 外来での主な検査・診断機器…… 154
　　2：脳疾患と治療 …………………………… 154
　　　(1) 脳血管障害………………………… 154
　　　(2) 脳腫瘍……………………………… 155
　　　(3) 頭部外傷…………………………… 155
　　　(4) 先天奇形・水頭症、他…………… 155
　　　(5) 変性・脱髄疾患、他……………… 155
　2節：耳鼻咽喉系 ……………………………… 155
　　1：耳 …………………………………………… 155
　　　(1) 解剖と機能………………………… 155
　　　(2) 外来での主な検査・診断機器…… 156
　　　(3) 耳の疾患と治療…………………… 156
　　2：鼻、咽頭・喉頭 ………………………… 156
　　　(1) 解剖と機能………………………… 156
　　　(2) 鼻の疾患と治療…………………… 156
　　　(3) 咽頭・喉頭の疾患と治療………… 157
　3節：眼 ………………………………………… 157
　　　(1) 解剖と機能………………………… 157
　　　(2) 外来での主な検査・診断機器…… 157
　　　(3) 眼の疾患と治療…………………… 157
　4節：循環器系 ………………………………… 158
　　1：解剖 ………………………………………… 158
　　　(1) 心臓………………………………… 158
　　　(2) 血管………………………………… 159
　　2：機能 ………………………………………… 159
　　3：循環器系の疾患と治療 ……………… 160
　　　(1) 先天性心疾患……………………… 160
　　　(2) 虚血性心疾患……………………… 160
　　　(3) 炎症………………………………… 161
　　　(4) 弁膜症……………………………… 161
　　　(5) 心筋症……………………………… 161
　　　(6) 大血管疾患………………………… 162
　　　(7) 静脈血栓塞栓症（VTE：Venous
　　　　　Thromboembolism）………………… 163
　　　(8) 不整脈……………………………… 163
　　　(9) 高血圧症…………………………… 163
　5節：呼吸器系 ………………………………… 164

1：解剖 ……………………………… 164
　　　（1）上気道 ………………………… 164
　　　（2）気管・気管支 ………………… 164
　　　（3）肺胞 …………………………… 164
　　　（4）肺 ……………………………… 164
　　　（5）縦隔 …………………………… 164
　　2：機能 ……………………………… 164
　　　（1）呼吸の調節 …………………… 164
　　　（2）肺気量（標準的な量） ……… 164
　　　（3）酸素・二酸化炭素の運搬 …… 164
　　3：呼吸器系の疾患と治療 ………… 165
　　　（1）無気肺・気胸 ………………… 165
　　　（2）循環障害 ……………………… 165
　　　（3）炎症 …………………………… 166
　　　（4）閉塞性肺疾患 ………………… 166
　　　（5）拘束性肺疾患 ………………… 166
　　　（6）肺がん ………………………… 167
　　　（7）胸膜・縦隔 …………………… 167
　　　（8）循環器系・呼吸器系で使用される
　　　　　インプラント ………………… 168
　6節：消化器系 ……………………… 168
　　1：解剖 ……………………………… 168
　　2：機能 ……………………………… 169
　　　（1）消化管 ………………………… 169
　　　（2）消化腺と胆道 ………………… 169
　　3：消化器系の主な疾患と診断・治療 … 169
　　　（1）口腔内（歯科領域）の疾患 ……… 170
　　　（2）頭頸部の疾患 ………………… 170
　　　（3）食道の疾患 …………………… 171
　　　（4）胃の疾患 ……………………… 172
　　　（5）小腸・大腸の疾患 …………… 174
　　　（6）肝臓の疾患 …………………… 175
　　　（7）胆道の疾患 …………………… 176
　　　（8）膵臓の疾患 …………………… 177
　　　（9）ヘルニア ……………………… 177
　7節：泌尿器系（腎・尿路系） ………… 178
　　1：解剖 ……………………………… 178
　　　（1）腎臓 …………………………… 178
　　　（2）尿路 …………………………… 179
　　2：機能 ……………………………… 179
　　　（1）腎臓 …………………………… 179
　　　（2）尿路 …………………………… 179
　　3：腎・尿路系の主な疾患と診断・治療

　　　　　…………………………………… 179
　　　（1）腎臓 …………………………… 179
　　　（2）尿路 …………………………… 180
　8節：男性生殖器 …………………… 181
　　1：解剖 ……………………………… 181
　　2：機能 ……………………………… 181
　　3：男性生殖器の主な疾患と診断・治療 … 182
　9節：女性生殖器 …………………… 182
　　1：解剖 ……………………………… 182
　　2：機能 ……………………………… 183
　　3：女性生殖器（産科・婦人科）の
　　　　主な疾患と診断・治療 ………… 183
　10節：新生児 ………………………… 184
　　1：新生児疾患、先天異常 ………… 184
　　　（1）先天異常の要因 ……………… 184
　　　（2）各臓器の先天異常 …………… 185
　11節：小児 …………………………… 185
　　1：小児の疾患 ……………………… 185
　12節：皮膚 …………………………… 186
　　1：解剖 ……………………………… 186
　　2：機能 ……………………………… 186
　　3：皮膚の主な疾患と診断・治療 ……… 187
　13節：運動器 ………………………… 189
　　1：解剖 ……………………………… 189
　　　（1）骨 ……………………………… 189
　　　（2）筋肉 …………………………… 189
　　　（3）関節 …………………………… 189
　　　（4）軟部組織 ……………………… 189
　　2：機能 ……………………………… 189
　　3：運動器の疾患と診断・治療 …… 189
　　4：整形外科（運動器）領域における
　　　　治療材料 ………………………… 192
　　　（1）人工関節 ……………………… 192
　　　（2）脊椎インプラント …………… 193
　　5：生体材料の代表としての人工骨 …… 193
　14節：外傷・異物 …………………… 194
　　1：外傷 ……………………………… 194
　　2：異物 ……………………………… 195
　15節：内分泌系 ……………………… 195
　　1：解剖 ……………………………… 195
　　2：機能 ……………………………… 195
　　3：内分泌系の疾患 ………………… 195
　　　（1）下垂体腫瘍 …………………… 196

— 9 —

（2）下垂体機能の障害 ………………… 196
（3）甲状腺機能亢進症 ………………… 196
（4）甲状腺機能低下症 ………………… 196
（5）甲状腺がん ………………………… 196
（6）副甲状腺機能亢進症 ……………… 196
（7）副甲状腺機能低下症 ……………… 196
（8）原発性アルドステロン症 ………… 197
（9）クッシング症候群 ………………… 197
（10）褐色細胞腫 ………………………… 197
（11）アジソン病 ………………………… 197
（12）糖尿病 ……………………………… 197
16節：乳腺 ……………………………… 198
　1：解剖 ………………………………… 198
　2：機能 ………………………………… 198
　3：乳腺疾患 …………………………… 198
17節：造血器 …………………………… 200
　1：解剖 ………………………………… 200
　2：機能 ………………………………… 200
　3：血液疾患（造血器疾患）………… 200
18節：自己免疫性疾患 ………………… 202
19節：代謝性疾患 ……………………… 202
20節：精神疾患・精神障害 …………… 203
21節：感染症 …………………………… 204
　1：感染症とは ………………………… 204
　　（1）感染経路 ………………………… 204
　　（2）日和見感染 ……………………… 204
　2：感染対策で重要な微生物 ………… 205
　　（1）メチシリン耐性黄色ブドウ球菌
　　　　（MRSA）………………………… 205
　　（2）バンコマイシン耐性腸球菌（VRE）… 205
　　（3）多剤耐性緑膿菌（MDRP）……… 205
　　（4）多剤耐性アシネトバクター・バウマニ
　　　　（MDRAB）……………………… 205
　　（5）腸内細菌科カルバペネム耐性菌
　　　　（CRE）…………………………… 206
　　（6）セラチア（*Serratia marcescens*）
　　　　………………………………………… 206
　　（7）大腸菌（O157、O101）………… 206
　　（8）結核菌と多剤耐性結核菌（MDR-TB）
　　　　………………………………………… 206
　　（9）血液媒介感染ウイルス………… 207
　　（10）インフルエンザウイルス ……… 207

（11）麻疹ウイルス ……………………… 208
（12）ノロウイルス ……………………… 208
（13）コロナウイルス …………………… 208
（14）レジオネラ属菌
　　　（*Legionella pneumophila*）……… 209
（15）ヒゼンダニ
　　　（*Sarcoptes scabiei*）疥癬 ……… 209
（16）クロイツフェルト・ヤコブ病（CJD：
　　　Creutzfeldt-Jakob Disease）プリオン
　　　………………………………………… 209
22節：中毒 ……………………………… 210
　1：中毒とは …………………………… 210
　　（1）エチレンオキサイド
　　　　（EO：ethylene oxide）………… 210
　　（2）ホルムアルデヒド
　　　　（FA：formaldehyde）…………… 210

索引…………………………………………… 211
MDIC認定制度の紹介 …………………… 226

※本文中のゴシック体は重要語彙を、波線は重要箇所を示す。

第Ⅰ章

人体の構造と機能

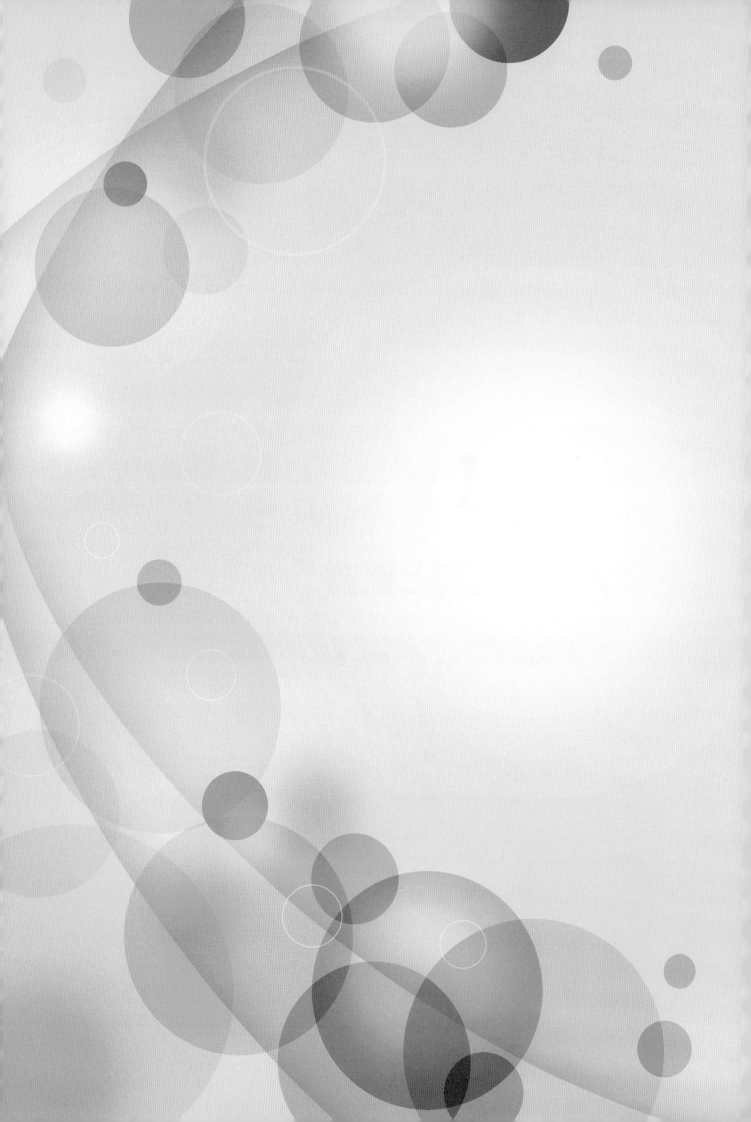

1節 人体の構造と医療機器

医療機器の**安全使用**を主目的とする本テキストに人体の構造や機能に関する記述があるのは、各医療機器の機能と身体との関係について理解を深める目的からである。医療機器は身体の構造や機能を何らかの方法で感知して医学的に評価可能な情報として表現し、あるいは何らかの機序で身体に医学的に意味のある変化をもたらす。したがって、それぞれの機器が体のどの部分とどのように関係するのかを正確に理解することこそが機器の**安全使用**や精度に繋がるわけである。

医療機器はそれぞれの機能により、細胞レベルの事象を捉えたり細胞レベルに影響を与えたりすることもあれば、それが組織レベルや器官レベルであることもあり、これを知るにはその基礎として本章の理解が必要と言える。また、機器が関与する器官や器官系についても相互に影響し合っており、ある器官（A）の機能が別の器官（B）に影響し、その結果として器官（B）に出現する反応を、医療機器によって読み取っていることもあるため、身体内の相互の関係についても理解する必要がある。そして、このような組織間や器官同士の影響が原因となって機器の測定値に誤差を生じさせたり、機器の使用効果が異なったりし得ることも念頭に置くべきである。

（臼杵尚志）

2節 人体の基本構造論

体の構成単位は**細胞**であり、細胞の集団が**組織**を形成している。いくつかの組織が形態と機能を備えて**器官**を形成し、生命機能の一部門を担うものとして**器官系**が構成される。つまり、人体構造の基本は、「細胞→組織→器官→器官系」である。

1 細胞

人体は約60兆個の細胞から成り、その働きや形状によって約200種類に区別される。細胞を包む膜構造を**細胞膜**と呼び、細胞の中を**細胞質**と呼ぶ。細胞質の中には、**ミトコンドリア・リボゾーム・ゴルジ装置・滑面小胞体・粗面小胞体**などがある。

大部分の細胞は細胞内に**核**を持ち、核内には核小体や**染色体**がある。この染色体の表面に遺伝情報の保有や伝達に関わる**DNA**がある。

細胞内の液状成分を細胞内液と呼び、電解質を含んでいるが、細胞外液に含まれる電解質にはナトリウム（Na）、塩素（Cl）などが多く含まれるのに比し、細胞内液にはカリウム（K）、マグネシウム（Mg）などが多く含まれている。この違いが、採血検査時の乱暴な扱いによって、検査値に異常を来す原因になっている。

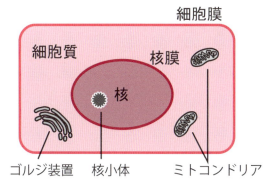

図1-1　細胞の構造

2 組織

組織は以下の4つに大別される。

①上皮組織

体の表面や体腔の内面、空洞面などの表面を覆う組織で、薄い膜状である。細胞形態の違いによって**扁平上皮、円柱上皮、移行上皮、繊毛上皮**などに分類される。**扁平上皮**は肺胞壁や口腔〜咽頭の粘膜、食道粘膜などで、円柱上皮は消化管内腔面の粘膜などである。移行上皮は尿路である尿管や膀胱の粘膜などで、繊毛上皮は気管支や精路、卵路などの粘膜である。各上皮は形状によりそれぞれ異なった機能を果たしている。この上皮から発生した**悪性腫瘍**を「がん」と呼び、他の組織から発生した腫瘍と区別している。

②支持組織

体の支柱として体や体の各部分を支える組織や種々の組織間に介在して結合する組織で、**結合組織、軟骨組織、骨組織**がある。結合組織には**皮下組織**や**粘膜下組織、脂肪組織、リンパ組織**などがあり、軟骨組織には肋軟骨や喉頭蓋軟骨、椎間円板などがある。

③筋組織

収縮や弛緩により体の各部分を動かせる組織で、意識的に動かすことができる**随意筋**と動かせない**不随意筋**がある。随意運動に関わる筋組織は横紋を持っていることから**横紋筋**（全ての骨格筋）とも呼ばれ、血管・リンパ管や内臓諸器官の壁などにある不随意筋は**平滑筋**と呼ばれる。**心筋**は横紋を持っているが、機能的には不随意筋である。

④神経組織

脳・脊髄・末梢神経を形成している組織で、**神経細胞**（細胞体と突起）と**神経膠**（神経膠細胞と突起）がある。神経組織は緻密なネットワークを形成しており、電気信号で情報を伝えている。

3 器官

器官は、1種類あるいは多種類の組織から成り、形態と機能を備えているもので、**胃、肺、脳、骨、歯、爪、毛**などがある。

4 器官系

多くの器官が集合して機能を営むもので、脳・神経系、循環器系、呼吸器系、消化器系、内分泌系、泌尿器（腎・尿路）系、生殖器系、造血器系、運動器（筋・骨格）系、感覚器系、などがある。

脳神経系は情報伝達の役割を、循環器系は酸素や栄養素、そして二酸化炭素や体に不要な物質などを運ぶ働きを担う。呼吸器系は酸素を体に取り入れて二酸化炭素を排出するが、同時に酸塩基平衡の調整も行っている。消化器系は体内に栄養素を取り入れる働きをし、内分泌系はホルモンの分泌により体内における種々のバランスを整えている。泌尿器系は尿を作り体内の不要物を尿と共に排泄するが、体内の水分や電解質、酸塩基平衡の調節も行う。生殖器系は有性生殖を行う器官系で、造血器系は血液をつくる働き、運動器系は体を動かす働きを持つ。

それぞれの系が相互に密接な関係を持つことで、1つの個体として生命を維持することが可能となっている。

表1-1　器官系と器官

器官系	器官
脳・神経	大脳・小脳・脊髄・末梢神経
循環器	心臓・血管・リンパ節・リンパ管
呼吸器	咽頭・喉頭・気管・肺
消化器	口・咽頭・食道・胃・小腸（十二指腸、空腸、回腸）・大腸・唾液腺・肝臓・胆嚢・膵臓
内分泌	脳下垂体・甲状腺・副甲状腺・膵臓・副腎
泌尿器	腎臓・尿管・膀胱・尿道
生殖器	（男性）精巣・前立腺・陰茎 （女性）卵巣・子宮・膣・外陰
造血器	骨髄・胸腺・胎児肝
運動器	骨・筋肉
感覚器	眼・耳・鼻・舌・皮膚　　　　　　など

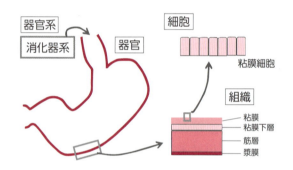

図1-2　器官系から細胞に至る例

消化器系（器官系）➡ 胃（器官）➡ 粘膜（組織）➡ 粘膜細胞（細胞）

5 胚葉

1個の受精卵から人体が形成する過程を**発生**と呼ぶが、その途中で胚葉が形成され、これは外胚葉・内胚葉・中胚葉に分化していく。人体の器官はこれら3つの胚葉から形成されるが、外胚葉からは神経系や皮膚など、内胚葉からは胃・腸管や気道など、そして中胚葉からは筋肉や骨などが形成される。

（臼杵尚志）

第II章

疾患概論

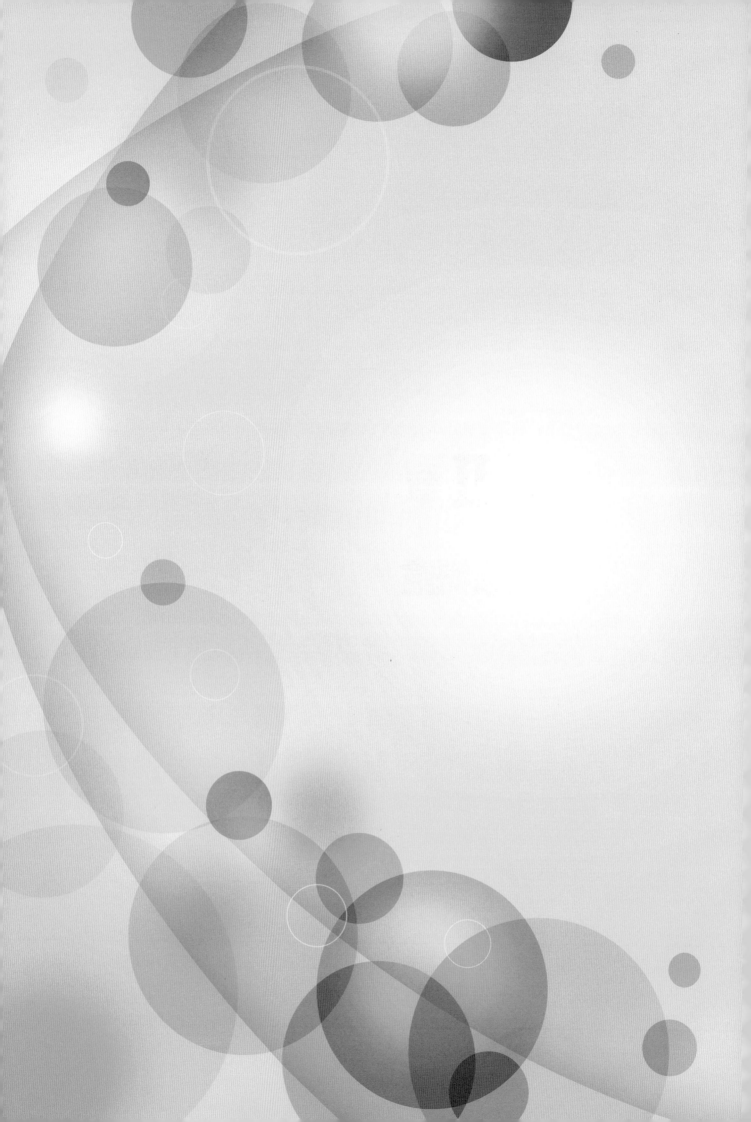

1節 病因と医療機器

疾病の原因検索にも多くの医療機器が用いられる。医療機器を扱う際、その機器が病因のどの部分を調べているのか、機器が得た異状な情報はどのような機序で発生したのかを理解することが重要である。治療用の機器においても、対象疾患の原因や症状のどの部分にその機器が関わるのかを理解していることは、安全に機器を扱う上で極めて重要である。

なお、第Ⅲ章以降の記載にも本章で解説する用語が頻出するが、一般的に用いられている意味とは異なる場合もあるので、必要に応じて本章を再読することを勧める。

（臼杵尚志）

2節 疾病の原因

疾病（病気）には何らかの原因があり、種々に分類される。表2-1はその1つの分類であり、生体内に原因がある「内因」と生体外の原因である「外因」に分けたものである。

表2-1　疾病原因の分類

内因	◎素因（疾患になりやすい体の性質） ○一般的素因 　・年齢－動脈硬化症は高齢者に多い 　　　　　神経芽腫は小児に多い 　・性別－肺がんは男性に多い 　　　　　自己免疫疾患は女性に多い 　・人種－胃がんは日本人に多い ○個人的素因 　・アレルギー体質など ◎染色体・遺伝子異常 ◎内分泌異常 ◎免疫・アレルギー ◎心因性
外因	◎栄養障害（肥満症、糖尿病など） ◎物理的因子（骨折、熱傷、日光皮膚炎など） ◎化学的因子（水俣病、ステロイド潰瘍など） ◎生物学的因子（病原微生物による感染症など） ◎医原性疾患（医療行為が原因となる状況）

一方、発症のメカニズムの観点からは、下記のような原因が挙げられる。

1 細胞・組織の傷害（退行性病変）

①変性（degeneration）

細胞や組織に代謝障害が起き、異常物質が細胞内や細胞間質に出現・蓄積した状態を指す。

②壊死（necrosis）

細胞傷害が高度となって、細胞や組織が死に陥ってしまった状態を指す。

〈参考〉アポトーシス（apoptosis）：壊死とは異なり、炎症反応を伴わない生理的な細胞死である。

③萎縮（atrophy）

組織や臓器を形成する細胞の数や容積が減少することを指す。

2 細胞・組織の修復（進行性病変）

①肥大（hypertrophy）

細胞や組織・臓器の容積が増大することであり、細胞数増加の結果、容積が増大するものは過形成（hyperplasia）という。

②化生（metaplasia）

一度分化した組織が他の組織に変化すること（気管支上皮の円柱上皮が重層扁平上皮化することなど）を示す。

③再生（regeneration）

元の組織と同じ種類の細胞が分裂・増殖して、欠損部を補充・修復すること。再生能力は細胞・組織によって異なる。

④創傷治癒（wound healing）

損傷部の修復・治癒に向かう現象をいう。

肉芽組織は創傷の治癒過程で働く**結合組織**であり、新生血管や繊維芽細胞などで構成される。

手術創は肉芽の形成が少なく、瘢痕を残さず治癒するが、これを「**第1次治癒**」と呼ぶ。感染などを伴う場合には肉芽が収縮して大きな瘢痕、例えばケロイドを残すが、これを「**第2次治癒**」と呼ぶ。

3 循環障害

①出血（hemorrhage）

血液の赤血球成分が血管外に出ることを指す。

・破綻性出血：血管が破れて起こる出血

・漏出性出血：毛細血管から血液が漏れ出す状態

・出血傾向：出血が起きやすい、あるいは出血が止まりにくい状態

出血傾向の原因には、止血機構の異常（血友病やDIC：Disseminated Intravascular Coagulation、白血病など）や血管の脆弱性（ビタミンC欠乏による懐血病や紫斑病など）がある。出血をコントロールする目的の医療機器は多く、血液凝固を促す作用の物質を含んだもの、血管壁のタンパクを変性させることで血管を閉塞させようとするものなど、さまざまである。

②血栓（thrombus）

血管内や心腔内での凝血塊のことで、原因として、血管壁の障害や血流の停滞、血液性状の異常などがある。血栓は、その後、溶解されるか、肉芽組織に置換されて器質化し、最終的には血流が再開される。

③塞栓（embolus）

血栓や脂肪、腫瘍、空気、ガスなど、血管やリンパ管を閉塞する異物を指す。終動脈を持つ臓器では、閉塞末梢組織に壊死が生ずることもある。

④充血（hyperemia）、うっ血（congestion）、浮腫（edema）

・充血：血管の末梢部に動脈血が増加した状態を指す。

・うっ血：血管末梢部に静脈血がうっ滞した状態を指す。

・浮腫：組織間隙や体腔に水分が貯留した状態（胸水、腹水なども含まれる）のことである。原因として、静脈圧の上昇や低タンパク血症、血管透過性の亢進、リンパ管機能障害などがある。

⑤虚血（ischemia）、梗塞（infarction）

虚血は、局所の血流が低下し組織の酸素不足を起こした状態を指し、虚血の程度が高度になって組織が壊死に陥った状態を梗塞という。血管に吻合枝があると、側副血行路が確保される。虚血を回避する目的の機器も多く、特に心筋を栄養する冠動脈に対しては形成術用のカテーテルやステントなどが開発されている。

⑥ショック（shock）

急激な全身性の末梢循環不全が原因で、主要臓器に十分な酸素を供給できなくなった状態を指す。原因として循環血液量の減少や心原性、エンドトキシン、アナフィラキシーなどがある。

⑦心不全（cardiac failure）

心臓の機能不全が原因で、全身に十分な血液を送り出すことができなくなった状態をいう。

・急性心不全：心筋梗塞や心タンポナーデが原因で、起きた心原性ショック。

・慢性左心不全：左心室から大動脈への血液の送り出しが障害された状態。肺うっ血、肺水腫が起きてくる。

・慢性右心不全：右心室の機能に徐々に障害が出ている状態で、左心不全が原因であることが最も多い。

4 炎症（inflammation）

組織が損傷を受けた時に起こる組織反応。発赤、腫脹、発熱、疼痛、（機能障害）を伴う。

①経過

組織が損傷を受けてから治癒に至る炎症の過程は、以下の通りである。

「損傷部の細胞の変性や壊死」→「化学伝達物質（ヒスタミン、セロトニンなど）の放出」→「充血・うっ血」→「循環障害」→「血清・血漿・白血球の滲出」→「肉芽組織の増殖」→「修復」

白血球は肥満細胞とともに炎症細胞とも呼ばれるが、5つの分画に分けられる。

第Ⅱ章　疾患概論

②炎症細胞

- **好中球**：細胞体の顆粒中にタンパク分解酵素を多量に含有している。細菌性炎症で多く滲出する。
- **好酸球**：細胞体に好酸性の顆粒を持つ。1型アレルギーで滲出する。
- **好塩基球と肥満細胞**：好塩基球は血管内に、肥満細胞は組織内に存在している。顆粒は**化学伝達物質**を多く含んでいる。
- **単球と組織球**：単球は血管内に、組織球は血管外で貪食能を発揮する。
- **リンパ球と形質細胞**：リンパ球は慢性炎症で増加する。B細胞とT細胞のうち、B細胞が活性化されると形質細胞になる。

5 免疫機構の異常（immunopathy）

免疫とは生体に侵入してきた病原体などの異物を非自己と認識して排除する機構で、液性免疫と**細胞性免疫**がある。

液性免疫は免疫グロブリン（抗体）を主体とする免疫機構である。B細胞はその表面の抗原受容体が抗原と反応することで**形質細胞**に分化し、免疫グロブリンを産生する。免疫グロブリンにはIgG、IgA、IgM、IgD、IgEがある。

細胞性免疫は、主にヘルパーT細胞、キラーT細胞などの**T細胞**が関与する免疫機構であり、液性免疫の調節にも関与する。

①免疫不全

免疫機構の働きが悪い状態で、先天性と後天性に大別される。先天性は免疫細胞が未成熟な状態であり、後天性としては人免疫不全ウイルスによる**後天性免疫不全症候群（AIDS）**がよく知られている。

②アレルギー

生体にとって有害な免疫反応。

- **Ⅰ型アレルギー（アナフィラキシー型）**：肥満細胞上のIgE抗体に抗原が結合すると、肥満細胞からヒスタミンが放出される。同時に好酸球の浸潤が起こる。**アナフィラキシーショック**などがこれに属する。
- **Ⅱ型アレルギー（細胞障害型）**：細胞膜上の抗原に抗体が結合して反応を起こす。母子間での血液型不適合による溶血性貧血などがこれに属する。
- **Ⅲ型アレルギー（免疫複合体型）**：抗原・抗体が結合した免疫複合体が組織に沈着、補体を活性化して反応を起こす。**全身性エリテマトーデス**などが含まれる。
- **Ⅳ型アレルギー（遅延型）**：細胞傷害性T細胞が細胞性免疫を活性化して起こす過敏反応である。**接触性皮膚炎**などがこれに分類される。
- **Ⅴ型アレルギー（抗受容体反応型）**：レセプターに対する抗体がホルモンのように働いて反応する病態で、**バセドウ病**などがこれに類する。

6 腫瘍（tumor）

細胞は細胞分裂により増殖するが、正常細胞では増殖因子と抑制因子によってコントロールされ、一定の状態に達すると増殖が止まる。これに対して、増殖因子や抑制因子の変異が原因で、一定数に達しても増殖が止まらず無秩序に増殖するのが腫瘍細胞であり、進行性に増殖した結果、できた塊状の構造物が腫瘍である。

腫瘍は**良性腫瘍**と**悪性腫瘍**に分類され、良性腫瘍は発育速度が緩徐で膨張性増殖を示し、増殖が一定の状態で停止する。悪性腫瘍では、発育速度が速く、浸潤性に増殖し、腫瘍が発生した個体が死ぬまで増殖を続ける（表2-2）。

また、腫瘍は発生母地により**上皮性**と**非上皮性**に分類される。上皮性腫瘍の内の悪性腫瘍が**がん腫**であり、非上皮性の内の悪性腫瘍は**肉腫**と呼ばれる。

その他、混合腫瘍（発生母地の異なる2種類以上の成分から成る腫瘍）、奇形腫（外胚葉・内胚葉・中胚葉の3つの胚葉成分が含まれる腫瘍）などがある（図2-1）。

— 19 —

表2-2　良性腫瘍と悪性腫瘍の特徴の比較

	良性腫瘍	悪性腫瘍
発育の速度	遅い	早い
増殖の状態	一定の状態で停止	自立性の増殖が際限なく続く
	膨張性の発育	浸潤性の発育
境界	鮮明	不鮮明
形態	異型性は弱い	異型性が強い
分化度	高い	低い、あるいは未分化
転移・播種・再発	なし	あり
悪液質	なし	あり

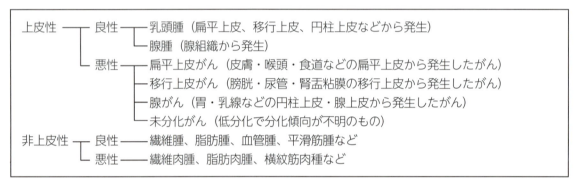

図2-1　腫瘍の分類

【参考文献】
1）岡田英治．病理学－疾病のなりたちと回復の促進．東京，医学芸術社，2004．
2）神山隆一，他　編．病理学－コメディカルのための専門基礎分野テキスト．東京，中外医学社，2004．

（臼杵尚志）

第Ⅲ章

診断学

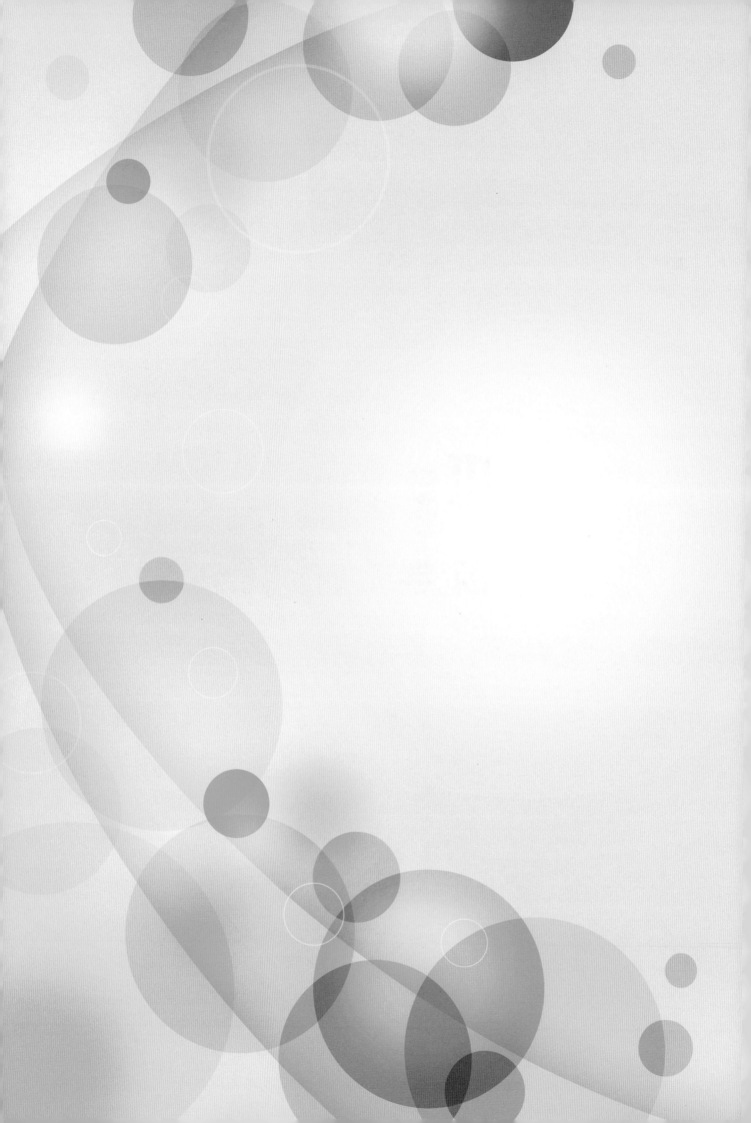

第Ⅲ章　診断学

1節　診断学概論

本節では、疾患の診断がどのような考え方で行われているかを解説する（なお、臨床の現場における診断・治療の流れについては「医療概論」を参照のこと）。

①確定診断に至る過程

患者が病院を受診する際には、何らかの訴えを持っている。これが「主訴」である。医師はその訴えと関連する疾患、鑑別すべき疾患を頭に浮かべつつ、患者から病歴情報を確認する。これを「医療面接」という。以前は、「問診」という言葉をよく使っていたが、医師と患者は対等な関係でコミュニケーションすべきという観点から「医療面接」という語が使われるようになってきている。その際に、現病歴だけでなく家族がこれまで罹患した疾患「家族歴」や、本人の過去の疾患「既往歴」「生活歴」についても尋ね、可能性のある疾患を絞り込む。

続いて、身体の状態を把握するために身体診察を行い、可能性のある疾患名をさらに絞り込む。この後、各種の「臨床検査」、「画像診断」などを実施することで、確定診断に迫る。

②診断手段の選択法

診断に用いる手法を選択する原則は、「患者にとって負担の少ない方法を先に行う」ことである。診察も「話を聞く」から「対象の部位を見る」へ、そして「触れる」、「音を聞く」、「叩く」の順が原則であり、検査も患者にとって負担の少ない方法を優先させるが、これは疼痛などの身体的負担だけでなく、「羞恥」などの心理的負担や経済的負担についても、より少ない方法から行うのが原則である。

（矢冨　裕）

2節　医療面接（問診）

患者が診察室に入ってきた時より、診察は開始されている。患者の物腰、家族との関わり方なども診断に欠かせない重要なデータとなる。

診断・治療に役立つ事柄について、下記の手順で詳しく聞き取る。診断への大きな手がかりになることもしばしばで、決して疎かにしてはならない（図3-1）。医師-患者が良好なコミュニケーションを保つには、一方的であってはならない。以前の問診という言葉に代わって医療面接という言葉が使われるようになったのも、そのためである。

```
①主訴ならびに現病歴
　　症状と経過
②既往歴
　　これまでかかった病気
　　現在治療中の病気
③家族歴
　　家族の疾病の罹患歴など
④生活歴
　　仕事、嗜好、居住地など
```

図3-1　医療面接（問診）

①主訴ならびに現病歴

医療機関を受診する原因となった症状について、部位、症状の具体的な内容（腹痛であれば、どこが、どのような痛みかなど）、発症の様子（いつ、何をしていて、だんだん症状がつらくなってきているのか、あるいは急に起こったかなど）と、他の症状の出現の有無とその発症時期、症状の内容の変化など、経過について詳しく確認する。

②既往歴

患者がこれまでに罹患した疾病、外傷、それらによる入院・手術などの有無、その治療を受けた医療機関、時期・期間などを尋ねる。さらに、現在の医療機関への受診状況・治療内容について、服用中の治療薬を含めて尋ねる。

最近ではほとんどの医療機関、薬局で投薬中の薬の服用方法、薬効を記した文書、さらにはお薬手帳を患者に渡すようになり、診察医にとっては患者の服薬状況についての情報が得られやすくなった。

アレルギー疾患、体質などについても尋ねる。花粉症、アトピー性皮膚炎などの他、薬物、食物に対するアレルギー歴などは、診断の助けになるだけでなく、治療に用いる薬剤の選択の際の重要な情報となるなど、診療を進める上で欠かせない情報である。

— 23 —

定期的に実施される健康診断の結果も、大いに参考となる。

③家族歴

先天性疾患はもちろんのこと、糖尿病、高血圧など、その発症が遺伝的要因に左右されることがあるのはよく知られるところであり、血縁者にそれらの疾患にかかった人がいるかどうかは、診断に役立つ情報である。感染症に関しても、家族や同居人の情報が重要である。

④生活歴

インフルエンザ、感染性胃腸炎などでは、家族だけでなく、職場、学校、居住区域、時に旅行先など、周囲・生活環境にその疾患の罹患者がいるか（いたか）どうかが診断の決め手になることも多い。最近、結核は職場における罹患がしばしば問題となる。

このことは感染症に限ったことではなく、アスベストによる中皮腫、有機溶剤による胆管がんなども、現在過去を問わず職場環境と密接に関わりを持つことが知られている。

飲酒、喫煙などの嗜好が疾病の発症に関与することはよく知られている。

（矢冨　裕）

3節 身体診察

診断を行う流れの中で、医師は、まず五感や聴診器などの簡単な機器のみを用いて、患者の現症を把握する。

①視診

身体の状況を肉眼で見て、その異常の有無を診断するのが視診である。眼球結膜の黄染の有無から黄疸の状況を判断する、乳房の変形や皮膚の異常所見の有無から乳がんの有無や浸潤程度を判断する、などがこれに当たる。

②触診

診断の対象部位に触れ、形状や硬さに異常がないか、異常を認めた場合、その表面の性状や大きさなどの所見を得るのが触診である。

③聴診

主に聴診器などを用いて、心臓の拍動音や呼吸音、腸の蠕動音などを聞き、異常の有無を判断するのが聴診である。喘息発作の呼吸音などは、患者に近接して注意するだけで聴取でき、診断に結び付くこともある。

④打診

胸壁を軽く叩いて、胸水の有無や肝腫大の有無を判断するのが打診である。腹部では異常に貯留した腸管ガスの有無を判断するなどに用いる。

⑤その他

直腸の異常所見を直腸内に指を入れて判断する「直腸指診」、婦人科で膣内に指を挿入して異常の有無を判断する「内診」など、それぞれの診療科においてさまざまな診察が実施されている。

（矢冨　裕）

4節 臨床検査：総論

1 概要

医療面接、身体診察から得られた情報だけで、診断がついたり、治療方針が立てられる場合もあるが、それだけでは診断がつかない場合も多い。その場合には、さらなる客観的情報を得るため、検査が行われることが多い。

一般的には、「検査」といえば、放射線等を用いた画像検査（いわゆるカメラを用いた内視鏡検査も含む）をイメージするが、ここでは、臨床検査、つまり、血液・尿などの検体を分析する検査と心電図・呼吸機能検査などの生理（機能）検査に関して記述する。

近年、医学・科学技術の進歩により、医療現場においても目まぐるしい進化がみられるが、臨床検査も例外ではない。例えば、今では、血液・尿などの検体検査においてその多くが自動分析器（図3-2）で測定されている。これらの機器は、短時間に正確に、かつ精度の高い検査結果を出すために多大なる力を発揮している。臨床検査は現代医療の根幹をなすといってよい。

第Ⅲ章　診断学

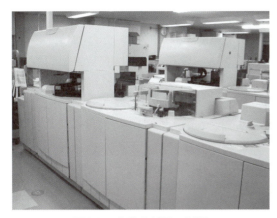

図3-2　自動分析器の外観

（1）臨床検査の種類

臨床検査は、
- 人体から採取した血液や尿、便、体液、組織などの検体を分析する**検体検査**
- 直接人体の機能を調べる**生理機能検査**（**生理検査**ということも多い）

に大別される。

生理機能検査の代表は、心電図、脳波、超音波、呼吸機能などである。

通常、これらの臨床検査は、病院の中の専門の検査部門において、診療医のオーダーに基づき、臨床検査技師、臨床検査医によって実施・報告がなされている。

①検体検査

検体検査の検体としては、
- 血液、尿、便、喀痰、脳脊髄液、胸水、腹水、唾液や胃液など体のあらゆる部位から得られる分泌液や体液など
- 生検や手術時に得られる病理検体（細胞・組織）

などがある。

検体採取方法には、
- 直接注射針を血管内、体腔内、臓器などに穿刺して得る
- 粘膜や体表、また患部などから体液を拭き取る
- 内視鏡検査や手術時に検査すべき部位や病変部を切り取る

などの方法がある。

検体検査の中で、血液検査と尿検査は、比較的簡便な日常検査として広く施行されている。特に、血液を調べることで得られる情報は膨大である。

● **血液**

血液の容積の約50％は**赤血球、白血球、血小板**から成る細胞成分（血球）が占め、大部分は赤血球である。残りの無形液体成分（**血漿**）は水分が主成分で、タンパク質（**凝固因子**、アルブミン、グロブリン、酵素やホルモンなど）、糖、脂質、電解質などが溶解している。

血液を遠心分離すると、細胞成分と液体成分に分けられる（図3-3）。

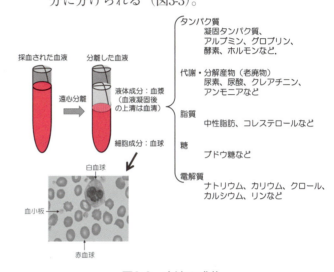

図3-3　血液の成分

- **血清**：血液が凝固した後の上清（上澄みの液体成分）を血清と呼ぶ。血清は、血が固まった後の液体成分のため、**凝固タンパク質**のほとんどは消費されて検出されない。
- **血漿**：抗凝固剤を加えて血が固まらないようにした状態で遠心した上清を血漿という。

血液は、血管の外に出た際には、血小板や凝固タンパク質の作用により固まり（血栓形成）、外傷などによる出血をコントロールできるようになっている。これは、生体に備わっている重要な防御機構である。

凝固タンパク質は、血清には含まれていないが、血漿には含まれる。したがって、凝固タンパク質の機能をみる検査（**プロトロンビン時間、活性化部分トロンボプラスチン時間、フィブリノーゲン**などの血液**凝固検査**）では、検体として血清ではなく血漿を解析する。他の大部分の

医療機器安全実践必携ガイド「臨床医学編」

液体成分の検査は、血清を用いて行われる。

血液検体の採取は、測定したい対象に応じて採血管を選択して行われる。**血球**の検査を行う場合には、血液凝固が起きないように抗凝固剤入り試験管、血糖検査では血球による血糖の消費を抑えるための阻害剤入り試験管など、検査目的に応じて使い分けている。

血液成分の検査には、

・血球検査：血液細胞（血球）の数、形態を検査
・凝固検査：凝固因子など血液凝固機能を検査
・生化学検査：液体成分に存在するタンパク質、酵素、ホルモン、電解質やブドウ糖などの濃度を測定
・その他：内分泌・腫瘍マーカー検査、免疫・血清検査や血糖検査

などがある。

●尿

尿は、老廃物の体外への排出など生体の内部環境を維持するために腎臓で生成されている。そのため、尿には腎に始まる尿路系の異常だけでなく、体全体の変調も映し出され、血液と同様に生体情報を確認する重要な手段となる。

②生理（機能）検査

生理機能検査は、医療機器を用いて体の構造や機能に関するさまざまな情報を調べる検査である。その種類には、心電図や脳波、筋電図などに代表される電気生理学的検査、超音波を用いた臓器・血管などの画像診断、スパイロメータやパルスオキシメータを用いた呼吸機能検査などがある。これらの検査は、特に循環器や呼吸機能、脳・神経系の機能の状態を観察するためによく施行される。

（2）検査の流れ

①検査の目的

●診断・治療を目的とした検査

医療面接（問診）による基本情報や症状、病歴などの確認、また、診察がまず行われ、検査がいきなり行われることはない。これらの情報からある程度予測され、疑われる疾患

の中からどの病気が最も妥当と考えられるか判断（鑑別診断）していくために、必要な検査が実施される。この検査結果を判断、評価することで、診察のみでは得ることのできない客観的、科学的根拠により診断を下す（**確定診断**）。確定診断のためにさらに詳細な検査が必要な場合には、追加検査が施行される。これにより診断が確定し、その疾患に対する治療が行われることとなる。治療により全身状態の経過観察（症状や病態の改善、治療効果判定、薬による副作用の確認など）が必要な場合、診察・検査が繰り返し行われ、評価される。なお、表3-1に患者の検体を分類する検体検査の分類、表3-2に代表的な生理機能検査を示す。

表3-1　検体検査の分類

一次分類	二次分類
微生物学的検査	細菌培養同定検査、薬剤感受性検査
免疫学的検査	免疫血清学検査、免疫血液学検査
血液学的検査	血球算定・血液細胞形態検査、血栓・止血関連検査、細胞性免疫検査
病理学的検査	病理組織検査、免疫組織化学検査、細胞検査、分子病理学的検査
生化学的検査	生化学検査、免疫化学検査、血中薬物濃度検査
尿・糞便等一般検査	尿・糞便等一般検査、寄生虫検査
遺伝子関連検査・染色体検査	病原体核酸検査、体細胞遺伝子検査、生殖細胞系列遺伝子検査、染色体検査

表3-2　代表的な生理機能検査

循環機能検査：心電図、血管機能検査
呼吸機能検査：換気機能、ガス交換機能
超音波検査：心エコー、血管エコー、腹部エコー、表在エコー
神経学的検査：脳波、筋電図、脳磁図

●定期健康診断・人間ドック

定期健康診断では、生活習慣病など潜在的に異常があるかを早期発見する目的で検査が行われる。検査項目に関しては、定期健康診断では、国で定められた基準項目が検査される。**人間ドック**では、費用はかかるが検査項

— 26 —

目が豊富で選択することが可能となっている場合が多い。健康診断で行う検査は、全身の健康状態を確認する検査となっているため、特定の疾患や専門的な精密検査ではない。2008年度からは、我が国でも深刻化している生活習慣病を標的とした**特定健診**（いわゆるメタボ健診）が開始された。

②検査部での検査の流れ

検査は、検査依頼伝票もしくは**検査システム**（Laboratory Information System：**LIS**）を介して、診療医によりオーダされる。

●検体検査

血液・尿等の検体は、検査依頼伝票もしくはシステムから発行された検体IDラベルなどとともに検査部で受け付けられる。臨床検査技師は、検体が適切であるか確認した後、遠心分離などの前処理などを行った後、検査を実施する。

検査結果は、**検査過誤**などなく信頼性が保証されているかどうか、**パニック値（緊急異常値）** など生命に関係する異常値ではないかが確認される。

極端値を認めた場合、
・測定エラーの確認
・再検査
・前回値との比較
・その他のデータとの検証
・臨床医との協議（採取方法、患者状態の確認）などが行われる。検体は、再検査、追加検査などに備えて一定期間保存される。

●生理機能検査

血液・尿などの検体検査と異なり、患者自身が検査の対象となる。患者IDのカードまたはリストバンド（バーコード付きなど）を利用して受付が行われた後、オーダされた検査に応じて各検査室に案内され、実際に検査を受けることになる。

検査室では、診察室同様の配慮が必要であり、リラックスした条件で検査ができるよう施設や設備のアメニティへの対応も必要とされる。なお、採血室も同様の観点が重要である。

また、臨床医が求めている検査を効率よく、的確に実施するには被検者（患者）とのコミュニケーションが重要である。患者の検査への協力が得られないと、検査結果に好ましくない影響が出たり、必要十分な結果が得られず中断したりすることとなる。患者の状況を注視しながら依頼内容、条件に沿った検査を施行する。緊急時に適切な処置が行えるように、手順や連携などを普段から整備しておくことも重要である。実施された検査結果などの情報の信頼性が保証されているかどうか、その臨床的評価の確認が重要であることはもちろんである。

（3）基準範囲・臨床判断値

最終的に得られた検査結果を評価する際、いわゆる「**基準値**」に照らし合わせて判断されるが、この語彙はその指す意味が正確に認識されておらず、誤用されていることも多い。現在、（広義の）基準値は、**基準範囲**（とそのもとになる個々のデータである基準値）とともに**臨床判断値**を指す場合も多い。しかし、基準範囲と臨床判断値は全く概念が違っており、この両者の区別・理解は、検査所見を解釈する上で重要である。

①基準範囲の概念

基準範囲（図3-4）は、基準個体から得られた測定値（基準値）を多数集めて、基準個体が属する母集団の測定値分布を統計学的に推計し、その分布の中央95％を含む数値範囲を算出したものである。基準値が正規分布を示す場合は、

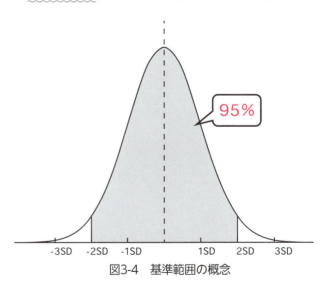

図3-4　基準範囲の概念

ほぼmean（平均値）± 2SD（標準偏差）である。

一般的に、基準個体としては「健康」と判断される個体が選択されるため、かつて基準範囲（値）は「正常範囲（値）」と呼ばれていた。しかし、健康人集団から得られる数値範囲であっても、どんなに厳密に求めても、健康もしくは病的と判断する指標としては限界があるため、「正常範囲（値）」という言葉に替えて「基準範囲（値）」という用語を用いるようになっている。

②臨床判断値の概念

前述した基準範囲は、健常者から測定された検査値の分布の95%信頼区間を示すものであり、特定の疾病の有無を区別する値ではない。臨床判断値は、概念自体が基準範囲と全く異なり、特定の疾病の診断、さらには治療の目標に用いられるものである。その代表は、カットオフ値、予防医学的閾値などである。

ウイルス抗体価検査のように、ウイルス感染の有無の確認をすることが目的の検査では、感染者群と非感染者群の測定値分布を調査し、両者を効率よく振り分ける値を設定する必要があるが、この時検査結果を陽性と陰性に二分割する値を**カットオフ値**（図3-5）という。カットオフ値は、診断閾値とも呼ばれるが、基準範囲とは異なり、鑑別対象となる病態を明確に定義して初めて設定できる。

一方、コレステロール値や血糖値のように基準範囲内での測定値でも、ある値から疾患の発症リスクが増加する場合は、その値を医学的管理の意思決定に用いることが望ましい。このような項目では、基準範囲とは別に疫学的調査などに基づいて、専門家によるコンセンサスバリューとしての予防医学的閾値の設定が行われる。脂質異常症の診断基準において、LDL（悪玉）コレステロール 140 mg/dL以上を高LDLコレステロール血症としているのがその代表例の1つである。

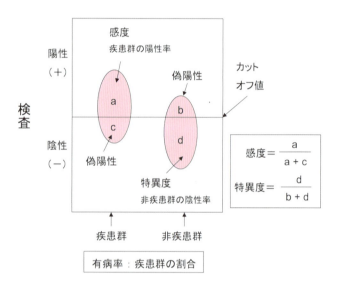

図3-5　検査のカットオフ値と感度・特異度

③臨床現場で利用されている基準値例

検査の参考基準値表（主要検査項目のみ）

○ここに掲載された血液を中心とする臨床検査の参考基準値は東京大学医学部附属病院検査部でのもので，成人を対象としています．
　広義の基準値には，基準範囲（健常者の測定値の分布幅）と臨床判断値（臨床的に診断，治療，予後の判断を下す閾値）がありま
　す．
○基準範囲は，健康な成人の検査値を多数集め，その分布の中央95％を含む数値範囲を算出したものです．機器・試薬の違いな
　ど種々の要因により，施設によって若干の差が生じます．当院ではJCCLS（日本臨床検査標準協議会）が「共用基準範囲」と
　して設定した多くの基準値を採用し，基準値の標準化に努めています．
○臨床判断値には，疫学的調査研究に基づいて学会が提唱している予防医学的閾値などが含まれます．基準範囲とは異なった
　概念から得られた値ですので，同じ検査項目に関しても，臨床判断値と基準範囲（の上限値・下限値）とは異なることが
　ほとんどです．
　本基準値表の数値のほとんどは基準範囲ですが，（*）の印がついたものは臨床判断値です．
○掲載した項目は主な検査項目です．「血液検査項目の説明」（裏面）とあわせてご利用下さい（検査説明のない項目もあります）．
○検査結果の解釈・判断においてご不明な点については担当医にご相談ください．

血球計数検査（血算）

略称	検査項目	参考基準値	単位
WBC	白血球数	3.3～8.6	x千/μL
RBC	赤血球数	男：435～555 女：386～492	x万/μL
Hb	血色素量 （ヘモグロビン）	男：13.7～16.8 女：11.6～14.8	g/dL
Hct	ヘマトクリット値 （赤血球容積比）	男：40.7～50.1 女：35.1～44.4	%
Plt	血小板数	15.8～34.8	x万/μL
Reti	網赤血球	0.8～2.0	%

血液凝固検査

略称	検査項目	参考基準値	単位
PT%	プロトロンビン時間（活性）	82 以上	%
PT ratio	プロトロンビン時間（比）	0.85～1.15	
PT-INR	プロトロンビン時間（国際標準化比）	基準値設定はありません	
APTT	活性化部分トロンボプラスチン時間	25.5～36.1	秒
Fbg	フィブリノゲン	186～355	mg/dL
FDP	フィブリン・フィブリノゲン分解産物	5.0 未満*	μg/mL
Dダイマー	Dダイマー	1.0 未満*	μg/mL

血糖関連検査

略称	検査項目	参考基準値	単位
糖代謝			
Glu	血糖（グルコース）	73～109(空腹時)	mg/dL
HbA1c(N)	ヘモグロビンA1c（NGSP）	4.9～6.0	%

☆参考　日本糖尿病学会の糖尿病の診断基準より

空腹時血糖	126 mg/dL 以上*	
随時血糖	200 mg/dL 以上*	が糖尿病型
HbA1c (NGSP)	6.5% 以上*	

略称	検査項目	参考基準値	単位
グリコアルブミン	グリコアルブミン	11.0～16.0	%

炎症反応関連検査

略称	検査項目	参考基準値	単位
ESR	赤血球沈降速度	男：2～10* 女：3～15*	mm /1時間
CRP	C反応性蛋白	0.30 以下*	mg/dL
RF	リウマトイド因子	15 以下*	IU/mL

微量分析検査

略称	検査項目	参考基準値	単位
甲状腺機能検査			
TSH	甲状腺刺激ホルモン	0.38～4.31	μU/mL
FT4	遊離サイロキシン	0.82～1.63	ng/dL
FT3	遊離トリヨードサイロニン	2.10～3.80	pg/mL
腫瘍マーカー			
α-FP	α-フェトプロテイン	9.0 以下*	ng/mL
CEA	癌胎児性抗原	5.0 以下*	ng/mL
CA19-9	CA19-9	37 以下*	U/mL
PSA	前立腺特異抗原	4.0 以下*	ng/mL

一般検査

略称	検査項目	参考基準値	単位
尿一般検査・便検査（定量/定性）			
U-Prot	尿蛋白	陰性(－)	
ニョウGlu	尿糖	陰性(－)	
センケツ	尿潜血	陰性(－)	
センケツ	便潜血（便中ヘモグロビン定量/定性）	70 ng/mL以下*/陰性(-)	

臨床化学検査（血清）

略称	検査項目	参考基準値	単位
肝・胆・膵機能検査			
TP	総タンパク質	6.6～8.1	g/dL
Alb	アルブミン	4.1～5.1	g/dL
ChE	コリンエステラーゼ	男：240～486 女：201～421	U/L
LD	乳酸脱水素酵素	124～222	U/L
AST (GOT)	アスパラギン酸 アミノトランスフェラーゼ	13～30	U/L
ALT (GPT)	アラニン アミノトランスフェラーゼ	男：10～42 女：7～23	U/L
γ-GTP	γ（ガンマ）- グルタミルトランスフェ ラーゼ	男：13～64 女：9～32	U/L
ALP	アルカリホスファターゼ	106～322	U/L
T-Bil	総ビリルビン	0.4～1.5	mg/dL
D-Bil	直接ビリルビン	0.0～0.2	mg/dL
Amy	アミラーゼ	44～132	U/L
腎機能検査			
BUN	尿素窒素	8～20	mg/dL
Cre	クレアチニン	男：0.65～1.07 女：0.46～0.79	mg/dL
筋(肉)関連酵素			
CK	クレアチンキナーゼ	男：59～248 女：41～153	U/L
脂質代謝 （参考基準値は空腹時のものを記載）			
T-Chol	総コレステロール	142～248	mg/dL
TG	中性脂肪(トリグリセライド)	男：40～149* 女：30～149*	mg/dL
HDL-C	HDLコレステロール	男：40*～90 女：40*～103	mg/dL
LDL-C	LDLコレステロール	65～139*	mg/dL

☆参考　日本動脈硬化学会の脂質異常症の診断基準より（空腹時）

中性脂肪（トリグリセライド）	150 mg/dL 以上*
HDL コレステロール	40 mg/dL 未満*
LDL コレステロール	140 mg/dL 以上*

略称	検査項目	参考基準値	単位
尿酸代謝			
UA	尿酸	男：3.7～7.8 女：2.6～5.5	mg/dL
電解質検査			
Ca	カルシウム	8.8～10.1	mg/dL
IP	無機リン	2.7～4.6	mg/dL
Na	ナトリウム	138～145	mmol/L
K	カリウム	3.6～4.8	mmol/L
Cl	クロール	101～108	mmol/L
鉄関連検査			
Fe	鉄（血清鉄）	40～188	μg/dL
UIBC	不飽和鉄結合能	126～358	μg/dL

ご注意
検査の結果は，食事，運動など種々の要因の影響を受けます．結果の解釈に関しては，主治医にご確認下さい

東京大学医学部附属病院検査部　平成27年4月　改訂

医療機器安全実践必携ガイド「臨床医学編」

（4）精度管理

①臨床検査における誤差

　臨床検査の、診療の場における有用性・重要性は、当然、その結果が精確であることが基礎になる。すなわち、検査の誤差をできるだけ小さくする努力が不可欠である。検査の誤差には、大きく、測定に関わる誤差（分析誤差）と測定以外の要因による誤差（分析外誤差）がある（表3-3）。

表3-3　臨床検査における誤差

誤差の種類	誤差の要因	
分析誤差	固有誤差	分析原理・方法・装置などによる誤差
	技術的誤差	測定技術・手技上の問題から発生する誤差
分析外誤差	検査前要因	患者からの検体採取取り違え　検体採取法・保存法・運搬法の誤り
	検査室内要因	検査室内での検体取り違え　結果入力の誤りなど
	検査後要因	判読の誤りなど

②分析誤差と精度管理の重要性

　データの質の評価には、目的とする物質をいかに真値に近づけて測定できるかを示す正確さ（trueness）と、測定を繰り返した時に、いかにばらつきを少なくできるかを示す精密さ（precision）の両者が重要である。これらを兼ね備えたデータは精確さ（accuracy）がよいとされる。精密さには、同一条件での繰り返し精度（repeatability）と異なる条件での再現精度（reproducibility）の双方が含まれる。

　検体の測定結果が「精確」であることを保証するための精度管理は、実際には、検査に携わる者が担当するが、検査をオーダーする側・利用する側も、その概要を理解しておくべきである。

　精度管理は、大きく、内部精度管理と外部精度評価の2つに分けることができる。内部精度管理は、検査施設内での取り組みであり、主に精密性の向上に力点が置かれる。一方の外部精度評価は、自施設と他施設の測定値を比較することが基本で、正確性（真度）の向上に力点を置

いた取り組みと評すことができる。現在、我が国においては、日本医師会、日本臨床衛生検査技師会などによる歴史ある臨床検査外部精度管理調査が毎年実施され、全国で3,000以上の施設が参加している。

③分析外誤差と総合的精度管理

　分析過程、つまり、検査室での測定の前後段階の管理を含めた総合的な精度保証を「総合的精度管理」と呼ぶ。実際の臨床検査項目の測定は検査室で施行されるわけであるが、診療医が検査をオーダーしてから結果を判読するまでの全ての過程において、検査誤差が生じる可能性がある。検体の取り違え、検体の不適切な扱いなどにより、検査データの信頼性は大きく損なわれてしまう（表3-3）。検体採取の時から、検査は始まっていると理解すべきである。

2　検体検査

　検体検査は、患者から採取された血液や尿、あるいは細胞や組織などを対象とした検査である。血液・体液や尿中の細胞数やその種類、タンパク質、酵素、電解質、ホルモンや抗体などの検査があり、その検査項目は尿・糞便検査、血液学的検査、生化学検査、免疫血清検査、輸血検査、微生物検査、遺伝子検査、病理検査などに分類される。

　近年では、多くの検査が自動分析機器で測定されるようになってきている。さらに大規模な検査室では検査システムが整備され、採血から必要な前処理（遠心分離、検体分注など）を行い、該当する分析機に自動投入する検体搬送システムなどが整備されており、LISにより管理されているところも多い。これにより、迅速な検査体制が可能となっており、効率的な運用がなされている。

　しかし、細胞形態の目視や手作業で行わなければならない検査も数多くあることや、機器の精度管理、適正な検査が行われているかの確認（採取方法・保存方法、検体の状態、極端値などの検査過誤の点検、偽陰性・偽陽性、患者状態との整合の検証）による検査全体の管理、必要に応じて診療医との協議を含めたチーム医療への積極参画など、臨床検査技師・臨床検査医の専門性や、技術

— 30 —

と経験を生かしたサポートが必要である。

（1）血液を検体とする検査

①血液学的検査

　血液学的検査には、血液細胞（または血球）算定検査（血算）、血液形態検査やフローサイトメトリ法による細胞表面抗原の定量、血栓・止血関連検査などがある。

●血球数算定検査（血算）

　血球算定（白血球数、赤血球数、血小板数、血色素濃度、ヘマトクリット値）は、血球異常を診断する上で重要な検査である。血液腫瘍性疾患（白血病など）、炎症性疾患、感染症、肝疾患や腎疾患、貧血や血小板減少を来す病態など、さまざまな疾患において異常値を認める。

●血液形態検査

　血液像（白血球分類・形態、赤血球形態、血小板形態）を観察し、形態変化を評価することは、血球数算定だけでは把握できない生体内での有用な情報を与えてくれる。血液像は自動分析器でもある程度確認することは可能であるが、その結果に異常を認めた場合には目視法による血液塗抹標本の観察が必要である。この血球分類・異常細胞同定は人の目による作業であるため、検者が知識や経験を積むことが非常に重要である。また、末梢血（通常に採血される血液）のみならず、血球産生臓器である骨髄から採取した骨髄液（骨髄検査）の細胞形態変化を観察することは、造血器系疾患の精査において重要である。

　さらに、骨髄検査に加え、細胞の性質・起源を決定するためにフローサイトメトリによる細胞表面抗原解析なども行われる。

●血栓・止血（血液凝固）検査

　血栓・止血検査には、血液凝固時間などの凝固機能検査（スクリーニング検査や術前検査として）、抗凝固・線溶療法のモニタリング検査、血小板機能検査などの止血異常・血栓症症例に関する個別の特殊検査などがある。

　生理的な止血機構の維持は、生体にとって極めて重要な防衛反応の1つであり、外傷からの出血を防ぎ、血液循環により全身に酸素や栄養を供給し、生命を維持している。血小板・凝固・線溶機能を評価することにより、この止血機構の状態を評価することが可能である。血栓形成機能低下時には出血性疾患、この機能亢進や活性化反応が過剰に起きる場合には血栓性疾患を発症しやすくなる。

　特に近年では、生活習慣病を起因とした動脈硬化病変で発症する病的血栓が問題となっており、脳梗塞や虚血性心疾患などに代表される動脈硬化性病変を基盤にした動脈血栓症、さらには深部静脈血栓症／肺塞栓症などの静脈血栓塞栓症が注目されており、血栓症の検索、治療効果の判定などにも用いられている。

②生化学（臨床化学）検査

　生化学（臨床化学）検査は血液の血漿（血清）成分中の電解質・無機物質、タンパク質、非タンパク性窒素成分、脂質、糖質、酵素、生体色素などの化学物質を分析している。この検査の中で代表的な項目の生理的意義と臨床的意義を解説する。

●電解質・無機物質

・ナトリウム（Na）、クロライド（Cl）

　ナトリウムとクロライド（塩素）は血漿の浸透圧、pHの保持に重要な働きをしており、これらの濃度は生体調節によって一定に保たれている。ナトリウムとクロライドは食事により摂取され、血漿濃度は腎臓での水分と塩類の排泄（尿）で調整される。水分の排泄は抗利尿ホルモンによって浸透圧の調整がなされ、塩類の排泄には主にアルドステロンによって調整されている。

・カリウム（K）

　カリウムは細胞の活動、神経・筋の興奮性発揮に重要な働きをしている。血漿中のカリウム値は腎臓でのアルドステロンによる排泄調整などによって調整される。

・カルシウム（Ca）

　カルシウムは細胞内での酵素の活性化や神経や筋の興奮性に関与する。また、血漿カルシウムは血液凝固にも関与している。人体中のカルシウムの99％は骨、歯などの硬組織に

存在する。これらと血漿カルシウムとの間には交換が行われ、動的平衡状態にある。血漿カルシウム値の制御は副甲状腺ホルモン（PTH）により、腸管からの吸収促進、尿への排出抑制、骨からの溶出などにより調整されている。

・無機リン（IP）

　無機リンは、ほとんどがカルシウムやマグネシウムと結合して骨組織に存在し、他に広く細胞成分として存在する。無機リン値はカルシウムの代謝と関係し、副甲状腺ホルモン（PTH）とビタミンDにより制御される。

・血清鉄（Fe）

　鉄の役割として重要なのは、骨髄での赤血球ヘモグロビンの合成である。体内での貯蔵鉄、造血能などにより変動する。食事での摂取不足、あるいは出血によるヘモグロビン鉄の喪出では、血清鉄は低値になる。

● タンパク質

・総タンパク質（TP）

　血清中の総タンパクの濃度は6.6〜8.1 g/dL程度で、アルブミンとグロブリンの分画から成る。アルブミン、$\alpha 1$-、$\alpha 2$-、及びβ-グロブリンは肝細胞で、γ-グロブリンは形質細胞で合成される。これらのタンパクは、合成・崩壊・体内への分布と体外への漏出により、動的平行が保たれている。血清総タンパク値の変動は、多くの病態や生理的変動を反映しているが、これのみでは診断は難しい。構成しているタンパクの分画の精査と他の検査項目との組み合わせによって診断される。

・アルブミン（Alb）

　アルブミンは、肝臓で合成される。アルブミンの低下は合成材料の不足や肝臓での合成能力の低下、及び、血管外あるいは尿への漏出などでみられる。

● 非タンパク性窒素成分

・尿素窒素（BUN）

　尿素はタンパク質代謝の最終産物として肝臓で合成された後、腎臓で尿中に排泄される。従来から尿素の値を尿素窒素として表している。腎臓の機能低下により尿素の排泄能力が低下し、血中の尿素窒素値は高値となる。

・クレアチニン（Cre）

　クレアチニンは、筋肉中でエネルギー代謝に携わっているクレアチンリン酸の最終代謝産物として尿中に排泄されるものである。クレアチニン値の上昇は腎機能低下を反映する。

・尿酸（UA）

　尿酸は核酸中のプリン体の最終代謝産物である。高尿酸血症により痛風、尿路結石、腎障害を発症する。

● 脂質

・総コレステロール（TC）

・低比重リポタンパクコレステロール（LDL-C）

　生体内のコレステロールには食事由来の外因性コレステロールと、肝で合成される内因性コレステロールがある。脂質異常（従来のいわゆる高コレステロール血症）は、動脈硬化の促進因子であり、心筋梗塞や脳梗塞のリスクが高まる。心血管疾患発症リスクの指標（診断基準）としては、LDLコレステロール（いわゆる悪玉コレステロール）が重視される。

・中性脂肪（TG）

　食事により摂取された中性脂肪（トリグリセリド）は、生体内で形を変えて吸収され移動し、肝臓、脂肪組織、末梢組織に蓄積される。エネルギー源が不足した場合など、エネルギー源として消費される。

・高比重リポタンパクコレステロール（HDL-C）

　HDL-コレステロールはいわゆる善玉コレステロールであり、血管壁などの末梢組織に蓄積された遊離型コレステロールを特異的に取り込み、コレステロールの沈着や蓄積を抑える抗動脈硬化作用を有する。この低下は冠動脈心疾患の危険因子である。

● 糖質

・血糖

　糖質は生体のエネルギー源として重要であり、その中心となるのがグルコース（ブドウ糖）である。血液中の糖は、食事による吸収、肝からの放出、末梢組織での利用などにより制御されている。これらを調節しているのは、インスリンなどの各種ホルモンなどである。正常では血糖は一定範囲内に収まるよう調節されているが、糖尿病ではインスリンの分泌・

作用不足に基づく耐糖能異常により血糖値が異常な高値となる。糖尿病の罹病期間が長期に及んだ場合、網膜症、腎症、神経障害などの合併症を起こすことが知られている。また、冠動脈、末梢動脈、脳動脈において動脈硬化性変化を起こすリスクが高まる。

・グリコヘモグロビン（HbA1c）

　HbA1cは、グルコースとヘモグロビンとの反応生成物であり、グリコヘモグロビンと呼ばれる。測定方法として陽イオン交換カラムクロマトでのHbA1c分画の割合を求めるHPLC法や、モノクローナル抗体などを用いた免疫学的測定法、さらには酵素法などがある。赤血球（ヘモグロビン）の寿命は通常120日であり、それを反映してこの指標は約2ヵ月の平均血糖値を表す。糖尿病では、早期診断、厳格な血糖値管理が非常に重要であり、HbA1cはその有用な指標として用いられている。

●酵素

・コリンエステラーゼ（CH-E）

　CH-Eは、生体内でコリンエステルをコリンと有機酸に加水分解する酵素である。生体内では、主に肝臓で産生される。CH-Eは、肝硬変など慢性の肝実質障害性疾患や悪性腫瘍などの重症消耗性疾患のように全身栄養状態が悪化している場合に低下する。

・乳酸脱水素酵素（LD）

　LDは、多くの組織に存在する酵素である。特に心、肝、腎、肺、脾、血球に多く存在する。LDは、多くの組織に広く分布するために、LDが高値を示してもそれのみでの診断は難しく、各種疾患診断の補助データの1つとして用いられる。心、骨格筋、肝、血液などの臓器の炎症、壊死、腫瘍で細胞損傷がみられる場合に上昇し、心筋梗塞、肺梗塞、肝炎、進行性筋ジストロフィー、白血病、肝がんで高値になる。アイソザイム分析が高値となるLDの由来臓器の推定に有用である。

・アスパラギン酸アミノトランスフェラーゼ（AST）

・アラニンアミノトランスフェラーゼ（ALT）

　AST、ALTは多くの組織に存在する酵素である。特に、ASTは心筋、肝に多く、ALTは肝、腎に多い。AST、ALTは組織の損傷によって細胞内から血中に大量の酵素が逸脱して、血中の活性値が高値となる。これらの障害を推測するのにAST、ALTが測定されるのはLDと同様である。ASTは肝のみでなく比較的広範の臓器に分布しているので心筋障害や筋疾患、溶血などでも高値になるのに対し、ALTは肝に比較的特異的である。

・γ-グルタミルトランスペプチダーゼ（γ-GTP）

　γ-GTPは酵素の1つで腎尿細管に特に多く、次いで膵、肝、胆などに分布する。血中γ-GTP活性は、主に肝、胆道系疾患を反映している。ALPとともに臨床的には肝・胆道酵素として扱われ、胆汁うっ滞で上昇し、閉塞性黄疸、胆汁うっ滞性肝障害、胆汁性肝硬変などで高値になる。アルコールによりγ-GTPの産生が誘導され、重要なアルコール性肝障害のマーカーとなる。

・アルカリホスファターゼ（ALP）

　ALPは生体内では多くの組織に分布し、特に腎、小腸、骨、胎盤、肝、肺に多く存在する。ALPは骨疾患、肝・胆道疾患において高値を示す。骨新生と相関しており、小児については基準範囲が成人より高く、骨折中も高値になる。アイソザイム分析が高値となるALPの由来臓器の推定に有用である。

・アミラーゼ（AMY）

　AMYはデンプンなどの多糖類を加水分解する酵素である。血中のAMYは膵臓と唾液腺由来で尿中に排泄される。急性膵炎や慢性膵炎、急性耳下腺炎などの膵臓や唾液腺の炎症、膵臓がんなどの腫瘍による膵管閉塞による逸脱などにより上昇する。

・クレアチンキナーゼ（CK）

　CKは筋組織などの組織においてエネルギー代謝に重要な酵素である。生体内では骨格筋、心筋、脳に存在する。CKは筋ジストロフィー、多発性筋炎、筋肉障害、外傷による筋肉の挫滅でも高値になる。心疾患では心筋梗塞で急速に高値になり、CK-MBアイソザイム分析が特に心筋における障害の推定に有用である。

●生体色素
・総ビリルビン（T.Bil）
・直接ビリルビン（D.Bil）

　ビリルビン（Bil）は、血清の黄色色素の主成分である。ビリルビンは老化赤血球内のヘモグロビン（Hb）が網内系細胞により処理されて生じる。遊離型ビリルビンが血漿中でのアルブミンと結合し、間接ビリルビンとなる。肝で処理されグルクロン酸と結合すると、直接ビリルビンとなる。臨床検査としては間接、直接双方を合わせた総ビリルビン（T.Bil）と直接ビリルビン（D.Bil）の測定を行っている。

③免疫・炎症関連検査

　免疫とは、微生物などの外敵（非自己）から自己を守る（異物の排除、不活性化）を行う仕組みのことである。免疫により、自己、非自己がきちんと区別され、生体は守られている。時により、このシステムが異常になると、反応が過剰となる状態（アレルギー）や自分で自分を攻撃してしまう状態（自己免疫性疾患）などが引き起こされる。これらに関連する検査法である。炎症反応は、免疫応答が作動した際などに伴って出現する生体反応である。

●免疫グロブリン
・タンパク分画（アルブミン、α1グロブリン、α2グロブリン、βグロブリン、γグロブリン）
・免疫グロブリン（IgG、IgA、IgM、IgEなど）

　一般的に血清総タンパク量の変動は、量的に多いアルブミンや免疫グロブリンの増減が大きく影響する。血清タンパク分画測定は各種の疾患や病態（炎症性疾患、異常タンパクの出現など）を把握するために行われる。

　異物（抗原）を排除する抗体活性を持った、γグロブリンに属するタンパクを免疫グロブリンという。特にアレルギーと密接に関係するのはIgEであり、アレルギー体質を調べる検査として活用されている。

●C反応性タンパク（CRP）

　CRPは、生体内で炎症が発生すると血液中に増加する急性相反応タンパクの1つである。

　CRPは病原微生物の侵入、循環障害などによる細胞や組織の傷害・壊死、手術や外傷、免疫反応傷害などで炎症が発生した時、血中で速やかに鋭敏に高値となる。疾患についての特異性は乏しいが、炎症性疾患の活動性や重症度をよく反映する。

●自己抗体
・リウマトイド因子
・抗核抗体

　自己免疫性疾患の患者血清中には、その疾患特有の自己抗体群が検出される。本検査では、それらの抗体を測定し、診断、治療効果判定に用いられている。リウマトイド因子（RF）はヒトIgGのFcと呼ばれる部分に対する自己抗体であり、関節リウマチの診断に利用されている。抗核抗体は、細胞の核に含まれる種々の抗原物質に反応する抗体群の総称で、スクリーニング検査として自己免疫性疾患の診断に利用されている。

●クームス試験

　赤血球表面膜抗原に対する自己抗体（免疫グロブリン（抗赤血球抗体））を検出する。自己免疫性溶血性貧血や新生児溶血性疾患、同種抗体による不適合輸血などの診断のために検査が行われる。

●感染症検査

　ウイルス感染症などに対する抗原検査、抗体検査が行われる。微生物検査の項では主に細菌培養検査に関して記述する。なお、遺伝子検査も感染症の診断に広く施行されている。

・肝炎ウイルス、HIV
・インフルエンザウイルス
・麻疹、風疹、ヘルペスウイルス類など

　これら感染症の原因となる病原微生物の存在を確認するために、ウイルスそのものを確認する抗原検査、そのウイルスに対する抗体検査を行うことで、感染状況を判断する。

・ASO(抗ストレプトリジン-o)

　溶連菌感染を確認するために行われる血清検査である。溶連菌に対する抗体の存在を明らかにする。

・β-Dグルカン

　深在性真菌症などの感染症で検査陽性となる。真菌の細胞壁成分であるβ-Dグルカンを検出・定量する。

④内分泌検査

　内分泌検査は、主としてホルモンを測定する検査である。ホルモンは、内分泌腺（内分泌細胞が集合して内分泌腺を形成している）で産生され、遠隔あるいは近傍の標的臓器もしくは細胞に作用する生体機能調節物質である。この内分泌系は、神経系、免疫系などと相互に制御・協調して生体の恒常性を保つ働きを行っている。
　化学構造から、ペプチドホルモン（視床下部ホルモン、下垂体ホルモンや膵ホルモンなど多数ある）、ステロイドホルモン（副腎皮質ホルモンのコルチゾールなど）及びアミノ酸誘導体（甲状腺ホルモン、副腎髄質ホルモンのアドレナリンなど）に分類される。ホルモンは、標的細胞の細胞膜上、もしくは細胞内受容体に結合して作用を発揮する。臨床検査では、生体におけるこれらのホルモンの作用状況を評価するために、血中・尿中の濃度や、必要により負荷または抑制試験などを行った上での動態などを評価する。ホルモンの測定には、体位、食事、運動や日内リズムなどが影響することも多く、これらの条件を考慮して検体採取される。

⑤腫瘍マーカー

　体内にがん（悪性腫瘍）が存在すると、主に血中で増加する物質を**腫瘍マーカー**という。腫瘍自体による産生や代謝により生成される特殊なタンパクや酵素、ホルモンなどを測定することで、がんの存在や量を示す指標としている。現段階では、この測定により、がんを早期発見できることは少なく、病勢を反映するマーカーとしての意義が大きい。
　がんの診断がなされ、治療前に腫瘍マーカーがカットオフ値を超えている場合、腫瘍マーカーの値を追跡することで、手術・化学療法などによる治療効果や再発などの判定に活かすことができる。このように、腫瘍マーカーは、がんの補助検査の1つとして用いられている。

⑥輸血検査

　現代医療において、輸血は非常に重要な治療手段の1つである。それだけに、安全に輸血療法を施行するためには、その対策は徹底されなけ

ればならない。血液型は、輸血療法のための最も基本的な検査である。血液型は、実際には非常に多くの種類があるが、特に、ABO血液型、Rh血液型は重篤な溶血性副作用の原因と成り得る主要抗原として重要である。

●ABO血液型

　ABO血液型が他の血液型と異なるのは、自己の持たない抗原に対する抗体が存在し、自己の持つ抗原には抗体は存在しないことである。このため、輸血する際には最も重要になる血液型であり、安全な輸血のためには正しく検査が行われることが必須となる。

●Rh血液型

　Rh血液型にはD、C、E、c、eなどの抗原があることが知られている。中でもD抗原の免疫原性は他の抗原より強く、ABO式血液型に次いで臨床的に重要な抗原である。一般には、Rh血液型といえばD抗原のことを指している。

●不規則抗体

　過去の輸血や妊娠などの理由で、その際に産生された抗体を**不規則抗体**という。血液型は実際には非常に多くの種類があるため、ABO血液型、Rh血液型を合わせても、それ以外の血液型に対して不規則抗体が産生されてくることがある。不規則抗体は、溶血性副作用の原因となるために検査の実施が重要であるといえる。

●交差適合試験

　輸血前の適合性確認の最終検査として行われる。目的は不適合輸血を防ぐことにある。そのためには、ABOやRh血液型の人的ミス（検体取り違え、検査ミス）を避けるための再検査を行いながら確認することである。そうすれば、不規則抗体スクリーニング検査で検出限界以下や低頻度抗原など検出不可能であった不規則抗体による不適合輸血を防ぐことが可能となる。

⑦薬物血中濃度

　薬物は、治療において非常に重要な手段である一方で、どんな薬にも副作用が起こり得る。薬の副作用を防ぎながら、同時に最大の治療効果が得られることが最も理想的である。薬物血中濃度測定は、特に、治療に有効な濃度と副作

— 35 —

用の起きやすい濃度の幅が接近している薬物において、薬の血中濃度をモニタして、副作用の起きない有効な血中濃度を保つために行われる。

（2）尿・便・髄液・その他の体液を対象とする検査

血液検体以外の臨床検査材料を扱う検査として、尿（定性・定量）検査、便潜血検査、髄液検査、関節液検査、精液検査などがあるが、我が国においては、これらを一般検査と総称することが多い。尿や便の検査は、痛みを伴わない非侵襲的な検査でスクリーニングとして有用である。自動分析装置による検査のみならず顕微鏡による検査も施行され、尿・便・髄液中の特殊な細胞・病原体や病的な成分の確認も行われる。

①尿検査

尿は腎臓で作られ尿管、膀胱、尿道を介して体外へと排出されている。尿定性検査・尿沈渣検査により、腎臓や泌尿器の病態の把握が可能となる。なお、尿は老廃物の体外への排出など生体の内部環境を維持するために、前述のとおり腎臓で生成されている。したがって、尿には腎に始まる尿路系の異常だけでなく、体全体の変調も映し出されているため、血液と同様に生体情報を確認するよい手段となる。

特に、糖尿病スクリーニングのための尿糖検査、腎臓病スクリーニングのための尿タンパク検査は、高頻度に施行されている。また、顕微鏡や分析器による尿沈渣検査も、腎・泌尿器系疾患の診断に重要な情報を与えてくれる。

②便潜血検査

下部消化管出血を調べる検査が**便潜血検査**である。**大腸がん**だけでなく、炎症や潰瘍などでも血液が混ざることもあるが、主目的は大腸がんの検出であり、大腸がん検診のスクリーニング検査法として採用されている。

③髄液検査

髄液は、脳脊髄液の略称で、通常、髄液は腰椎穿刺（腰部から）により採取される。髄液は脳や脊髄を浸す液体成分で、**髄液検査**により中枢神経の病態の把握が可能である。髄液中の細胞数やタンパクの変動を観察することにより、髄膜炎などの炎症性疾患や悪性腫瘍、出血など種々の疾患の診断が可能となる。

④関節液検査

関節液検査の目的は、関節液貯留の原因追究、また、その鑑別診断や治療効果の判定にある。また、液の採取が治療となることもある。白血球算定や顕微鏡検査（白血球、結晶）などが行われる。

⑤精液検査

精液中の精子の数・運動率・奇形や白血球数などを検査するのが**精液検査**で、造精機能障害や感染・炎症などが明らかとなる。

（3）微生物検査

①細菌塗抹検査

細菌感染症の原因菌を明らかにする目的で施行される。さまざまな検体（尿や痰、血液、胸水、腹水、髄液、便）の塗抹標本（スライドグラスに塗る）を顕微鏡によって観察し、微生物の存在を確認する。通常は、グラム染色が行われ、その染色性によって原因菌を分類する（菌体の細胞膜の性質によって、紫色に染まる場合をグラム陽性菌、ピンク色に染まる場合をグラム陰性菌という）。形態では、球形に見える球菌、細長い棒状に見える桿菌、らせん菌などに分類し、これらの検査結果と検体の種類、採取部位、症状などを総合的に評価し、原因菌を推定する。なお、結核が疑われる場合は、抗酸菌染色による検査が施行される。

細菌顕微鏡検査で細菌が認められない場合でも、臨床的に感染が疑われる時には、培養検査が重要となる。

②培養同定・感受性検査

検体の中に菌の存在を証明するために、培養同定検査が行われる。検体を培養して細菌を増殖させ、菌の形状や性質を分析する（薬物感受性試験など）。菌により培養条件が異なるため、

— 36 —

（4）遺伝子関連検査・染色体検査

生命を形作る情報は、DNA（デオキシリボ核酸）に組み込まれた遺伝子に保持されている。染色体はDNAとヒストンというDNAを収納するタンパク質から成り、生物の細胞の核の中に存在する。20世紀後半以降の分子生物学を中心とする生命科学の爆発的な発展、そして、その成果の臨床医学への還元を通じて、遺伝子関連検査は今や、臨床検査の中の1つの大きな柱になっている。遺伝子関連検査は大きく、病原体核酸検査、体細胞遺伝子検査、生殖細胞系列遺伝子検査に分けられる。

①感染症の遺伝子検査

病原体核酸検査により、感染症を引き起こすウイルスや細菌の遺伝子を検出、確認する。**核酸増幅検査（PCR法）**が一般的に行われ、ごく微量のウイルスなども検出可能となってきている。この検査により、他の検査法（抗原、抗体検査や培養検査）と比較し、ウインドウピリオド（検査で感染が確認できない空白期間）を短縮することが可能となっている。ウイルス肝炎、HIV感染、結核を始めとして、さまざまな感染症の診断に頻用されている。

②悪性腫瘍に関係した遺伝子検査

造血器腫瘍を中心として、疾患特異的な遺伝子異常に関する知見が集積されてきており、**体細胞遺伝子検査**としてこれを解析し、病型を含めた悪性腫瘍の確定診断や治療法の決定に活用されている。白血病などの造血器腫瘍では、光学顕微鏡による検査で検出困難な微少残存病変を本検査により感度よく検出できるため、各種治療後の感度の高い効果判定・治療モニタリングに頻用されている。

③遺伝学的検査

生殖細胞系列遺伝子検査であり、その情報は生涯変化せず、血縁者間でも共有される。先天性疾患の診断に決定的に重要であるとともに、体質の評価、薬物代謝、個人識別にも関わる。この検査結果が不適切に扱われた場合には、被検者及び被検者の血縁者に社会的不利益がもたらされる可能性があり、大きな倫理的問題を有する。その施行には、個人の意思に基づく**インフォームド・コンセント**が必要である。

④染色体検査

ヒトの体細胞の染色体数は46で、22対の常染色体と2個の性染色体（女性XXと男性XY）とから成っている。この染色体の異常を独特な染色法で染め分けて判定するのが、染色体検査である。蛍光 in situ ハイブリダイゼーション（FISH：Fluorescence In Situ Hybridization）という特定の遺伝子座を可視化する方法も加わり、染色体異常や悪性腫瘍の診断のために広く臨床応用されている。

3 生理機能検査

（1）心電図検査

心電図（ECG：Electrocardiograph）は、心筋収縮の際に生じる活動電位を体表面から電極を用いて導出し、増幅して記録したもので、心疾患の診断及び治療で極めて重要な検査である。スクリーニング検査として、健康診断・人間ドックなどでも広く施行されている。

心臓の解剖・機能に関しては第Ⅵ章4節を参照。心臓の刺激伝導系について図に示す（図3-6）。

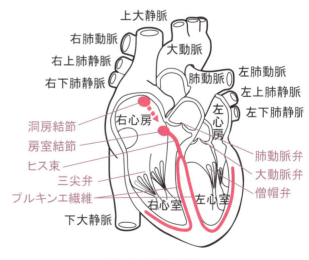

図3-6　刺激伝導系

① 誘導法
● 標準肢誘導

電極を左右の手足に置いて、3つの組み合わせでそれぞれの電位差を記録する。

	（関電極）	（不関電極）
第一誘導	左手	右手
第二誘導	左足	右手
第三誘導	左足	左手

● 単極肢誘導

左手・右手・左足のうち測定する手足以外の2つの手足を抵抗で結び、その中間点を不関電極として記録する。

	（関電極）	（不関電極）
aVR誘導	右手	左手・左足の中間点
aVL誘導	左手	右手・左足の中間点
aVF誘導	左足	右手・左手の中間点

● 極胸部誘導

左手・右手・左足の3電極を抵抗を介して結合し、その結合点（ウイルソンの結合電極）を不関電極として、関電極は胸壁上の定められた部位に置いて記録する（図3-7）。

V1誘導	第4肋間胸骨右縁
V2誘導	第4肋間胸骨左縁
V3誘導	V2とV4の中間点
V4誘導	第5肋間、鎖骨中央線上
V5誘導	V4と同じ高さで前腋窩線上
V6誘導	V4と同じ高さで中腋窩線上

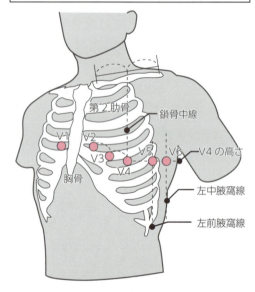

図3-7　極胸部誘導

② 波形の名称とその正常値

基本的な心電図波形を図3-8に示す。

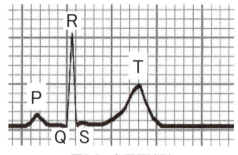

図3-8　心電図波形

● P波

心房が興奮する時に生じる波形で、波形の前半は右房、後半は左房の興奮由来である。陽性（上向き）が多いが、aVR誘導のみ陰性（下向き）となる。

● PQ時間

P波の起始部からQ波（Q波がない場合はR波）の起始部までの時間をいう。興奮が洞結節から心室に到達する房室伝導時間である。

● QRS時間

心室の興奮伝導（脱分極）を示し、P波の次に現れる最初の陽性波をR波と呼び、R波の前の陰性波をQ波、後ろの陰性波をS波と呼ぶ。QRS時間は心室内興奮伝導時間と呼ぶ。

● ST時間

QRS波の終わりからT波の始まりまでの部分で、心室内興奮の持続を示し、正常者は基線上であるが、心筋の虚血などによる障害電位はこの部分に示される。0.1mV以内の上昇あるいは0.05mV以内の下降は、正常範囲内とする。

● T波

興奮した心室の再分極（電気的回復）を示す。通常、QRS波の主たる方向と同様の方向となるが、型は種々の要因により変化する。

● QT時間

QRS群の始めからT波の終わりまでの時間をいい、電気的心室収縮時間とも呼ばれる。脈拍数により変化する。

● U波

T波に続く小さな陽性波で、低K血症、心筋虚血などにて著明となる。

③ 負荷心電図検査

運動負荷心電図は、労作性狭心症の診断や治

療効果の判定、心疾患における運動療法の評価、さらに運動誘発性不整脈の診断や治療効果判定などに利用される。

負荷装置には階段の昇降で負荷をかけるマスタ台を始め、ペダルを漕ぐことにより負荷をかける**自転車エルゴメータ**、勾配を歩行する負荷をかける**トレッドミル**などがある（図3-9）。

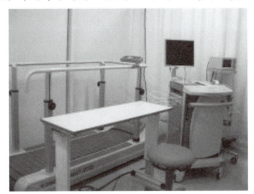

図3-9　負荷心電図装置とトレッドミルの外観

④ホルタ心電計

安静時12誘導心電図は、通常、数十秒間の記録であるため、突発的で一過性に出現することが多い不整脈や心筋虚血を捉えることが難しい。そこで、長時間（通常24時間）にわたる心電図記録の必要性が出てくる。日常生活における長時間の心電図記録ができる装置として、**ホルタ心電計**がある。

なお、ホルタ心電計の名称は、米国のNorman J. Holter博士によって考案されたことに由来している。

（2）脳波検査

大脳の活動は電気活動により行われ、発生する電位変動を頭皮上または脳皮質から電極を通して増幅器に誘導して増幅し、記録する検査を**脳波検査**（EEG：Electroencephalography）といい、脳波を記録する装置を**脳波計**と呼ぶ（図3-10）。神経系の解剖・機能に関しては第一章1節を参照のこと。

①脳波と臨床応用

脳波は、おおよそ0.5～60Hzまでの周波数を持つ律動的な電位変動であり、頭皮上では頭蓋骨などの影響により大きく減衰し、その大きさは数μVから数百μV程度の非常に微弱な電位として記

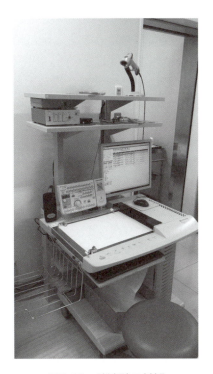

図3-10　脳波計の外観

録される。記録された脳波は、その周波数や振幅、左右差、突発波の有無などにより評価を行う。

脳波測定は、潜在的な脳機能異常を記録するために各種刺激を併用して行う。また、最近は無呼吸に伴う睡眠障害を検査する**終夜睡眠ポリグラフ検査**（PSG：Polysomnography）も普及し、脳波以外に呼吸に関するパラメータ、例えば呼吸曲線やSpO_2(percutameous oxygen saturation：経皮的動脈血酸素飽和度)、眼球運動・筋電図などを組み合わせて測定する場合も多い。

CTやMRIなどの画像診断装置は、脳腫瘍などの器質的な異常を検索する能力に関しては非常に優れている半面、機能的な異常や経時的な変化を捉えることは難しく、この点において脳波検査が優れており、欠くことのできない検査となっている。

脳波は、**てんかん**、**変性疾患**、代謝性疾患、感染症、脳器質的疾患、意識障害、睡眠障害、精神疾患の診断に有用な情報を提供する補助検査として広く応用されている。特に「てんかん」においては、特異的な脳波が出現することが知られており、その診断及び治療を行う上で極めて重要な検査となっている。また、脳波により

睡眠段階（眠りの深さ）を知ることができ、**睡眠時無呼吸症候群**を始めとする睡眠障害の診断にも有用な情報を提供している。

さらに、脳波検査の重要な役割として、脳死判定がある。脳の活動（機能）を経時的かつ客観的に評価できる点において、脳波より優れた検査は存在せず、法的脳死判定において必須の検査の1つとなっている。

② 脳波の周波数成分

脳波は0.5Hzから60Hzまでの周波数を主成分とする波形から構成されている。

● **デルタ（δ）波：4Hz未満**

熟睡している時、昏睡状態の時、脳が損傷を受けた時にみられる。

● **シータ（θ）波：4Hz以上8Hz未満**

深いリラックス状態、浅い睡眠状態の時に現れる。

● **アルファ（α）波：8Hz以上13Hz未満**

心身ともに落ち着いた状態、目を閉じて安静にしている時にみられる。

● **ベータ（β）波：13Hz以上**

意識が緊張した時や脳が積極的に活動している時にみられる。

③ 脳波検査の進め方

脳波検査は微少電位を測定するため、電気的ノイズの影響を防ぐようシールドルームで行われる。最初に安静閉眼で記録を行い、必要に応じて同時に表示する脳波波形の配列（モンタージュ）の切り替えを行って記録する。最近のデジタル脳波計は、再生時にモンタージュを変更して再生できるために、記録中はモンタージュを変更しないで収録を行う施設もある。しかし、てんかんなどによる異常脳波の記録には短時間では出現しない場合も多いので、30分程度の記録時間は必要である。また、潜在する異常脳波を記録するために、各種刺激を与えて異常波の賦活を行う。開閉眼、過呼吸、光刺激、睡眠などの賦活法がある。

（3）誘発電位検査

全ての**随意運動**は脳から末梢へ指令が伝わり、全ての感覚は末梢から脳へ情報が伝えられる。この指令を伝える神経として、運動神経（前者）と感覚神経（後者）がある。これらの神経が正確に情報を伝えているかを調べる検査として、**誘発電位検査**がある。この検査は2つに大別され、末梢から中枢へ向かう神経の検査を大脳誘発電位検査といい、脳から末梢へ向かう運動神経を検査するものを運動誘発電位検査という。さらにもっと高次の脳機能を知る検査として、事象関連電位検査がある。

① 大脳誘発電位検査

大脳誘発電位検査には検査する神経により、下記の3種類がある。

● **体性感覚誘発電位検査（SEP：Somato-sensory Evoked Potentials）**

末梢神経に電気による痛み刺激を与え、その反応を大脳感覚領域で電位として記録する。手首に電気刺激を与えた場合、およそ20msで手の**感覚野**にその信号が伝わるが、種々の神経疾患でその伝達が遅れたり、電位が変化する。

● **視覚誘発電位検査**
（VEP：Visual Evoked Potentials）

目前に置いた画像表示装置から格子模様の画像を白黒反転させて、左右の目に単独に刺激を与え、その画像が変化したことによる情報を大脳視覚領野で電位として記録する。網膜から大脳視覚野に至る経路の機能を検査することができる。刺激からおよそ50msに小さな陽性波、75msに陰性波、そして100ms付近に大きな陽性波が記録される。一般的にこの100ms付近のP100電位の潜時と振幅を計測して評価する。

● **聴覚誘発電位検査**
（AEP：Auditory Evoked Potential）

左右の耳へ別々に音刺激を与え、大脳聴覚野に至る聴覚神経路の検査を行う。このうち**蝸牛神経**から脳幹部分を通過するまでの神経機能を調べる検査を聴性脳幹反応（ABR：Auditory Brain-stem Response）検査と呼ぶ。

ABRは刺激から10msの間に発生する7個の電位から構成され、この反応は比較的安定して記録され、再現性にも優れ、意識や睡眠状態によって影響を受けにくいことから、難聴や脳幹障害の検査として広く普及している。

②運動誘発電位検査
（MEP：Motor Evoked Potential）

大脳運動野から末梢へ向かう運動神経が正常に機能しているかを調べる検査で、一般的に600〜800Vの高電圧を頭皮上に瞬間的に与え、それによる反応を筋電図として支配筋から導出する。

覚醒状態では強い電撃を受けるために、主に手術中の運動神経機能モニタとして用いられる。

覚醒状態で行う場合は、頭皮上運動野直上に置いたコイルに瞬時に強い電流を流すことにより磁界を発生させ、それに対する反応を支配筋から筋電図として導出するのが一般的である。

③事象関連電位検査
（ERP：Event Related Potential）

被検者にある課題を与えた時、その情報処理過程において準備、注意、認識、識別などの精神活動によって変動する成分を事象関連電位という。その潜時はおよそ100ms以降である。

事象関連電位の代表的な検査にP300検査がある。被検者に対して容易に識別できる数種類の刺激を与え、出現頻度の低い特定の刺激（これを標的課題という）を識別させ、その数を数えさせたり、ボタンを押させる課題を与えておくと、標的課題を提示した時、300ms前後に大きな陽性電位が出現する。これをP300という。このP300は注意や認識の有無により、振幅や潜時が変化する。

④誘発電位検査装置

ABRやVEPなどの専用装置から1台で全ての検査ができる総合検査装置がある。

誘発電位検査装置は生体アンプ、刺激装置、そしてフィルタリングや加算を行うコンピュータから構成されている。生体から発生する誘発電位の大きさは1〜10μVと非常に小さな電位であり、刺激に伴って発生する誘発電位を肉眼で見ることは不可能であるため、刺激に同期して刺激後の脳波を加算する。通常、100回から1,000回の加算が必要である。

電気刺激装置、音刺激装置、視覚刺激装置が本体に内蔵されているが、手術中の神経機能モニタとして使うためのゴーグル刺激装置も内蔵されている。

電気刺激装置は定電流方式のものが多く、最大50〜100mAまで刺激できるようになっている。刺激に用いるパルス幅は0.1〜0.5msである。

音刺激装置は音圧調整されたヘッドフォンを介して行われる。音の種類はクリック音が多く用いられるが、周波数特異性を問題とする場合は、トーンピップやトーンバーストを用いることもある。強度は音圧で表示され、検査装置では通常正常聴力者の聴覚レベルを基準としたnHL（normal Hearing Level）で検査を行う。

ヘッドフォンが使えない被検者については、イヤホンを用いる場合があるが、この場合は音圧での比較はできない。

視覚刺激装置はパターン刺激を基本とするため、外部にブラウン管などによる表示装置を備える。また、表示装置と被検者の位置は全視野と半側視野刺激で異なるが、およそ視野角8度から10度以上で、パターン格子縞模様の大きさは30〜90分がよいとされている。

検査の目的によってはゴーグル式の刺激を用いる場合があるが、この場合は全視野刺激しか行えない。

（4）筋電図検査

神経・筋疾患の診療で最も重要な検査が**筋電図検査**である。筋肉の収縮に伴い、筋線維より発生する活動電位を筋内に刺入した針電極、あるいは体表面に装着した電極より測定したものを筋電図（EMG：Electromyogram）と呼び、前者を針筋電図、後者を表面筋電図（**神経伝導検査**）と呼ぶ。

針筋電図は、筋力低下や筋委縮の原因が筋肉自体の病変によるものか、支配神経の病変に由来するものかを鑑別する場合に用いられ、観血的検査であるため医師によって行われる。

神経伝導検査は、末梢神経に障害（ニューロパ

チー）が存在するか、その病変は限局性か広汎性か、また、病変の主体が軸索変性か脱髄性かを知るために行われる。電気刺激装置と併用して検査が行われ、訓練された臨床検査技師によって行われる。

①針筋電図

感染の危険を伴うことから、単回使用の針電極を使う施設がほとんどである。得られる電位は針電極先端周囲1mm以内にある筋繊維活動による運動単位電位（MUP：Motor Unit Potential）で、安静時、弱収縮時、強収縮時に変化するMUP波形を観察する。

②表面筋電図（神経伝導検査）

神経伝導検査（NCS：Nerve Conduction Study）には、運動神経伝導検査、F波検査、それに感覚神経伝導検査がある。

③筋電計、術中モニタリング

筋電計は、誘発電位計と性能や機能が同じことから、共通の装置として市販されている。筋電図は特定の疾患で聴かれる特徴的な音で診断される場合があり、また、MUP波形の診断はリアルタイムに画面で行うために、その表示精度と速度応答性が重要視される。

近年、脳神経外科手術や脊髄外科手術などにおいて、手術による後遺症（合併症）を未然に防ぐため、術中に筋電図や誘発電位を測定し、機能が温存されているかをリアルタイムに評価する術中モニタリングが盛んに行われている。従来より筋電計が使われているが、最近では、術中での使用を前提に筋電計の技術を応用し設計された術中モニタリング専用の装置も市販されている。

（5）呼吸機能検査

肺の主な働きには次の2つがあり、それを検査するのが呼吸機能検査である。
・換気機能
　　空気を肺に出し入れする機能
・呼吸機能
　　酸素を肺から血液中に送り込み、二酸化炭素を血液中から体外に運び出す機能

多くの病院で行う検査は、換気機能検査が中心になる。この検査の目的は、障害の原因を具体的に診断するよりも、病気の種類や重症度を調べることにある。なお、呼吸器系の解剖・機能に関しては第6章5節を参照のこと。

①肺気量分画

平静時の呼吸や、空気を思い切り吸い込んで一気に吐き出した時の、肺の中に入っている空気の量（肺気量）を示す指標を肺気量分画という。具体的な肺気量分画は下記の通りである。
・全肺気量（TLC）：思い切り吸い込んだ時の肺の中にある空気の量
・肺活量（VC）：息を思い切り吸ってひと息で吐き出せる量
・残気量（RV）：思い切り息を吐いた時にまだ肺の中に残っている気量
・最大吸気量（IC）：平静時に息を吐いた時から吸い込み得る最大の気量
・機能的残気量（FRC）：平静時に息を吐いた時に残っている肺内の気量
・予備吸気量（IRV）：平静時に吸い込んだ時からさらに思い切り吸い込んだ時の量
・予備呼気量（ERV）：平静時に吐き出した時からさらに思い切り吐き出した時の量
・1回換気量（TV）：平静時の1回の息の量

呼吸機能検査の基本的検査法であるスパイロメトリーでは、残気量、機能的残気量、全肺気量は測定できない。

なお、本編第Ⅵ章「図6-22　スパイロメトリー結果と肺気量」も参照されたい。

②フローボリューム曲線

最大努力呼出を行った時の息を吐く流量（flow）と容量（volume）の変化を記録したもので、気管支などに障害がないかを調べることができる。肺機能が正常な場合は、曲線は一気に上がった後、時間の経過に従い自然に下がり、肺に何らかの疾患がある場合には、ピークが低かったり、下がり方に異常が見られる。フローボリューム曲線の利点は、ひと目で換気機能障害の種類が推定できることにある。

③最大換気量

できる限り早く、大きく12秒以上呼吸をした時の呼出量の総和で、一定の時間内にどれくらいの量の空気を吸ったり、吐いたりできるかを調べる検査である。

④呼吸機能検査装置の測定原理

肺気量測定には気量型と気流型があり、簡易型スパイロメータには気流型が使用されている（図3-12）。気量型はガス容量を測定し、容積変化を微分して気速を求めるタイプである。一方、気流型は気速を測定し、気速を積分して気量を算出するタイプである。

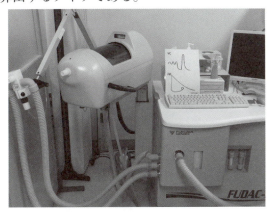

図3-12　呼吸機能検査装置

●気量型

従来用いられていたベネディクト・ロス型は、水槽中に円筒（ベル）を浮かべてその動きを測定する方式である。ベローズ型は、ローリングシールに薄膜ラバーを使用し、円筒の動きを測定する方式である。

●気流型

流量計にはニューモタコグラフ、熱線流量計がある。この型はフローボリューム曲線も同時記録できる。ニューモタコグラフには一般に層流管であるFleisch型が使用されている。管の入口から出口までの圧力差を測定することにより、気流を測定する。基本構成部分は、乱流が発生しにくいように作られた層流抵抗器とその抵抗器前後の圧差を測定する電気圧力計である。ここで得られた流量を電気的に積分して気量に変換し、自動計測する。

熱線流量計は、気流が引き起こす温度変化に応じて熱線の抵抗値が変化することを応用した測定法である。

（矢冨　裕）

5節 画像診断

1 超音波検査

①超音波検査の概要

超音波装置は、画像診断において最も侵襲の少ない検査として、幅広く利用されている。検査の種類としては、体表からプローブを当てて行う体外式超音波検査と、血管内に超音波プローブを挿入し超音波画像を得る血管内超音波検査がある。

②超音波検査の原理

超音波装置は、プローブより発信した超音波が物体（臓器・血管壁など）にぶつかり、その超音波が跳ね返ってきた時間を距離に換算し、大きさを硬さに表現して画像化している。その超音波が短時間で跳ね返ってきた場合、発信したプローブに近い位置に物体があることを示し、超音波が大きく跳ね返ってきた場合は、物体が硬いことを意味する。

超音波には周波数があり、高周波と低周波に分かれる。周波数の違いは、超音波画像に大きく影響する。高周波は、画質は細かくなるが、遠く（体深部）が見にくくなる。また、低周波は、遠くまで見ることができるが（＝太い血管の観察が可能）、一方で画質は粗くなる。

体外式超音波装置における超音波を発信するプローブは、形状の種類、特徴、用途ごとに複数ある（図3-13）（表3-4）。また、プローブは、手動走査式、機械走査式、電子走査式の3種類の構造がある。

表示モードには、4種類のモードがあり、Aモードは、画像の検査としてではなく、距離計測などに用いる。Mモードは、大動脈弁、僧帽弁、左心室腔などの観察・計測に用いる。Bモードは、超音波検査における一般的な画像表示に用いる。ドプラ（カラー・パルス・パワー）モードは、音源や観察するものの移動によって周波数偏位を応用したモードである。

血管内超音波装置における超音波を発信するプローブは、機械走査式、電子走査式の2種類の構造がある。機械走査式は、センサーを内部に１つ搭載し、センサー位置が先端より遠い構造である。セン

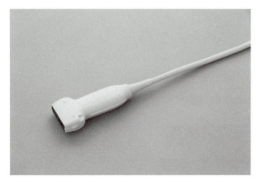
リニア

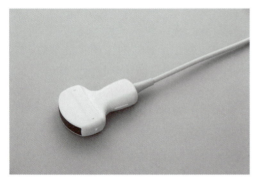
コンベックス

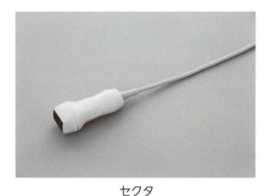
セクタ

図3-13　体外式超音波装置プローブの形状

表3-4　体外式超音波装置プローブの種類・特徴・用途

形状	特徴	使用場所
リニア	接地表面付近の視野幅を大きくとることが可能	血管系・乳腺・甲状腺・腱・関節
コンベックス	ある程度の接地面で、深部での広角の観察が可能	腹部・経腟・経直腸
セクタ	接地面が小さい。浅部の視野は狭いが、深部になるほど、扇状に広い視野の観察が可能	心臓・経食道・腹部

サーは（1800回／分）回転して信号の送受信を行う。周波数が高いため解像度が高い。また、正確な回転をしていないことによる画像の歪みであるNURD（アーチファクト）が生じやすい。電子走査式は、64個のセンサーが円柱状に配列されている。先端からセンサーまでの距離が近い構造である。周波数が低いため解像度が粗い。カテーテル自体は回転しないためにNURD（アーチファクト）は生じない。

③体外式超音波検査

体外式超音波検査は、2〜12MHzの範囲の周波数帯で臓器別に使い分け、画像を得ている。心臓は、2.5〜3.5MHz、腹部は、2.5〜5.0MHz、表在は、5.0〜12MHzを用いている。図3-14に体外式超音波装置の外観を示す。また、図3-15に体外式超音波画像を示す。左の図は肝臓・胆嚢、中の図は腎臓、右の図は、心臓の超音波画像である。

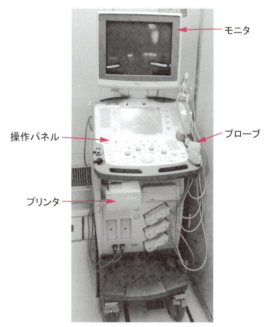

図3-14　体外式超音波装置

④血管内超音波検査

血管内超音波装置は10〜40MHzがあり、末梢血管においては低周波数を用い、冠動脈では高周波数を用いる。図3-16に血管内超音波画像装置の外観を示す。また、図3-17に血管内超音波画像を示す。右の図は、冠動脈狭窄部に冠動脈治療を行い、血栓がはがれ冠動脈解離が起きている画像である。また左の図は、右の解離の起きた部分に冠動脈ステントを挿入し、解離部分を圧着した画像である。矢印に示す高輝度の部分がステントである。

（佐藤久弥）

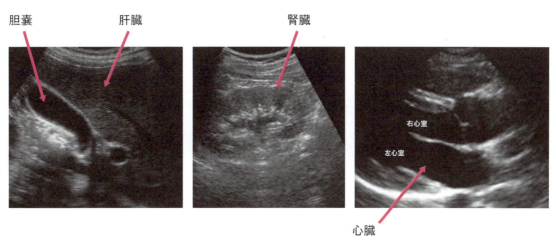

（左：肝臓・胆嚢超音波画像）　（中：腎臓超音波画像）　（右：心臓超音波画像）

図3-15　体外式超音波画像

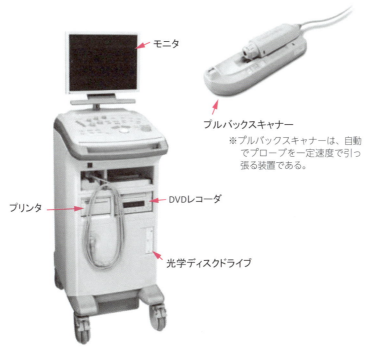

図3-16　血管内超音波装置

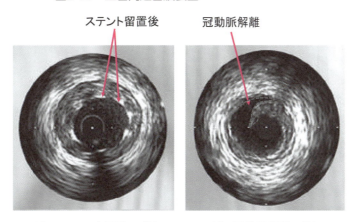

（左：ステント留置後画像）　（右：冠動脈解離画像）

図3-17　血管内超音波画像

2 放射線の概要

放射線は、電離能力のある電離放射線と、電離能力を持たない非電離放射線に大別される。電離放射線は、電磁波と粒子線に分類され、電磁波には、X線、γ線があり、粒子線は、電荷を持たない中性子線と電荷を持つ電子線、β線、α線がある（図3-18）。

①放射線の種類
- **間接電離放射線**
  間接電離放射線は、電荷を持たない放射線であり、X線、γ線、中性子線がある。
- **直接電離放射線**
  直接電離放射線は、電荷を持つ放射線であり、電子線、β線、α線、陽子線、重陽子線がある。

②放射線の単位
- **吸収線量**
  物質に吸収された放射線のエネルギーを計るための物理量を意味する。単位はGy（グレイ）が用いられる（図3-19）。
- **等価線量**
  放射線を被ばくした人体組織の臓器吸収量に放射線荷重係数を乗じたもの。単位はSv（シーベルト）が用いられる。吸収線量に放射線荷重係数をかけることにより求まる（図3-19）。
- **実効線量**
  放射線が人の健康に与える影響を表す線量であり、単位はSv（シーベルト）が用いられる。等価線量に組織荷重係数をかけることにより求まる（図3-19）。

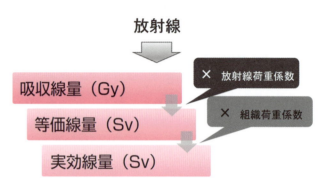

図3-19　放射線の単位

③放射線の遮蔽効果
放射線の種類により、遮蔽物の素材が重要であり、遮蔽物により放射線の強度は減弱する。α線は、紙のような薄いもので遮蔽が可能である。
β線は、アルミニウム、X線・γ線は、鉛版、中性子線は、水やパラフィンといった厚みのあるものが遮蔽物として必要となる（図3-20）。

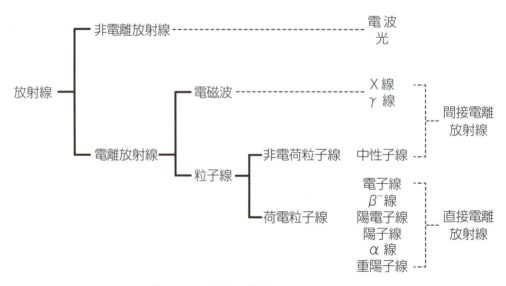

図3-18　放射線の分類

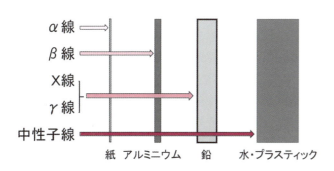

図3-20　各放射線に対する遮蔽物の種類

④放射線の影響

放射線の人体への影響を示す線量指標として、医療放射線防護連絡協議会で出されているIVRに伴う放射線皮膚障害の防止に関するガイドライン（表3-5）を示す。また、図3-21に心臓カテーテル治療で過度の放射線被ばくで発症した、放射線皮膚傷害の症例を示す。

表3-5　IVRに伴う放射線皮膚障害の防止に関するガイドライン

線量（Gy）	症状
1～3	脱毛、一時的な紅斑
3～6	脱毛、紅斑
7～10	永久脱毛
11～20	皮膚壊死
21以上	二次性潰瘍

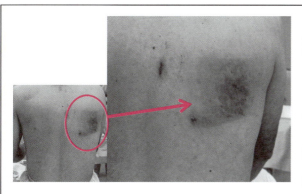

心臓カテーテル治療において、冠動脈に発生した狭窄に対して治療を行った結果、局所的に過度な放射線被ばくを伴った。その結果、右肩甲骨部に放射線皮膚障害を発症した。

図3-21　放射線皮膚傷害の症例

⑤放射線防護用具

放射線から身を守るために用いられるものを放射線防護用具という。主な放射線防護用具には、防護エプロン、防護コート、甲状腺防護具、防護手袋、防護眼鏡がある。放射線の遮蔽物としては、主に鉛が用いられている。防護エプロン、防護コート以上、甲状腺防護具は、主に0.25mmPb以上～0.35mmPbの鉛当量で製造されている。また、防護手袋は0.25mmPb以上、防護眼鏡は、0.07mmPb以上～0.88mmPb以上の鉛等量で製造されている。

図3-22に放射線防護用具を示す。

・防護コート：身体の全方位からの散乱放射線を防護できる形をした防護衣。
・防護エプロン：身体の前面からの散乱放射線を防護できる形をした防護衣。
・甲状腺防護具：散乱放射線から甲状腺を防護できる形をした防護具。
・防護手袋：全方位からの散乱放射線から手を防護できる形をした防護具。
・防護眼鏡：眼の領域を完全に覆い散乱放射線から眼を防護できる形（眼鏡）をした防護具。

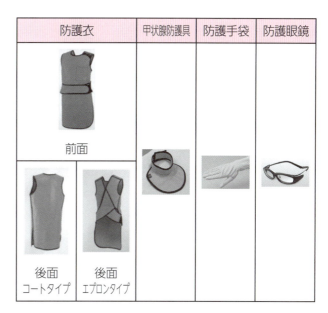

図3-22　放射線防護用具

3　X線装置およびMRI装置

X線装置は、さまざまな装置が開発され稼働している。今日のX線装置の特徴は、アナログからデジタルに移行した。そのため、X線画像を取得する際、現像操作を行わず、撮影と同時にリアル

タイムに画像の観察が可能となっている。X線装置の種類として、一般撮影装置、血管撮影装置、X線透視装置、CT装置、MRI装置、核医学装置、乳房装置、骨塩定量装置、放射線治療装置などがある。ここに示すX線装置は、保守点検の実施を求められているため特定保守管理医療機器であり放射線治療装置以外はクラスⅡである。放射線治療装置は、クラスⅢである。

①一般X線撮影装置

一般X線撮影装置の外観を図3-23に示す。一般X線撮影装置は、X線画像診断に最も汎用的に用いられている。主として、胸部・腹部・頭部・骨・関節等の単純X線画像が得られる。

〈システム構成〉

一般X線撮影装置のシステム構成は、X線高電圧装置、X線管装置、X線管保持装置、X線可動絞から構成されている。また、立位式撮影台や水平式撮影台を組み合わせて、被検者の立位や臥位のX線撮影を行うための装置である。

②血管撮影装置

血管撮影装置を示す図3-24に示す。血管撮影装置は、造影剤を血管内に注入し、血流の流れを連続的に撮影することで、血管損傷、腫瘍、塞栓、狭窄、出血などが評価できる。

血管撮影装置には、シングルプレーン装置とバイプレーン装置がある。シングルプレーン装置は、X線管と検出器が1対であり、バイプレーン装置は、X線管と検出器が2対搭載されている装置をいう。バイプレーン装置は、造影剤使用量の制限がある小児の血管撮影、多方向からの描出が有効な心臓カテーテル検査・治療によく用いられる。

〈システム構成〉

血管撮影装置のシステム構成は、X線高電圧装置、X線管保持装置、X線可動絞り、X線管装置、画像処理装置から構成されている。

〈撮影方法の種類〉

血管描出の違いにより撮影する方法が異なり、その方法には、Digital Angiography（DA）撮影、Digital Subtraction Angiography（DSA）撮影、ステレオ撮影、cone-beam CT（CBCT）撮影などがある。

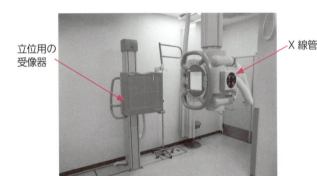
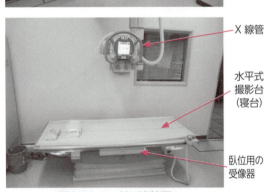

図3-23　一般X線装置
（上：立位式撮影台　下：水平式撮影台）

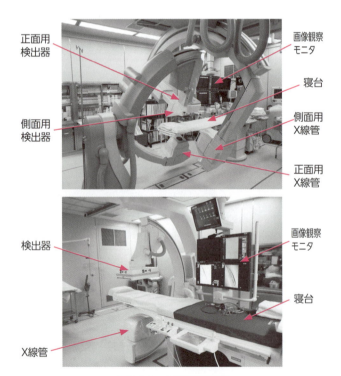

図3-24　血管撮影装置
（上：バイプレーン装置　下：シングルプレーン装置）

●DA撮影

血管と骨を同時に描出する撮影方法をDA撮影という。主として、動きが早い心臓や呼吸を止めることができない場合などに用いる（図3-25上）。例えば、心拍の状況によって秒間撮影枚数を変化させて撮影を行う。成人で1分間に70回程度の心拍であれば、秒間15枚程度撮影して血流変化を捉える。小児は心拍が1分間に100回を超えることもあり、秒間30枚以上の撮影を行う場合もある。

●DSA撮影

DA画像から骨を取り除き、リアルタイムで血管のみを描出する撮影をDSA撮影といい、得られる画像をDSA画像という。

特徴として、血管のみ描出されるため、DA画像に比べ、血管に対するコントラスト分解能に優れている。通常の撮影では、秒間3〜4枚程度の撮影で血流の評価が可能となる。また、動静脈奇形などの血流が速い場合などは、秒間6枚程度の撮影を行い、血管の描出能を向上させることもある（図3-25左下）。

・DSA撮影の方法
1) **時間差分法**：造影剤注入前後（時間差）の画像を差分することにより血管のみ描出する方法。現在、この方法が主として採用されている。
2) **エネルギー差分法**：管電圧の異なる2種類の画像を収集し、画像の線質の差を利用して血管を描出する方法。
3) **ハイブリッド法**：時間差分法とエネルギー差分法の両方の考えを取り入れて血管を描出する方法。

●ステレオ撮影

同一部位を、10度程度角度を変えて撮影し、2枚の画像を並べて交差してみる（左の画像を右目で、右の画像を左目でみる）ことにより、2D（平面画像）が奥行きを持った3D画像で描出できる方法である。装置によっては、間隔を空けた2焦点を備えたX線管により撮影することで、上記と同じ画像が得られ、立体視できるものもある。

●CBCT撮影

保持装置を約200°程度回転させながら画像を収集し、軟部組織を含めた3D表示が可能となり、CT画像と同様な画像が得られる。

また、DA撮影やDSA撮影で得られる2D（平面画像）に比べ、3Dは奥行きの情報を持つため血管の方向性が明確になり、病変部の詳細な血管走行を把握できることから、治療に有用な画像として臨床で広く用いられている（図3-25右下）。

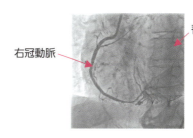
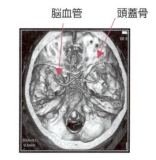

図3-25　血管撮影画像
上：心臓カテーテル検査画像（DA画像）
左下：腹部血管造影画像（DSA画像）
右下：頭部血管3D画像（CBCT画像）

③X線透視装置

X線透視装置は、胃透視、注腸、肝胆道系における検査・治療、脊髄腔造影、関節造影、子宮卵管造影、尿道・膀胱造影、総胆管造影など、各種処置が多岐にわたる検査・治療を行う装置である。

〈システム構成〉

X線透視装置のシステム構成は、X線高電圧装置、X線管保持装置、X線可動絞り、X線管装置、画像処理装置から構成されている。

・装置の種類
1) オーバーチューブ装置、2) アンダーチューブ装置、3) Cアームタイプの3種類がある。図3-26にX線透視装置を示す。
● オーバーチューブ装置は、寝台より上にX線管が設置されている装置をいう。特徴

は、X線管と寝台間の距離が確保できるため、検査施行医師が手元の作業をしやすい環境が得られる点にある。
- アンダーチューブ装置は、寝台よりX線管が下に設置されている装置をいう。この装置の特徴は、検出器が寝台の上にあるため、撮影時に検出器を患者に近づけて撮影ができ、胃透視や注腸などの微細な病変を鮮明に捉えることに有効な点である。しかし、寝台検出器間が狭いため、処置を行うような検査・治療には不向きである。
- Cアーム対応の装置は、検出器とX線管間のX線管保持装置（アーム）がCの形をしていることからCアームタイプと呼ばれる。この装置の特徴としては、多方向に角度が振れるため、患者の体位を変えず、側面撮影が可能なことである。また、X線管と検出器の上下反転も可能である。

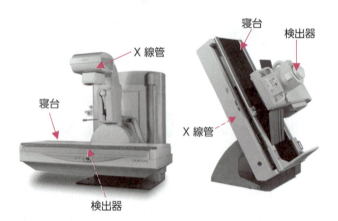

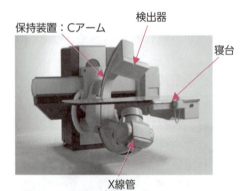

図3-26　X線透視装置
（左上：オーバーチューブ装置　右上：アンダーチューブ装置
下：Cアームタイプ）

〈臨床画像〉
　X線透視装置は、検査・処置目的の患部に対してX線で透視しながら検査を進め、必要に応じて検査中の透視画像を撮影することで記録できる。内視鏡を用いた、内視鏡的逆行性胆管膵管造影のX線透視画像を示す（図3-27）。

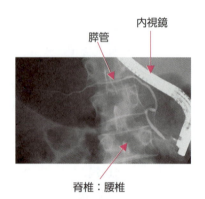

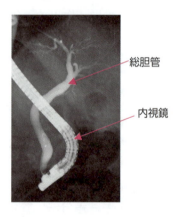

図3-27　X線透視画像
上：膵管造影　下：総胆管造影

④CT装置
　CT（computed tomography）は、X線を使用し身体の断面を撮影する検査である。図3-28にCT装置および造影剤自動注入器の外観を示す。撮影は、頭部から足先までの全身の検査が可能である。短時間で多くの情報を得られるため、外傷時の全身検索、急性期の胸部痛、腹痛の原因精査に有用である。また、治療前後の効果判定、病期判定に用いられる他、時間分解能が高いため、動きのある心臓や流れの速い血管の描出にも優れている。造影剤自動注入器を用いて、任意の速度、任意の時間で造影剤を注入することで病変部や血管が強調されて描出される。

〈システム構成〉

CT装置のシステム構成は、走査ガントリ、撮影テーブル、操作コンソール、分電ユニットから構成されている。

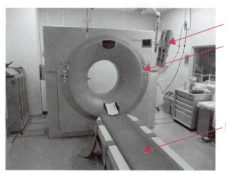

図3-28　CT装置

〈撮影方法〉

● ヘリカルCT

ヘリカルスキャンは、スキャンしながら寝台を体軸方向に移動させることにより、被写体を螺旋状に撮影する方法である。高速に広範囲の撮影を行うことができ、さらに螺旋状に情報を収集するため、多くのデータを得ることができる。現在、CT検査の主流になっている撮影法である。

〈装置の性能〉

● マルチスライスCT

マルチスライスCT（MDCT：Multi-Detector raw CT）は、スライス方向と同時に体軸方向にも複数の検出器列を有したCTのことをいう。1回転のスキャンで複数枚の画像を取得できるようになり、1回転で心臓や頭部を撮影できるような装置も開発されている。

● Dual Source CT

一般的なCT装置はX線管と検出器を1組搭載しているが、Dual Source CTは2組のX線管と検出器を搭載している。Dual Source CTには、2種類の撮影方法がある。1つは、2つのX線管のどちらも同じ管電圧で撮影する方法である。この方法は通常の2倍の情報を得られることにより、撮影時間を短縮することができる。そのため、心臓CT検査など動きのある部位に対し用いられる。もう一方は、2つのX線管でそれぞれ異なる管電圧を用いて撮影する方法（Dual Energy CT）である。従来のCT装置では物質の1つの情報のみが画像化されるが、この方法は2つの異なる管電圧を使用することで、物質の情報量が増える。その情報から個々の物質の情報を分離して画像化することが可能となり、より細かい情報を得られるようになっている。

〈CT画像描出〉

● 画像作成断面と画像の種類

・冠状断：前額面ともいい、身体を腹側と背側に分割する任意の平面のこと
・矢状断：身体の正中に対し平行で左右に分けるような平面のこと
・横断像：体軸に対し垂直な平面のこと
・VR（Volume-Rendering）：複数の断層画像から3次元画像を作成する方法
・MIP（最大値投影法）：光線の経路上にある最大CT値のものを前面に押し出して表示する方法
・MPR（多断面再構成法）：ボリュームデータを任意の平面で切り出し再構成する方法

● 造影CT検査と単純CT検査の違い

CT検査では、ヨード造影剤を使用することがある。この造影剤は、小さな病変や正常部位とX線の透過性が変わらない病変、血管を描出するような場合に有用である。なお、造影剤を使用せず描出可能な疾患もあるので、全ての検査に造影剤が必要なわけではない。また、造影剤を使用すると稀に副作用が発生することがある。副作用の症状としては、吐気、嘔吐、くしゃみ、蕁麻疹などが挙げられる。

〈臨床画像〉

図3-29に頭部CT造影検査の原画像（横断像）、図3-30に同症例の左内頚動脈瘤3D画像（VR画像）を示す。図3-31には、頭部血管の正常例の3D画像（VR画像）を示す。図3-32は胸部大動脈解離症例でMPR画像、図3-33に同症例の3D画像（VR画像）を示す。図3-34は正常な胸部大動脈のMIP画像を示す。同症例においても、画像描出方法で表現の違いに差があり、必要に応じて描出方法の違う画像を複数作成し、診断に利用している。

動脈瘤

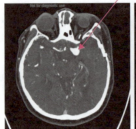
図3-29　原画

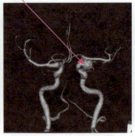
図3-30　VR画像
左内頚動脈瘤3D画像

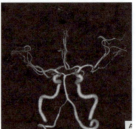
図3-31　VR画像
正常例

大動脈解離

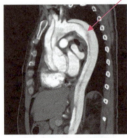
図3-32　MPR画像
大動脈解離

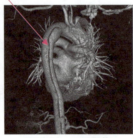
図3-33　VR画像
大動脈解離

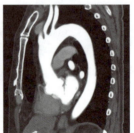
図3-34　MIP画像
正常例

⑤MRI装置

MRI（Magnetic Resonance Imaging）検査は、頭部を始め体幹部、四肢、脊髄まで全身の検査を行うことができる。腹部のような広い撮像範囲から脳神経の小さなものまで検査対象としている（図3-35）。

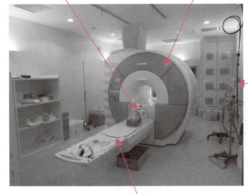
図3-35　MRI装置

〈システム構成〉

MRI装置のシステム構成は、マグネットガントリー、寝台、受信コイル（アンテナ）、患者サポート、インタラクティブディスプレイ、緊急停止ボタン、オペレーターコンソール、独立コンソール、制御ユニットから構成されている。また、高磁場を作り出すために超伝導磁石を使用している。超伝導状態を作り出すために、液体ヘリウム約1500リットルの中に超伝導コイルが入っている。

●MRIの特徴

MRIは磁場と電磁波を用いて、MRIは体を構成する水素原子核の分子内でのつながり方で出てくる情報が変化するため、臓器の正常組織と病変組織で異なる信号が得られ、画像上に病変組織が現れる。

MRI検査は1回の撮像に2～5分前後の時間を要し、撮像条件の違う撮像を3～5種類行う。合計の検査時間は20分から40分、長い時は1時間程度が必要なこともある。

●MRI装置における注意事項

MRI装置は強力な磁場を発生しているので、金属吸着事故の可能性がある。1.5テスラのMRI装置では、10kgの酸素ボンベが500kgの力で引っ張られる。磁場以外にも強力な電磁波を使用しているため火傷の可能性があり、注意が必要である。

- ●患者により（体内金属、ペースメーカー）注意が必要な検査

　最近の医療用体内挿入物（ステントやクリップ、プレートなど）は非磁性体のチタンを使用しているため、MRI検査では問題にならないが、実際に検査する時に体内に入っている金属の正体が不明の際は検査することができない。

・検査が禁忌となるもの
①カラーコンタクトレンズや刺青の着色料に酸化鉄が入っていると発熱の原因となるので、注意が必要である。
②数年前までMRI検査ができなかったペースメーカーは、現在MRI対応型があるが、対応型であってもさまざまな制限（撮像範囲や部位、撮像時間、検査開始までの手順）があり、煩雑な作業が必要である。これらの制限を守らないと、患者の生命の危機やペースメーカーの故障の危険性がある。

- ●MRI装置の構成
・ガントリー：中央にはボアと呼ばれるトンネルがあり、患者は中に入って検査を行う。
・寝台：患者を寝かせ、ボア内に送り込む。患者が寝ている部分にはアンテナが組み込まれていて、患者から出てくる信号を受ける。
・受信コイル（アンテナ）：患者から出てくる信号を受けるため、検査部位や用途に合わせてさまざまな受信コイルが存在する。

〈臨床画像〉
　MRI画像の特徴は、非造影剤使用でも血管描出が可能なことである。図3-36、図3-37がその非造影剤画像であり、図3-36ではMRI検査における頭部血管描出画像（MRA）のMIP画像を示す。また、図3-37は同症例の脳MRI DWI（diffusion weighted image：拡散強調画像）シーケンスで撮影した横断像である。図3-36では右側の内頚動脈が広範囲に描出されておらず、DWIにおいて同部位が高信号となり、急性期の脳梗塞と診断される。図3-38はChiari奇形 T2矢状断層面画像であり、小脳扁桃、延髄が脊柱管内に下垂している。図3-39に正常例を示す。

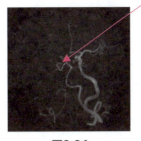
図3-36
非造影剤画像（MRA）
脳MRI　MIP画像

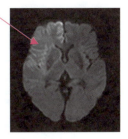
図3-37
拡散強調画像　DWI
(diffusion weighted image)

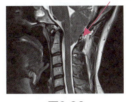
図3-38
Chiari奇形 T2画像

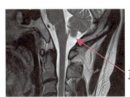
図3-39
正常 T2画像

⑥核医学装置

　核医学検査とは、ガンマ線を放出する放射性核種を標識した放射性医薬品を人体に投与し、体外より測定装置（ガンマカメラ・ポジトロンカメラなど）で画像化し、定量測定を行ったり、血液や尿などの試料測定を行ったりする検査である。図3-40、図3-41に核医学検査とX線検査の違いを示す。
　核医学装置の外観を図3-42に示す。γ線はコリメータを通り抜け、シンチレータに当たって瞬間的な閃光（光子）を発する。光子は、背後にある光電子増倍管でパルス状の電気信号（光電子）に変わり、この信号が位置演算回路に送られ、画素として表示される。

〈システム構成〉
　核医学装置のシステム構成は、ガントリー、患者ベッド、後部ベッド、検出器、表示パネル、リモート・ハンドコントロールユニット、制御部（タワー）からなる。

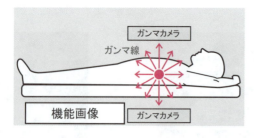

図3-40　核医学検査

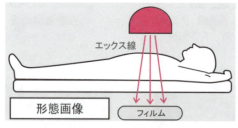

図3-41　X線検査

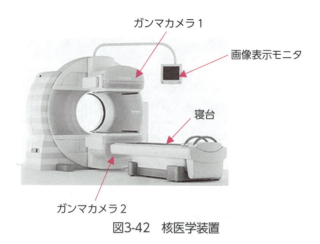

図3-42　核医学装置

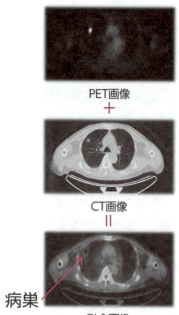

図3-43　PETの画像描出方法

● PET、PET／CT

　PETとは、Positron Emission Tomography（陽電子放出断層撮影）の略。PET／CTとは、PETとCTの特徴を融合させた検査であり、ポジトロン（陽電子）核種を測定する。PETではがん細胞の活動状況を診断し、CTでは臓器の形態を診断する。PETとCTの画像を重ね合わせる（融合画像）ことで、より正確な診断を行うことができる（図3-43）。

● SPECT／CT装置

　SPECT（Single Photon Emission Computed Tomography）／CT装置は、核医学装置とCT装置の一体型であり、一連の検査でCT画像と核医学画像の両方を得ることができる。核医学画像の画質向上と融合画像により、病変部の同定や機能低下部位の診断等の診断能の向上が期待できる。図3-44にSPECT／CT（外観）、図3-45にSPECTとCT融合画像を示す。

〈臨床画像〉

　図3-46に負荷心筋血流画像を示す。上段は体に負荷をかけた状態（STRESS）で撮影し、下段は負荷をかけていない状態（REST）で撮像している。また、図3-47には、SPECTとCoronary CT（冠動脈CT）融合画像を示す。融合することにより、病変の場所の決定に有効である。

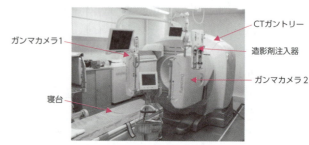

図3-44　SPECT／CT

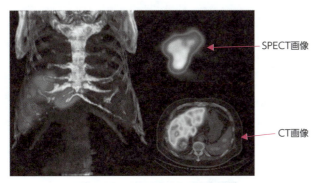

図3-45　SPECTとCT融合画像

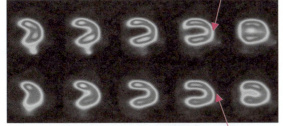

図3-46　負荷心筋血流画像
（上段：STRESS　下段：REST）

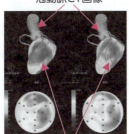

図3-47　SPECT/冠動脈CT融合画像

⑦乳房装置

図3-48にマンモグラフィ装置の外観を示す。乳房撮影（以下：マンモグラフィ）は乳房のX線検査で、乳がんを早期に発見し、触っても分からないような早期の小さな乳がんを白い影（腫瘤影）や非常に細かい石灰化を影（微細石灰化）として見つけることができる。悪性のものだけでなく、良性のものも見つけることができる。実際の撮影は、乳房を装置で挟み、圧迫して撮影する。

乳房を圧迫しながら薄く均等に広げることによって、少ない放射線量で高い高質画質が得られ、乳房状態がより鮮明に見えるようになる。

〈システム構成〉

乳房装置のシステム構成は、本体、撮影スタンド、カラム、スイベルアーム（X線管装置、X線可動絞りを収納）、圧迫機構、X線高電圧装置、X線平面検出器、フラットパネルセンサ、制御キャビネット、コントロールパッドからなる。

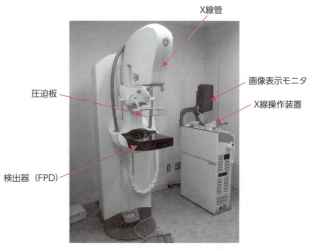

図3-48　マンモグラフィ装置
（＊FPD:Flat Panel Detector）

● 乳房装置の特徴

マンモグラフィでは、正常乳腺組織とのX線吸収差が極めて少ない病変組織を高コントラストで描出しなければならないため、管電圧25～35keV程度の低エネルギーX線が利用される。

● 乳房装置の構成

低エネルギーX線の利用に伴い、同領域に特性X線を発生する性質を持つモリブデン（Mo）、ロジウム（Rh）、タングステン（W）を乳房撮影用のX線管でターゲットとして使用している。MoやRhを付加フィルタとして組み合わせることにより、特性X線（K吸収端：Mo 20keV付近、Rh 23keV付近）よりも高いエネルギー成分（被写体の吸収差をなくしコントラストを低下）をカットすることで画像コントラストが改善される。また、低エネルギー部分（画質情報に起因することなく被写体表面で吸収され被ばく線量が増加）をカットすることで皮膚線量が低下する。そのため、効率よくX線を利用することになる。

〈臨床画像〉
　図3-49にマンモグラフィのCC（頭尾方向）画像（左）とMLO（内外斜位方向）画像（右）を示す。また、図3-50には、造影マンモグラフィ画像を示す。描出された腫瘍を矢印で示す。CC画像において、"O"領域に腫瘍を認める。また、MLOでは、"M"領域に腫瘍を認める。

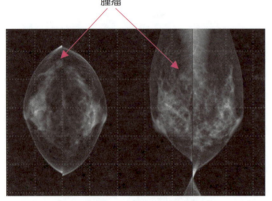

図3-49　マンモグラフィ画像
（左：CC　右：MLO）

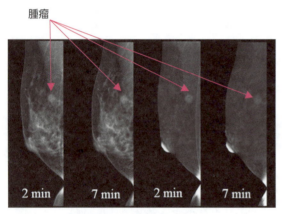

図3-50　造影マンモグラフィ
（撮影時間：2min．7min）
（左：単純　右：サブトラクション画像）

⑧骨塩定量装置
　全身の検査が可能な装置（図3-51）と、特定の部位のみを検査できる装置（図3-52）の2種類に分けられる。全身の検査が可能な装置では寝台に仰向けになり、検査部位により約2〜5分間ほどで検査が可能である。前腕部用の検査の場合は、椅子に座った状態で検査を行う。骨塩定量検査は骨粗鬆症を診断するための検査であり、骨中のカルシウムなどミネラル成分の量を測定する検査である。骨粗鬆症はホルモンの低下により破骨細胞と骨芽細胞とのバランスが失われ、骨量が減少してしまう疾患である。主に閉経を迎えた女性に多く表れる。閉経によってエストロゲンという女性ホルモンが減少し、骨の代謝回転が亢進することにより、骨吸収が骨形成より亢進して骨密度が低下し、骨粗鬆症になりやすくなる。骨塩定量検査は、この閉経後の骨密度測定が最も多く行われている。その他、骨密度に影響を及ぼす薬剤療法を行う場合（ステロイドの投与など）、治療前と治療中、治療後に検査を行い、薬剤が骨密度に及ぼしているかを評価する。ホルモン治療を行っている人やリウマチ疾患の患者に対しても検査を行うことがある。

〈システム構成〉
　骨塩定量装置のシステム構成は、本体、X線管、スキャンテーブル（寝台）、操作部からなる。

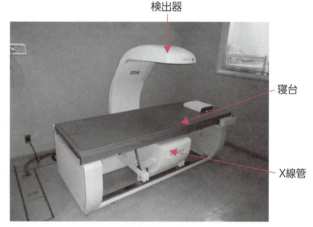

図3-51　骨塩定量装置図（全身用）

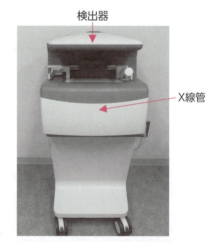

図3-52　骨塩定量装置図（前腕部用）

第Ⅲ章　診断学

● 骨塩定量装置の特徴

　X線を用いる装置をDEXA（デキサ：Dual-Energy X-ray Absorptiometry）といい、2種類の異なるX線を用いてX線の吸収差より骨成分を測定する方法である。少ないX線量で測定が行え、放射線被ばくもわずかである。検査部位として下記の部位が用いられる。

● 骨塩定量検査

・前腕部

　前腕部は主に座位にて検査を行い、通常、左前腕部を測定する。利き腕と反対の腕を測定する目的で、左前腕部を測定する。

・腰椎

　腰椎や大腿骨頸部、全身骨は寝台に寝た状態で検査を行う。腰椎を測定する際は腰部の前弯を補正するため、下肢にブロック状の保持台を入れ下肢を挙上し、検査を行う。また、腰椎は正面と側面も測定するため、側面時では上肢も挙上し検査する。測定時間は正面で10秒程度、側面も2分程度で測定できる。

・大腿骨頸部

　大腿骨頸部の測定は主に左側を検査する。これも利き足の反対側が測定に適しているといわれている。測定する際は、左下肢をやや内股にして固定し測定する。測定は10秒程度で行える。

・全身骨

　全身骨の骨塩定量検査は、小児の骨形不全や高齢者の四肢筋肉量の算出のために行われる。

〈臨床画像〉

　腰椎の骨塩定量測定の結果を、次頁の（図3-53）と（図3-54）に示す。実際の撮影では、自動的に骨の骨塩量を測定するとともに、骨折に対する注意喚起を行っている。

（佐藤久弥）

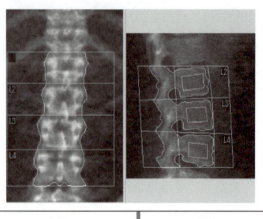
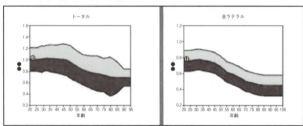
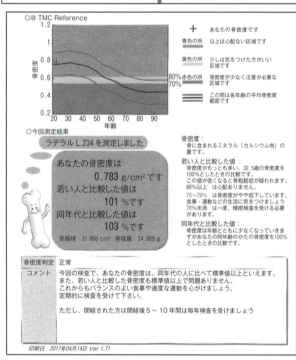

図3-53　正常症例

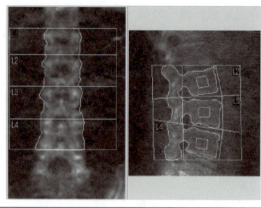
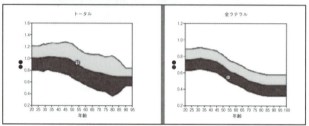
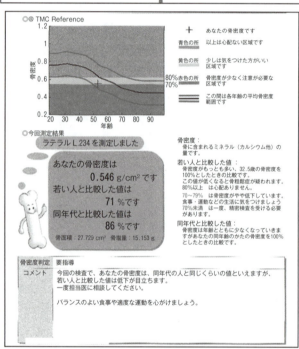

図3-54　骨密度低下症例

6節　光学医療

1　内視鏡

　内視鏡（endoscope）は人体の内部を観察する医療機器で、これを用いて行う手技をendoscopyという。**内視鏡装置はビデオシステム・モニター・画像記憶装置・送気装置・スコープ部を含んで**いるが（図3-55）、ここでは、診断を目的とした**内視鏡検査**を中心に述べ、内視鏡治療については、別項（第Ⅳ章5節）で述べる。スコープ部は一般的に細長い形状をしており、その先端を体内に挿入し、体内の映像を得る。観察対象の部位により、さまざまな長さや形状のものがある。

2　内視鏡の種類

　内視鏡には、形状が変わらない筒状の**硬性鏡**と、

第Ⅲ章　診断学

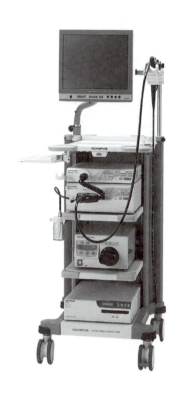

図3-55　内視鏡装置全体像

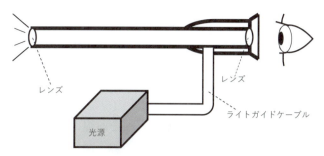

図3-56　硬性鏡：両端のレンズ、ライトガイドケーブルという比較的簡素な構造をしている。

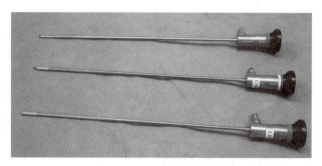

図3-57　膀胱鏡：膀胱内を観察する硬性鏡を示す。

臓器の形状や検査対象の方向に合わせて形を変え得る**軟性鏡（ファイバースコープ）**がある。また、最近では経口的に飲み込んだ小型の内視鏡がカメラと光源を内蔵し、消化管内を通過していく際に撮影した画像を体外に送る**カプセル内視鏡**や、さらにはそのカプセル内視鏡を体外から目的部位に誘導する機能まで開発されている（図3-55）。

3　硬性鏡の構造

硬性鏡は筒状の両端にレンズが付き、ライトガイドケーブルで光源から光を送って対象部位を観察するという比較的簡素な構造をしている（図3-56）。直腸や膀胱などの観察に用いられるが（図3-57）これらの部位の観察には軟性鏡が用いられることもある。一方、後述する鏡視下手術（第Ⅳ章6節5を参照）でも多くの硬性鏡が用いられている。

4　軟性鏡の構造

挿入部には柔軟な素材が用いられている。多くの場合、スコープの先端には**CCDカメラ**が付いており、そこで撮影された映像は本体に送られ、本体のモニタに描出される。光源、CCD駆動装置、ビデオ信号処理装置、撮影装置、カラープリンタなどで構成され、最近では、病院情報システムへ画像を転送するための端子を持つものも多い。挿入部の先端は手元で2方向あるいは4方向に向きを変えられ、病変を的確に観察できる他、スコープの中を通っている細い管（**鉗子チャンネル**）に種々の処置具を挿入することで、さまざまな処置が行える（図3-58）。

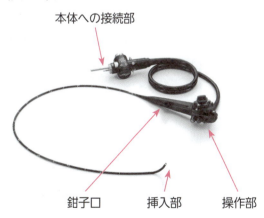

図3-58　経鼻ファイバースコープ

5 内視鏡検査の種類

内視鏡検査には、喉頭内視鏡・気管支鏡・上部消化管内視鏡・十二指腸鏡・小腸内視鏡・大腸内視鏡・膀胱鏡・胆道鏡・カプセル内視鏡などがあり、検査とともに処置や治療の実施を前提として行われるものとして、胸腔鏡・腹腔鏡・関節鏡・脊椎内視鏡・血管内視鏡などがある。

6 消化器内視鏡検査

内視鏡検査には多種類あるが、ここでは、最も実施頻度が高く、その検査内容も広範で先進性のある消化管内視鏡検査に焦点を絞り、いくつかの検査手技について述べる。

①上部消化管内視鏡検査

食道・胃・十二指腸の、主に粘膜面の異常の有無、粘膜面の外部からの圧排などの有無を観察する。長らく経口的に挿入する方法が用いられてきたが、近年、細径でより柔軟でありながら観察能の優れた機器が開発されたことにより、経鼻内視鏡も広く行われるようになってきている。経鼻内視鏡は、検査実施中に被検者と会話ができることが特徴である。

②下部消化管内視鏡検査

結腸・直腸における粘膜面の異常の有無、粘膜下組織の異常の有無を観察する検査法である（図3-59）。結腸の長さによる自由度制限のために挿入の困難な被検者にもしばしば遭遇する。

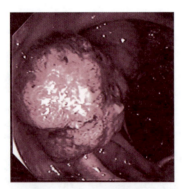

図3-59　上行結腸の隆起性腫瘍

③小腸内視鏡検査

小腸はその長さの関係で、通常の内視鏡では内腔の観察は困難である。そこでシングルバルーン、ダブルバルーンなどと呼ばれる内視鏡が用いられるが、膨らませたバルーンを支えにすることで、挿入部位からより遠い部位の観察が可能になる。同様に、通常の内視鏡が届かない部位の観察にこの方法を用いる場合もある。

④カプセル内視鏡検査

カプセル内視鏡は、カプセル状のカメラ部分と受診装置で構成されている（図3-60、図3-61）。カプセル部分は経口的に飲み込まれた後、消化管内を通過しつつ各部の画像を撮影する。その画像は体外に装着された録画装置に送信され、データとして蓄積される。カプセルは、消化管を通過後に自然排出されるが、回収されたカプセルが再使用されることはない。前項のように小腸の全長にわたる検査は従来困難であったため、同部の診断に威力を発揮し、近年の小腸病変発見の増加につながっているが、一方で、小腸に狭窄を持つ症例において、カプセルが内腔を閉塞させた事例も報告されている。

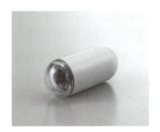

図3-60　カプセル内視鏡

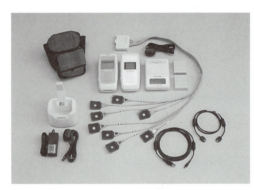

図3-61　受信装置

⑤画像強調処理を用いた内視鏡検査

狭帯域光（スペクトル幅の狭い光）を用いることで病変部の性状を強調させるNBI（Narrow Band

Imaging）と呼ばれる技術と、拡大観察を併用する「NBI併用拡大内視鏡検査」により、粘膜の微小血管などを鮮明に観察できるようになった。食道表在がんの異型度や深達度、早期胃がんの診断や進展範囲の診断などに利用され、大腸がんにおいてもpit pattern診断への上乗せ効果などが期待されている（図3-62）。また、消化管壁が発する自家蛍光を捉える「AFI（Autofluorescence Imaging）内視鏡検査」は、Barrett食道部の表在腫瘍の診断などに用いられている。

食道の正常粘膜は表面にグリコーゲンを持つことから、ルゴール（ヨード剤）を散布すると黒褐色に染まる。しかし、食道がんや前がん病変のような変性した粘膜の表面ではグリコーゲンの量が減少するため、ルゴールを散布しても染色されない部位（不染帯）が残り、異常と診断できる（図3-64）。

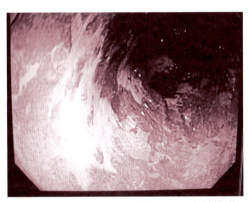

図3-64 不染帯として描出された変性粘膜

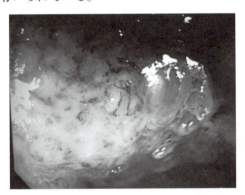

図3-62 NBIを併用し拡大視した食道がん

⑥色素内視鏡検査（色素法）

内視鏡の鉗子口から細径チューブを挿入し、粘膜面に色素散布を行うことで、診断成績の向上を目指す方法である。生体の組織を染色する目的や粘膜面の凹凸を際立たせる目的、粘膜表面の物質との反応を観察する目的などにより、色素が散布される。

図3-63に一例を示すが、胃の内視鏡検査の際に色素が散布され、粘膜の凹凸が明瞭になった早期胃がんの例である。

⑦超音波内視鏡検査

内視鏡検査と超音波検査を組み合わせた検査法で、内視鏡の先端部に超音波プローブを配置した形状のものを用いる方法や（図3-65）、細径の超音波プローブを内視鏡の鉗子チャンネルに挿入して行う方法がある。食道・胃などの早期がんに対する深達度診断、消化管の壁内に存在する腫瘍（粘膜下腫瘍）の診断などに用いられる他、膵腫瘍や胆道腫瘍の診断（図3-66）、囊胞の穿刺部位の決定などにも用いられる。また、開心術に際して、食道内から心臓の各部の動きを観察する場合にも用いられる。

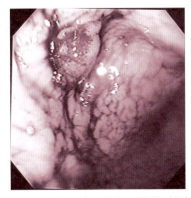

図3-63 腫瘍部の凹凸を鮮明に描出

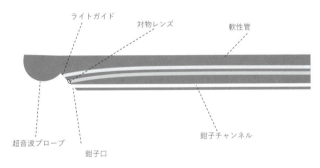

図3-65 超音波内視鏡：コンベックス型のプローブが付いた超音波内視鏡の先端部分の構造を示す。

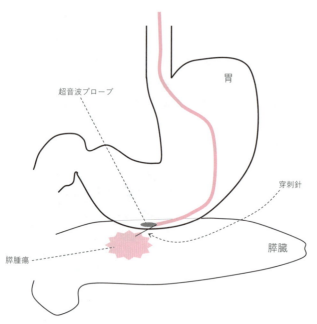

図3-66 超音波内視鏡を用いた膵腫瘍の穿刺－胃内から超音波プローブを当てて胃壁を介して膵腫瘍を描出し、その画像をガイドとして鉗子口から穿刺針を出して膵腫瘍を穿刺、得られた腫瘍細胞を病理診断に提出する。

⑥ERCP（Endoscopic Retrograde Cholangiopancreatography）

　内視鏡的に（E）、胆汁や膵液が流れる方向とは逆向きに（R）造影用の細径チューブを挿入し、胆道（C）や膵管（P）を造影する検査法である。十二指腸専用に使用される側視鏡の鉗子口から細径チューブを入れて造影剤を注入し、胆道や膵管の走行や壁構造の異常、陰影欠損の有無などを描出する。総胆管結石、胆管がん、膵がん、囊胞性膵疾患の診断や治療方針の決定などに用いられる。

7 その他の内視鏡検査

　咽頭・喉頭に発生する疾患の診断には**喉頭鏡**が、気管・気管支の異状や肺がんの診断には**気管支鏡**が、膀胱腫瘍の診断には**膀胱鏡**が用いられる。子宮の異状を検査する子宮鏡、腎盂や尿管を観察する腎盂尿管鏡、関節内を観察する**関節鏡**など、腔を持つあらゆる臓器に対して内視鏡検査が実施される。

8 処置具

　内視鏡の体内に挿入する部分には**鉗子チャンネル**と呼ばれる筒状部分があり、ここに様々な処置具を通して診断や治療や治療を行っている。処置具としては、胃や大腸などの粘膜の一部を採取する生検鉗子のほか、ポリープなどの切除に用いられるスネア・**内視鏡的粘膜下層剥離術**に用いられる高周波ナイフ・異物や結石の除去に用いられる把持鉗子やバスケット型把持鉗子（第Ⅳ章5節①を参照）、胃壁などに薬液を注入する注射針・**内視鏡的止血術**の際に用いられる止血クリップ（第Ⅳ章5節②を参照）などがある。

9 内視鏡検査に当たっての注意事項

①準備

　内視鏡検査は、被検者にとって決して楽な検査法ではない。このため、事前に検査の目的や検査法について十分な説明を行い、不安の軽減に努めなければならない。また、既往症・併存症・アレルギーの有無を把握し、内服薬（特に**抗凝固剤**）の確認も必要である。一方、**感染症の有無**の確認は当該被検者だけでなく、医療従事者や他の被検者のためにも重要である。事前の食事については各検査法で異なるが、概ね事前の絶食を必要とする。検査時に薬剤使用の予定がある場合は、その副作用についても説明する。

②検査

　検査実施時の注意事項は各検査法で異なるが、服装は基本的に楽な服装で、必要に応じて、**監視モニタ**の装着や、輸液ルートの確保などを考慮する。時には、鎮静剤の使用が必要な場合もある。

③検査後

　検査後の状況を確認し、特に鎮静剤を使用した場合は、回復室で休息してもらい、移動時の転倒防止に配慮する。検査後の車の運転は禁止し、検査後の食事については、用いた薬剤や麻酔法に応じて判断する。

（臼杵尚志）

7節 病理診断

1 病理診断とは

　生体から採取した組織の一部や手術で摘出した臓器を、顕微鏡で観察して診断することを**病理診断**という。疾患名や疾患の正確な状況を診断する目的で行われる最終診断である。同診断には、組織を標本にして診断する「組織診」と、バラバラの細胞を標本として判定する「細胞診」がある。

2 組織診

①組織の採取

　内視鏡検査などで病変の一部を採取する方法を「生検」と呼び、これは主にその後の治療方針を決定する目的で行われる。一方、手術では治療の目的で病変部が切除されるが、病理診断によって、その切除標本から疾患の詳細な情報が得られる。

②組織標本作製法

　「新鮮凍結標本」は、採取した組織をすぐに凍結して作製される。「ホルマリン固定パラフィン包埋（FFPE）標本」は組織をホルマリンなどで固定した後に、パラフィンに包埋して作製する。

③新鮮凍結標本

　手術中に作製されることが多く、術野で採取された組織が用いられる。短時間(約20分)で組織学的診断が得られることから、この診断法は**術中迅速組織診断**と呼ばれる。その結果により、手術術式や切除範囲が決定されることから、一度の手術の中で治療方針の決定と外科治療が終結するため、患者には大きな利点がある。また、医療経済的にも有利であるが、FFPE標本と比べると診断がし難いという短所もある。

④ホルマリン固定パラフィン包埋（FFPE）標本

　基本的な手法で作製された病理標本で、診断の基礎となるヘマトキシリン・エオジン（HE）染色が、まず行われる。この染色法では、細胞の核はヘマトキシリンで青紫に、細胞質はエオジンで赤色に染め分ける。また、必要によって免疫組織化学染色（酵素抗体法）などの特殊な染色にも用いられる。この方法で作製された標本は、良悪性の診断だけでなく、疾患のより詳細な状況や病因の検索などに有用で、それ以後の治療方針の決定や予後の予測、それまで行ってきた治療の効果判定にも用いられる。

3 細胞診

　細胞診は、病変部から得られた細胞を用いて腫瘍の存在やその性格を判定する方法である。主に、悪性腫瘍の有無を判定する際に用いられ、**スクリーニング**として行われる場合と、疾患を同定するために行われる場合がある。なお、スクリーニングは症状のない対象者に対して集団検診を目的に行われるもので、主にがん検診として実施される。

①検体の採取法

　検体は2つの方法によって採取され、それぞれを「剥離細胞診」、「穿刺吸引細胞診」と呼ぶ。

②剥離細胞診

　患部から剥離され脱落した細胞を用いて行う検査であり、子宮がん検診で実施されるような「擦過細胞診」や採取した病変の断面をスライドガラスに印鑑を捺すように押し付けて行う「捺印細胞診」などがある。尿中の細胞や、腹水中の細胞に対して行う検査も**剥離細胞診**である。子宮がん検診の際の細胞診、尿中の細胞診などはスクリーニングとしても行われる。なお、手術中に認めた腹水や、腹腔内を洗浄した水を用いて行われる細胞診は、迅速検査としても実施されており、疾患によってはその結果で手術の方法が変更される場合もある。

③穿刺吸引細胞診

　病変部に直接針を刺入して、陰圧をかけることで細胞を吸引する方法であり、21〜23Gの注射針と20mlあるいは10mlの注射器などが用いられる。注射器をピストル型シリンジホルダーに取り付け、腫瘍の深さや超音波ガイド下で行うか否かで注射針の長さを変える。ピストル型シリ

— 63 —

ンジホルダーを使用せず、注射針と注射器の間に延長チューブを付けて第三者が陰圧をかける方法もあるが、延長チューブが長いと十分な陰圧がかからない。多くの場合、疾患の良悪性を判定する目的で、乳腺疾患など体表に近い臓器に対して行われるが、胸壁に近い部位にある肺腫瘍などもこの対象になる。また、膵がんが疑われる病変に対して、内視鏡を胃に挿入し、胃壁を貫いて膵臓の腫瘍を穿刺する方法も、この細胞診に含まれる（本章第6節⑥⑦を参照）。

4 臨床現場における病理診断

疾患を診断し治療を実施していく過程のいろいろな場面で、病理診断の結果が判断材料として用いられる。胃がんと乳がんを例として、診断・治療の流れと病理診断の関わりを示す（図3-67、図3-68）。

①検査と病理診断

疾患を診断する目的で、内視鏡検査等、いろいろな検査が行われる。その際、可能であれば、必要性に応じて組織や細胞が採取され、これが病理検査に提出される。その結果により、治療方針の決定や手術適応の判定、手術術式の選択などがなされる。

②手術と病理組織診断

手術中に、術式等を決定する目的で病理検査が行われることも多い。胸水や腹水の迅速細胞診、切除断端や、周囲リンパ節の組織検査を行うことで、病変（主に腫瘍）の進展、リンパ節転移の有無を確認し、手術続行の可否や摘出範囲を決定する。手術後に作製される永久標本では、病変の悪性度、周囲への進展の程度を知ることができ、手術後に化学療法や放射線療法などの追加治療を行うか否かなど、今後の治療法の選択の判断基準となる。近年では、抗がん剤や分子標的治療薬の適応や効果予測にも病理診断が用いられる。

5 病理解剖

解剖とは遺体を切開して、全身の臓器を検索することである。**病理解剖**は病死した患者に対して後述する目的で行われるが、犯罪が疑われる場合に行われる司法解剖や、検疫法・食品衛生法等に基づいて行われる行政解剖とは異なるものである。

①病理解剖の目的

病理解剖の目的は、疾患のより正確な状況や死に至る経緯を解明することで、下記の項目が挙げられる。

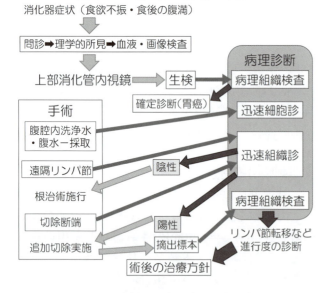

図3-67　診断・治療の流れと病理診断

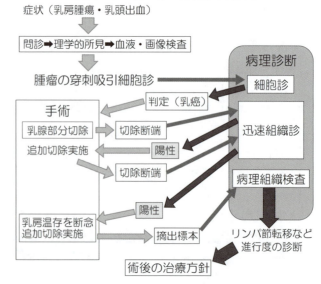

図3-68　診断・治療の流れと病理診断

・疾病の性質、発生過程・発展過程を知る。
・新しい疾患の発見、既知の疾患の変移を明らかにする。
・臨床診断の正確性を判断する。
・患者に対するケアの質を判定する。
・治療効果を判定する。
・研究（基礎・臨床）を促進させる。
・公衆衛生学的統計に正確な情報を与える。
・医療訴訟に関して正確な証拠を残す。

②死亡時画像診断（Ai）

正確には病理医による解剖とは次元が異なるが、遺体にメスを入れることを回避する目的でAi（Autopsy imaging）と呼ばれる手法が用いられるようになってきた。遺族の希望によりメスを入れることを避けつつ、遺体のCT検査等を行うことで可能な限りの情報を得ようとする。病理解剖と同様の目的でも行われるが、司法解剖に近い目的にもしばしば用いられている。

【参考文献】

1）Hutchins. GM. Autopsy performance and reporting. College of American Pathologists. Illinois, USA, 1990.
2）（社）日本病理学会ホームページ. http://pathology.or.jp/

（臼杵尚志）

第Ⅳ章

治 療 学

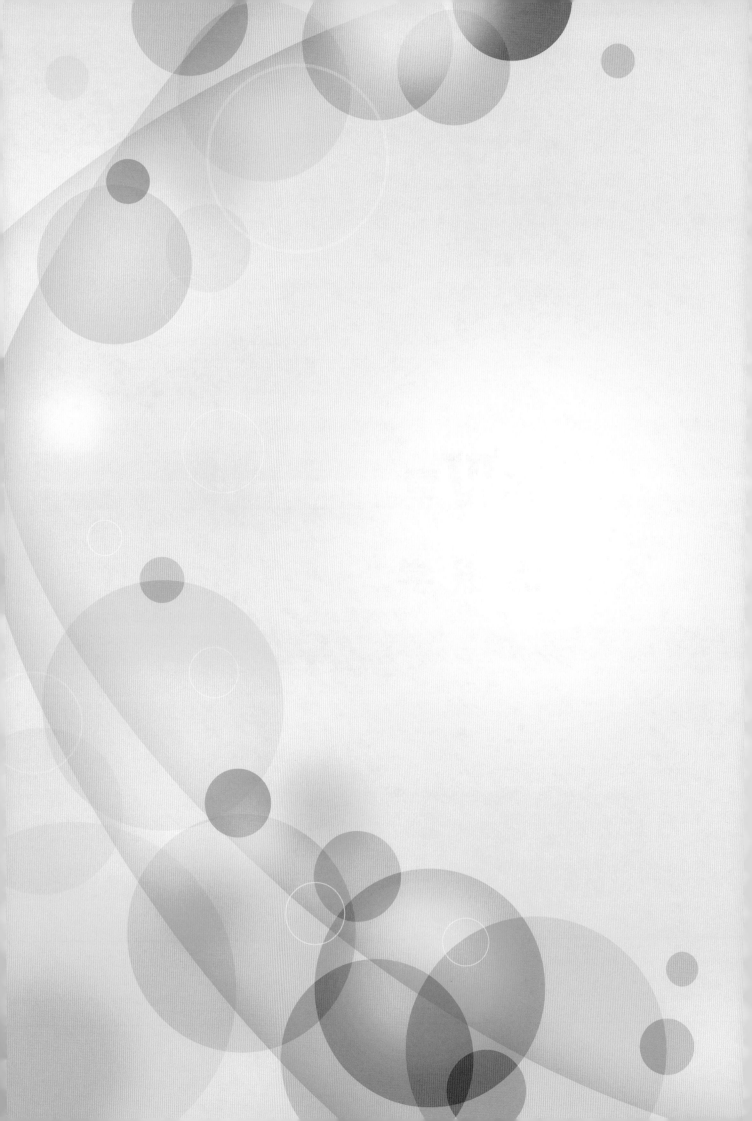

第IV章　治療学

1節 治療学概論

1 診断確定から治療方針の決定まで

治療方針を決定するに当たっては、単に病状（診断と病勢）、年齢、健康状態といった医学的側面だけでなく、実際には家族環境、個人の社会的位置づけ、患者の生活信条など、さまざまな面から総合的に判断して、決定されている。

治療法についての詳細はまた別項でも述べられるので、ここでは、治療の基本的進め方について、疾患の原因とその対処方法という観点から説明する。

①疾病の原因

疾病の原因には種々のものがある。2021年の日本人の死亡原因をみると、1位：悪性新生物（がん）、2位：心疾患、3位：老衰、4位：脳血管疾患、5位：肺炎である。心疾患と脳血管疾患の主体は動脈硬化に基づくアテローム血栓症であり、肺炎は感染症といえる。種々の原因に基づく多くの疾病が存在するが、最終的な死因からみると、がん、（生活習慣病に関連する）動脈硬化、感染症が重要である。

②現在の治療法

疾病の治療の根本的理念は、その症状の原因を排除あるいは軽減することであり、現在行われている治療法もこの理念から行われている。

近年、医療技術、科学の進歩とともにさまざまな新しい治療方法、治療機器材が開発され、また、使用されるようになり、救命率の上昇、平均余命の上昇に大きく寄与している。

現在の治療法は、おおよそ下記のように分類できる。

- 薬物治療
- 外科的治療（手術、除痛術治療など）
- インターベンショナル・ラジオロジー（IVR）
- 放射線療法、温熱療法など
- 臓器移植・遺伝子治療などの先進医療
- 精神・診療科的アプローチ（カウンセリング、作業療法など）
- リハビリテーション
- 食事・運動療法

③治療方法の選択を左右する因子

疾病の診断に際しては、診断をつけること自体がその目的であるが、治療はその時々によって、下記に示すさまざまな要因でその選択が左右され、その手順が変わってくる（図4-1）。

- ●緊急度
  - ・生命予後に大きく関わる
    外傷、出血性病変など
  - ・根治治療を後にして創の改善を優先する
    開放骨折など
  - ・機能予後に関わる
    手指の切断など
- ●年齢
- ●本人の意志・家族の希望
- ●医療機関の機能、設備と看護体制

図4-1　治療方法の選択を左右する因子

●緊急度

緊急を要すると判断される疾患として、下記の場合などが挙げられる。

〈生命予後に大きく関わる〉

原因のいかんに関わらず、呼吸・循環系の確保が原因治療に優先する場合で、外傷（内臓破裂など）、消化管出血、子宮外妊娠などの出血性病変では原因疾患の治療はもとより、循環血液量の確保が優先される。また、肺挫傷では気道・呼吸の確保も同時に優先される。

〈根治治療を後にして創の改善を優先する〉

開放骨折（骨折部位が皮膚の損傷により露出している創）では、観血的整復の前に感染予防のための処置が優先され、感染のないことを確認したのち、後日、観血的整復を行う。

〈機能予後に関わる〉

手指の切断などでは、縫合による切断指の機能回復には治療までの時間に制限がある。切断指の保管状態、治療までの時間によって機能予後が大きく変わる。

●年齢

外科的治療の適応年齢は、近年、治療方法の進歩、麻酔技術の進歩により飛躍的に伸びた。従来は、70歳が外科的治療の限界といわれていたものであるが、現在では腫瘍性病変や脳動脈奇形などでは、画像診断とIVRの進歩により、術前の塞栓術などの処置により病

変が縮小され、摘出に要する時間が大幅に短縮されたことで、適応年齢も70歳にこだわらない。脳動脈瘤などでは、塞栓物質の充填で開頭手術が不要となるケースもある。

●本人の意志・家族の希望

疾患によってあまりよい予後が期待できない場合、残された時間の過ごし方を十分に考慮して治療方針を決定しなければならない。近年、診療科にもよるが、がんの告知が一般的となってきており、告知する側の死生観、倫理観などが問われるケースも出てきている。また、宗教的理由により治療が大幅に制限されることもある。

●医療機関の機能、設備と看護体制

疾患によっては、特別な設備、医療機器、スタッフを必要とするものも多く、その場合は、緊急性、地域性（専門施設までの時間的距離）などから、根本的な治療と一時的な治療を医療機関によって分担して行わなければならないケースもある。

2 治療の種類

ここでは、主要な治療法に関して、総論的に記述する。

①薬物療法

医師が医薬品の処方せん・注射指示せんを書き、これにしたがって薬剤部から医薬品が払い出され、内服・注射が行われるのが基本的な流れである。「2節 薬物療法」において、詳述する。

②外科的治療

外科的治療には、外来でも行える簡単な縫合などの処置と、手術室において麻酔下に行う処置とがある。

●簡単な創処置

切創の縫合、皮下膿瘍の切開排膿処置などが多い。局所麻酔下に創を清浄化し、処置を行い、ガーゼ、ドレープ材などで被覆する。外来処置では、通院により創の観察を行い、通常は1週間以内に抜糸する。最近は、自動縫合器を用いたり、あまり深くない創にはテープを用いて閉創することも多い。

長期臥床患者、栄養不良患者の褥創に対して、デブリードメント（創の郭清）、閉創術（縫合）などの創処置も行われる。

●手術

「6節 手術療法」において、詳述する。

③放射線療法

悪性腫瘍に対しては、外科的治療、化学療法(薬物療法)とともに、**放射線治療**は重要な役割を果たす。照射部の皮膚や周囲組織の障害を軽減するために、照射対象部位を球の中心に設定して球面から放射線照射を行う**ガンマナイフ**、線源を病巣に埋め込む**小線源療法**なども開発されている。「3節 放射線療法」において、詳述する。

悪性腫瘍や脳動脈瘤などに対して、抗がん剤や塞栓物質を注入したり、狭窄を起こした冠動脈にコイルを挿入して閉塞した血管を拡張したり、などの治療を放射線透視下（血管撮影をしながら）に行う**インターベンショナル・ラジオロジー (IVR)** は、放射線領域における治療法として、やはり重要な役割を果たす。「4節 IVR」において、詳述する。

④リハビリテーション

脳外科、整形外科疾患あるいは長期臥床により日常生活能力（ADL：Activities of Daily Living）の低下を来した患者に対して、機能回復を期待してリハビリテーションを行う。

一般に行われるリハビリテーションは、身体的能力全般の回復に関わる**理学療法士**（PT：Physical Therapist）、日常生活能力の改善を援助する**作業療法士**（OT：Occupational Therapist）、言語・コミュニケーション能力の改善・獲得あるいは嚥下能力の改善を援助する**言語聴覚士**（ST：Speech Therapist）によって、患者の症状に合わせたカリキュラムを作成して行われている。認知症に対する高次脳機能検査も、OT、STによって行われていることが多い。

その他、聴覚障害者、視覚障害者に対して、**聴覚言語療法士**、**視能訓練士**などが日常生活適応能力の向上のためのサポートを行う。「9節 リハビリテーション」において、詳述する。

（矢冨　裕）

2節 薬物療法

1 医薬品とは

　薬物療法とは薬剤を用いて疾病を治癒させようとする治療のことであり、投与の目的や方法などによりさまざまに分類される。他の治療より体への負担が少ないと考えられるが、頻度の多寡はあるものの副作用もあり、時には重篤な臓器障害も認められる。また、そのような副作用のために、特定の疾患や素因を持った患者には、その薬剤の使用が禁止される場合もあり、注意が必要である。

　なお、薬品の法的・社会医学的側面からの記述は「医療概論編」にあるため、ここでは主に臨床的側面から述べる。

2 薬物療法の目的

　薬物療法の主目的は、もちろんその疾患の治癒であるが、治癒の見込みのない臓器の機能不全を補う補充療法、疼痛のような患者にとっての苦痛を除去するための対症療法なども重要である。

3 医薬品を用いた治療

　疾病・外傷の治療には、医薬品を用いた治療、外科的治療・処置を始めとして、さまざまな治療法がある。

（1）臨床現場において期待される薬効

①医療現場における医薬品の選択

　医薬品は、その成分により期待される治療効果（薬効）を想定して開発され、臨床試験において期待通りの効果を得られたもののみが上市されている。医薬品集は診療においては欠かせないツールで、臨床効果が適応症ならびに薬効として表記されている。医師はこれらを基準に治療に用いる医薬品を選択する。

②医薬品の薬効・適応症

　現在臨床の現場で使用されている薬剤の薬効を大まかに用途別に分類して、下記に挙げる。
　・循環器系：降圧作用、利尿作用、抗凝固作用
　・代謝改善：血糖降下作用、抗高脂血症作用
　・感染症：抗菌・抗ウイルス作用、解熱作用
　・呼吸器：鎮咳去痰作用、気管支拡張作用
　・抗悪性腫瘍：抗がん作用
　・消化器：抗潰瘍作用、肝胆膵保護作用
　・造血作用
　・補充療法：ホルモン、ビタミン、電解質・無機物の補充
　・神経系：脳代謝賦活作用、向精神・抗不安作用
　・鎮痛・鎮静：鎮痛作用、麻薬作用、睡眠導入作用、麻酔作用
　・抗アレルギー作用
　・免疫抑制作用

4 医薬品の使用法

　臨床の現場において、医薬品は**内服**、外用、注射のいずれかの方法で使用される。

（1）内服

　最も一般的な医薬品の使用方法で、外来通院治療ではその中心的な治療法である。医師は診断に基づいて医薬品（内服薬）を選択する。

● **医薬品の投与量**

　多くの医薬品では、投与量はその年齢、体重によって決定される。

● **医薬品の投与経路**

　内服薬の主たる摂取経路は経口摂取である。口腔内や食道の疾患、あるいは嚥下機能を喪失した患者に対しては、鼻腔を経由して、あるいはPEG（Percutaneous Endoscopic Gastrostomy：**胃ろう**）を造設することで、栄養チューブを用いた経管投与が行われる。

● **剤形と包装**

〈錠剤〉

　一般的には、最も内服しやすい形として錠剤が用いられている。錠剤は、ⅰ）効果を発揮しやすい、ⅱ）できるだけ吸収してほしい場所で溶ける、ⅲ）飲みやすいように味をつける、などの理由で成分の周囲を無害な成分で覆っているものが多い。また、最近では口腔内で速やかに溶けるように工夫されたものも多く開発されている。

〈可溶性の粉、粒状、水薬など〉

　経管栄養の患者、小児などで投与しやすい剤形として用いられている。これらの剤形は、分量が適宜に調節できる利点も有するが、飲みにくい、適量を量ることに手間がかかってしまう、などの欠点もある。

〈一包化〉

　高齢者など、処方された薬を1つひとつ取り出して飲むと間違えたり飲み忘れたりしやすいことに対処する方法として、朝、昼、夜に内服する薬をそれぞれ1つの袋にまとめて入れる「一包化」が行われている。高齢者の患者が増加した現在、処方された内服薬が指示通りに服用されているかどうかは、臨床の現場では大きな問題である。

〈医薬品の投与における制限・規制〉

　下記のいずれかの疾患・身体状況を有する者に対しては、医薬品（内服薬）の使用には制限が設けられている。

● 服用禁止

　下記の場合、服用は禁止される。

・その医薬品に対して明らかなアレルギー反応を有する場合
・胎児あるいは授乳中の乳児への影響が強く懸念される場合
・他の薬剤との併用で効果がなくなる、あるいはむしろ人体に有害である場合
・その疾患には有効でも、他の併存する疾患にとっては有害な場合

　また、小児、妊産婦ではその安全性が確立されていないものも多く、期待される効果が予測される害よりも明らかに勝る場合のみに内服が許可される薬剤も多い。

● 内服中の摂食制限

　薬剤によっては、内服時に同時あるいは内服期間に禁じられている飲食物もある。ワルファリン内服時には、納豆やホウレンソウなどの摂食により抗凝固効果が減弱する。

● 定期的な検査の励行

　薬剤によっては適切な効果の維持のために、1ヵ月から3ヵ月程度の間隔で、血中濃度あるいは効果判定のための定期的な検査を行って、投与量を調節する必要がある。

（2）外用（薬）

　貼付剤（貼り薬）と塗布剤（塗り薬）がよく処方される。その他、噴霧剤、点鼻薬、点眼薬、坐薬などの外用薬がある。

● 貼付剤

　身体の柔らかいところ（経皮吸収をしやすいところ）に薬剤を塗布した貼付剤を貼付し、薬効を期待するものである。主なものとして、解熱鎮痛・シップ剤、冠動脈拡張剤などが挙げられる。いずれも1日1回の使用が原則だが、解熱鎮痛・シップ剤では、一度に数ヵ所に使用する場合もある。最近では、喫煙をやめるために使用されるニコチンを含有した貼付剤もある。

● 塗布剤

　かゆみ、炎症、感染・褥創などの体表表面の局所の症状に対して、直接薬剤を塗り込むことで薬効を期待するものである。消炎・鎮痛、抗菌、抗アレルギー・抗ヒスタミン、保湿、壊死物質除去など、さまざまな薬効を持つ塗布剤が開発・使用されている。

● その他の外用薬

　眼科、耳鼻科などでは、さまざまな薬効を持つ外用薬が処方されている。その他、鼻腔粘膜の吸収性がよいことから、抗利尿ホルモンも鼻腔に噴霧される。閉塞性の呼吸器疾患の治療薬として、副腎皮質ステロイド、気管支拡張剤、去たん剤などを噴霧するための容器も開発されている。吸入剤としても外用薬が処方されている。

（3）注射（薬）

　直接体内に投与するよう開発された薬剤である。インスリンや一部の鎮痛薬（体内に埋め込んだポート内に充填された）を除いて、医師あるいは医師の指示のもとに看護師によって投与されるよう規定されているが、最近では救急救命の目的で、一部の薬剤については医師の指示のもとに救急救命士によって投与することが許可された薬剤もある。

● 薬効

　抗菌薬、抗潰瘍薬、降圧・昇圧薬、血糖降下薬、維持輸液、栄養輸液、麻酔薬、鎮静薬、

脳圧降下薬、循環改善薬などが挙げられる。多くの場合、即効性あるいは強力な薬効の発揮を期待されて処方される。

● 剤形

液状のものと、粉剤で溶解液によって溶解して用いるものとがある。冷蔵保存を義務付けられた薬剤も多い。

● 投与経路

主な経路として、経静脈、皮下、筋肉内の投与方法が挙げられる。投与方法がいずれかに限られている薬剤がある一方、いずれの方法にも使用できる薬剤もある。

〈経静脈投与〉

体表表面の静脈に注射針、エラスター（プラスチック製の細い中空針）を刺入して、ワンショットあるいは点滴により注入される場合が多い。濃厚栄養輸液は、中心静脈、大腿静脈などの深部静脈にカテーテルを挿入して血管壊死を起こさないようにし、長時間かけて持続的に注入される。正確な投与量の管理が必要な場合は輸液ポンプを使用する。「臨床工学編」第4章5節にその詳細が記載されている。

〈皮下注射・筋肉内注射〉

時間をかけて経時的に薬効を期待する場合に用いられることが多い方法である。インスリンの自己注射、予防ワクチンなどは、この方法で施注される。また、経口摂取、経管栄養ができない患者への薬剤の投与方法としても用いられる。

● 投与量

内服薬と同様に、体重、年齢、疾患の重症度によって規定されている。また、注入速度も重要なポイントである。抗菌薬では、1日使用量よりも1回使用量を重視した使用方法が耐性菌を作りにくい、として推奨されてきている。

（4）医薬品の適正使用

医薬品は、疾病の診断と治療、及び予防を目的としているが、何といっても疾病の治療目的で使用されることが圧倒的に多いことはいうまでもない。医薬品は、その効能・効果を期待して使用するわけであるが、一歩間違えると十分な効果が得られないばかりではなく、思わぬ副作用に遭遇する。

PMDAのホームページには「医療品の適正使用等に関するお知らせ」として重要かつ最新の関連情報が掲載されている。

① 適正使用のサイクル

医薬品を適正に使用するに当たっては、下記のプロセスが欠かせない。

● 医師の適切な診断と最適な薬剤の選択

医師は、患者の申し立て、自身による慎重な診察（必要があれば検査）を基に正確に診断を下す。そして、患者の病態、年齢、性別、体質などを考慮した上で、患者に最も適した薬剤と剤形を選択し、適切な用法、用量を設定し処方せんを発行する。

● 薬剤師による正確な調剤と患者への説明

医師から処方せんを受けた薬剤師は、正確に調剤した後、患者に渡す際、その服用方法、保管方法、服用後に期待される薬効と予想される副作用などについて患者に分かりやすく説明し、身体に何か異常が感じられた時には速やかに医師あるいは薬剤師に連絡すること、などを説明する（服薬指導）。

● 患者の理解と正確な服用

患者は、正しく理解し、指示された通りに服用する。医薬品は、疾病の種類（急性疾患か慢性疾患かなど）、病態（重症か軽症かなど）、医薬品の種類（即効性か緩効性かなど）など、さまざまな要因によって、その効果の発現時期や発現の仕方が異なる。

患者は、痛みがとれたから、熱が下がったから、あるいは目に見えて効果が感じられないからといって、勝手に医薬品の服用を止めてはならない。

また、服薬後、身体に何か異常を感じた時には、すぐに医師あるいは薬剤師に連絡し、服用を継続するか否かについて相談することが重要である。

● 効果と副作用の評価

医師は、患者の次回の診察時に、医薬品の効果、副作用などについて評価を行う。所定の効果が認められた場合、医師はそのまま継続するかあるいは治癒したと判断し投薬を中止するかなどを決定する。

効果が不十分な場合、あるいは何らかの副作用のためにそのままでは継続することが不都合と判断した場合は、薬剤の変更もしくは用法、用量の変更などを検討する。

●処方へのフィードバック

診察の結果や患者の訴えなどから、医師は薬剤の効果・副作用などに関する情報を得て、薬剤の変更、あるいは用法、用量の変更、併用薬剤を検討するなどして、次の処方に反映させる。

この一連のサイクルを、"医薬品適正使用のサイクル"という。

（適正使用に必要な医療品情報については、「医療概論」編第Ⅷ章7節⑥を参照）

（5）医薬品の保存・管理

①医薬品の保存

医薬品は高温、多湿により変性しやすいため、保存に当たっては①遮光、②冷所保存が求められるが、薬品によってはより厳格な管理が必要なものも少なくない。

また、薬剤の種類や用法・用量によっては、粉砕したり半分に割ったりして使用されるが、その場合、本来の効果が発揮できない（体内に入ったらすぐ変性してしまうなど）だけでなく、湿気を吸収しやすく変性するために保存ができないものも多数ある。経管栄養時の薬剤投与では、この点での管理に十分な注意が必要である。

②医薬品の管理

近年のさまざまな医療事故の例を挙げるまでもなく、医薬品の管理は医療安全の面からも、医療機関にとっては非常に重要な課題である。

●医薬品の保管

その効能から、治療時以外には容易に持ち出しができないように管理されるべき薬剤も少なくない。麻薬、劇薬、麻酔薬、筋弛緩薬などがそれに当たり、厳重な管理が必要である。

・麻薬

麻薬は必ず鍵のかかる場所に保管し、使用の記録を逐次実施しなければならない。夜間・休日には、原則として診療責任者がその鍵を保管・管理しなければならない。

・劇薬

劇薬は、麻薬に準じる管理が必要とされる。

・その他の薬剤

手術に用いられる筋弛緩薬、麻酔薬や、精神安定剤、睡眠導入剤なども、その保管に当たっては厳しい管理が求められる。手術に用いられるこれらの薬剤の管理方法として、あらかじめ手術患者ごとに使用薬剤をまとめて準備し、使用前日に手術室内の薬剤管理室に配備して施錠の上、管理を行うシステムが採用されるようになっている。

一方、病棟でも、臨時で使用される薬剤については定数配置とし、薬剤部により確認、補充をするシステムが採用されるようになってきている。

●医薬品の内服の正確な管理

高齢者の増加により、処方された薬剤が正確に内服されているかどうかが疑わしい症例も増加している。そのため、薬剤師による内服（インスリンの自己注射も含めて）の指導を行うことが薦められ、医療報酬上でも服薬管理指導料として加算されるようになっている。必要に応じ、家族も含め実施される。入院患者にはさらに退院時に退院時服薬指導も行われている。

●医薬品の取り扱いにおける安全の管理

抗がん剤など、健常者にとって有害な医薬品を調剤する場合には、独立した調剤室を設けて換気システムを整える他、セーフティキャビネットの設置、防護服、ゴーグル・マスク・手袋の使用など、厳しい管理が求められている。

●調剤管理

近年、投与量の間違いや投与薬剤の病原物質による汚染を防止するために、薬剤師による調剤ならびに監査を行うように指導されている。薬剤部において点滴薬の調剤を行うための調剤室を設置している病院も増えてきており、点滴・注射薬剤も患者ごとにまとめられて薬剤部から払い下げられるようになった。

●院外薬局

現在では、外来患者に対して病院は処方せんを発行し、患者は院外の調剤薬局で処方せんを提出し処方されるシステムが定着してい

る。自宅に近くの薬局で処方してもらい、改めて服薬指導を受けることで体調管理を身近で受けられるという利点がある。

（矢冨　裕）

3節 放射線療法

1 放射線療法

がんに対する治療法を大別すると、局所療法と全身療法に分けられる（表4-1）。がんの三大治療は、がんを外科的に切除する**手術療法**、抗がん剤によってがん細胞の増殖を抑える**化学療法**、そして、放射線を照射してがん細胞を死滅させる**放射線療法**（別称：放射線治療）である。放射線治療の最大の特徴は、非侵襲的（外科的切除なし）に臓器の機能や形態を温存できる点にある。喉頭がんを例として、手術療法と放射線治療の比較を図4-2に示す。手術療法では、がん（喉頭）を切除することによって治癒できたとしても、その後の生活に支障を来す。すなわち、患者の生活の質（QOL：Quality of Life）が低下する。一方、放射線治療ではQOLの維持・向上が期待できる。また、今後はがん患者の高齢化も進むことが予測され、身体的に負荷の大きい手術療法よりも非侵襲的な放射線治療に期待が寄せられている。

2 がん治療に使われる放射線の種類

放射線とは、高速で動く粒子、及び波長が短い（周波数が高い）電磁波である。図4-3に、電磁波の種類を示す。この中で、特に周波数が高い（＝エネルギーが高い）電磁波を放射線と呼んでいる。また、高速で動く（エネルギーが高い）粒子も放射線と呼ばれている。さらに、放射線の種類は、質量や電荷（正・負）の有無などによって詳細に分類される（第Ⅲ章5節2・図3-18参照）。がん治療で最も多く使用される放射線は、質量も電荷も持たないX線である。

近年では、陽子を使用した陽子線治療、重粒子

表4-1　がん治療法の種類と特徴

	種類	特徴
局所療法	手術療法	メスを用いて、がんを切除する
	内視鏡療法	内視鏡を用いて、がんを取り除く
	放射線療法	放射線を照射して、がんを消滅させる
	レーザー療法	レーザーを照射して、がんを焼いて消滅させる
	温熱療法	熱によって、がんを壊死させる（がんが熱に弱い特性を利用）
全身療法	化学療法	抗がん剤などの薬剤を用いて、がんを攻撃する
	内分泌療法（ホルモン療法）	ホルモンを分泌する臓器を切除したり、ホルモン剤を用いて、がんの増殖を抑制する（ホルモンの影響を受けやすいがんに対し有効）
	免疫療法	体の持つ免疫の働きを利用し、がんと闘う力を強化する

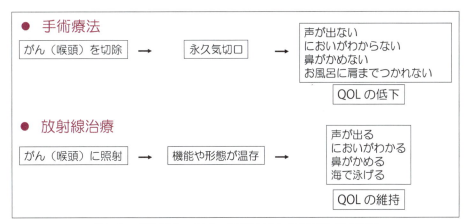

図4-2　喉頭がんに対する手術療法と放射線治療の比較

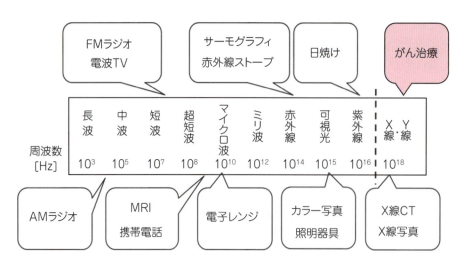

図4-3　電磁波の種類

を使用した重粒子線治療、中性子線を使用したホウ素中性子捕捉療法が注目を集めている。これらの陽子線、重粒子線、中性子線などの総称が粒子放射線（別称：粒子線）である。粒子線の中で、原子番号が2より大きな原子核（例：炭素など）を加速した粒子を重粒子線と呼んでいる。

3 放射線治療の適応と組織の反応

　放射線による人体への生物学的な影響で、最も重要なのはDNAの損傷である。DNAは遺伝情報を担う二重のらせん構造の物質であり、DNAの損傷や切断により、組織の死滅、障害、及び突然変異などを引き起こす（図4-4）。そのため、放射線治療で重要なのは、腫瘍組織への線量集中性を高めつつ、その周囲に存在する正常組織への線量を最小限に抑えることである。実際には、腫瘍組織のみに線量を処方することは困難であり、正常組織にも線量が処方される。放射線治療の適応を判断する上で重要なことは、腫瘍組織と正常組織の放射線に対する感受性の違いである。

　図4-5は線量効果曲線と呼ばれ、横軸を放射線量、縦軸を組織への障害の度合い（影響）とし、放射線量の違いによって腫瘍組織や正常組織が受ける影響を表している。線量効果曲線は、腫瘍組織も正常組織もシグモイド曲線を描き、一般に腫瘍組織の方が正常組織より低線量側に位置し、その形状は組織によって異なる。図4-5（a）は、腫瘍組織Aと正常組織Aの線量効果曲線が離れているケースである。この場合、腫瘍組織Aを致死させる線量を処方したとしても、正常組織Aに与える影響は小さい（障害は発生しない）。すなわち、放射線治療の良い適応と判断できる。図4-5（b）は、腫瘍組織Bと正常組織Bの線量効果曲線が近接しているケースである。この場合、腫瘍組織Bを致死させる線量を処方すると、正常組織Bに影響を与える（障害が発生する）。そのため、放射線治療を適応するかどうかを、正常組織Bにおける障害の発生を考慮しながら状況により判断する必要がある。図4-5（c）は、正常組織Cの線量効果曲線が腫瘍組織Cより低線量側にあるケースである。この場合、腫瘍組織Cを致死させる線量を処方すると、正常組織Cも致死させることとなり、正常組織Cに重篤な障害が発生する可能性が高くなる。すなわち、放射線治療の適応とはならない。

　正常組織に生じる障害（有害事象）は、その発生時期により急性期と晩期に大別される。治療期

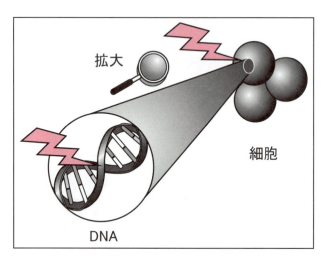

図4-4　DNAのらせん構造

第Ⅳ章 治療学

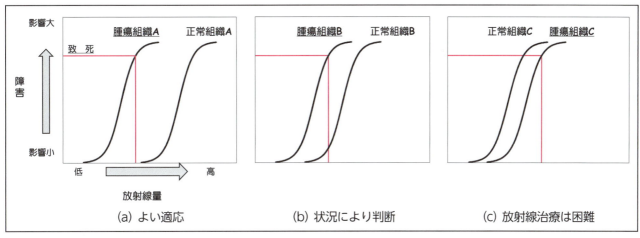

図4-5 腫瘍組織と正常組織の線量効果曲線

間中または治療終了後3ヵ月までに発症する有害事象を**急性期有害事象**、治療終了後3ヵ月以上経過してから発症する有害事象を**晩期有害事象**と呼ぶ。急性期有害事象は時間経過とともに症状が改善し、多くの場合は治癒する（一過性）。一方、晩期有害事象の多くは治癒しないため、放射線治療により長期生存を見込める場合は、晩期有害事象を発生させない（または許容できる程度に抑える）ことが重要である。表4-2に、放射線治療によって生じる急性期有害事象と晩期有害事象の例を記す。

4 放射線治療の術式

放射線治療の術式は、**外部照射**、**密封小線源治療**、及び**非密封核種内用療法**の3つに分類される（図4-6）。

①外部照射

放射線発生装置を用いて体外から照射して治療する方法を外部照射と呼ぶ。外部照射では、医療用直線加速装置（通称：リニアック）が最も用いられ、X線治療や電子線治療が実施される。その他、ガンマ線源を搭載した**ガンマナイフ**、ロボットマニピュレータと小型の直線加速器を搭載した**サイバーナイフ**、医療用円形加速装置（例：サイクロトロン、シンクロトロン）を用いた粒子線治療（陽子線治療、重粒子線治療）も外部照射で実施されている。

表4-2 急性期有害事象と晩期有害事象

臓器	急性期有害事象	晩期有害事象
脳・脊髄	脳浮腫 脳圧亢進症	脳壊死 末梢神経障害 脊髄炎
眼球	結膜炎 角膜炎	白内障 視神経萎縮
骨髄	形成不全 汎血球減少	白血病 骨髄線維症
肺	放射線肺炎	肺繊維症 気管支狭窄
消化管	嚥下困難 食道炎 悪心 嘔吐 食欲不振 下痢	潰瘍 繊維性狭窄 腸閉塞 穿孔 出血 排便異常
生殖腺		月経の一時停止 不妊 去勢
皮膚	脱毛 発赤 皮膚炎 紅斑	色素沈着 皮膚萎縮 瘢痕形成 潰瘍形成 永久脱毛 皮膚の乾燥感
骨	成長停止 骨壊死	成長障害 骨壊死

②密封小線源治療

密封小線源治療は、密封された放射線同位元素（RI：Radio Isotope）を腫瘍内部や腫瘍の近傍に配置して局所的に治療する方法である。RIの配置箇所と停留時間によって処方線量が決定される。腫瘍の近傍で局所的に照射するため、外部照射に比べて正常臓器への線量を抑制できる。また、外部照射と併用して実施されることもある。外部照射に比べて適応疾患は限られる

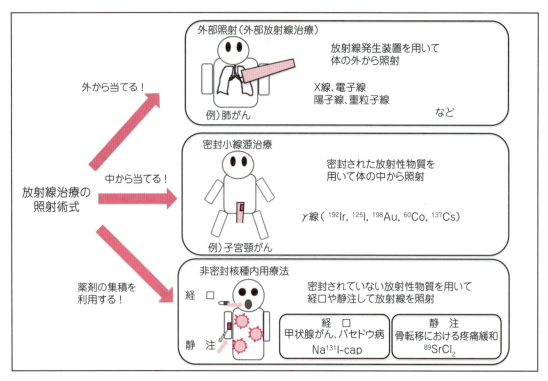

図4-6　放射線治療の術式

が、子宮頸がん、前立腺がん、舌がん、乳がん、食道がんなどに実施されている。

③非密封核種内用療法

非密封核種内用療法は、腫瘍や特定の臓器に特異的な集積を示す密封されていないRIを内服、または静注にて体内へ投与する治療法である。代表的な適応疾患には、甲状腺がん、バセドウ病、骨転移疼痛緩和が挙げられる。

5 外部照射の機器

①装置の分類

図4-7に、外部放射線治療装置の分類を示す。外部照射の機器として、昔は、低エネルギーX線を使用した表在X線治療装置、RIの一種である^{60}Co（コバルト）線源を用いたRI遠隔照射装置（通称：テレコバルト照射装置）、電子線専用の加速器（通称：ベータトロン）を用いたベータトロン治療装置などが使用されてきた。現在では、RIを使用せず、かつ高エネルギーのX線や電子線を出力可能なリニアックが急速に普及している。また、粒子線（陽子線、重粒子線）を加速させるサイクロトロンやシンクロトロンの開発も進み、陽子線治療や重粒子線治療の施設数が増加している。その他、高精度放射線治療を実現できる定位放射線治療装置として、ガンマナイフやサイバーナイフがある。

本稿では、外部照射を実施するまでの一般的な流れを説明するとともに、放射線治療で最も多く実施されているX線治療と、今後のさらなる普及が見込まれる陽子線治療について解説する。

②外部照射までの流れ

外部照射を実施するにあたっては、事前に治療計画を立案し、その治療計画を検証する作業が必要である。以下に、一連の流れと概要を記載する。

●治療計画CT

放射線治療では、治療計画（どれだけの線量をどの方向から照射するか）を事前に立案する必要がある。治療計画を立案するためには体内の情報を3次元的に把握できるCT（Computed Tomography）画像が必要であることから、治療計画CTが実施される。治療計画CTの撮影時は、実際の治療時と同じ体位とする。また、患者の動きが治療計画に大きく影響するため、治療中の患者の動きを抑制

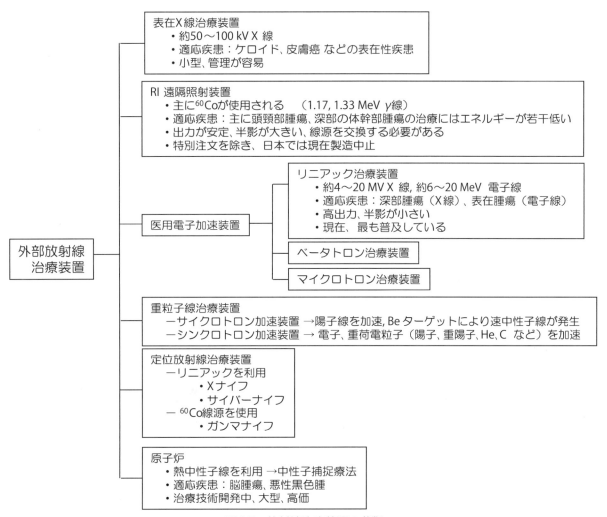

図4-7 放射線治療装置の分類

するために患者固定具が用いられる。代表的な患者固定具には、熱可塑性（熱を加えると軟化し、冷ますと硬化する性質）のシェル（頭部用、頭頸部用、体幹部用など）があり、患者ごとに作成する。その他にも、上腕・膝・踵などの固定具や、全身を固定できる吸引式バッグなどが使用される。体幹部を治療する場合には、患者の体動に加え、呼吸の動きを抑制するなどの対策が必要である（呼吸停止法、呼吸同期法、動体追跡法など）。

● 治療計画の立案

治療計画の立案には、**放射線治療計画装置**（**RTPS**：Radiotherapy Treatment Planning System）が用いられる。RTPSでは、様々なパラメータ（ビームの入射方向、照射野、処方線量など）を設定することで線量分布図や線量評価指標を算出できる。複数の治療計画（プラン）を立案し、それらの中から最適な照射方法を決定する。

● 治療計画の検証

立案した治療計画の妥当性を評価（線量が正しく処方されるかどうかを確認）するため、測定機器などを用いて実測を行う。

● 治療

治療時の患者体位（患者セットアップ）は、治療計画CTの体位を再現する。患者セットアップが再現できているかを確認するため、位置照合装置（リニアックに搭載されたX線発生装置など）を用いて照合画像を取得し、位置を照合する（位置補正が必要な場合は補正する）。位置照合が終了したら、実際に治療（外部照射）を実施する。

③X線治療

放射線治療の主流は、リニアック（図4-8）を用いた高エネルギーX線治療である。図4-9に、

リニアックの構成及びX線の発生機序を示す。まず、電子銃から加速管（真空状態）に熱電子が入射される。加速管内に入射された電子は、**クライストロン**で発振・増幅させたマイクロ波によって加速され、4〜18 MeVのエネルギーを持った電子線となる。加速管は、加速方式の違いによって進行波型と定在波型に大別される。

加速管から飛び出した電子線は、偏向電磁石によって進行方向を270°偏向され、**X線ターゲット**（材質：金、白金、銅、タングステンなど）に衝突する。X線ターゲットに衝突すると、高エネルギーX線（最大エネルギー：4〜18 MV）を発生させることができる。発生した高エネルギーX線は、金属製のJAW（絞り）や**マルチリーフコリメータ**（MLC：Multi Leaf Collimator）で照射部位に応じた形状に整形され、患者に照射される。

図4-10に、X線ターゲット側から標的（腫瘍）を見たイメージ（BEV：Beam's Eye View）を示す。JAWは2方向（X軸・Y軸）で照射野（照射範囲）を絞り込むことはできるが、標的（腫瘍）の周囲にある不要な場所（正常組織など）に放射線が照

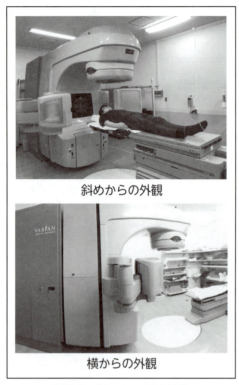

図4-8　リニアックの外観

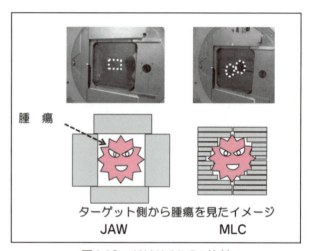

図4-10　JAWとMLCの比較

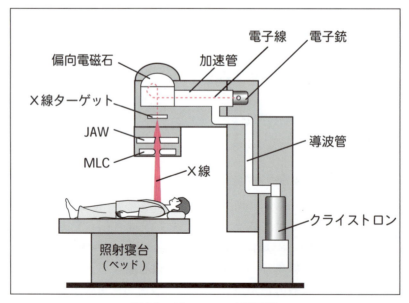

図4-9　リニアックの断面図

射されてしまう。標的（腫瘍）に限局した照射野を整形するためには、MLCが必須となる。そのため、JAWでは照射野を大まかに絞り、MLCで標的（腫瘍）の形状に合わせた照射野を整形する。現在では、MLCを用いた三次元原体照射法（3D-CRT：Three Dimensional-Conformal Radiation Therapy）が多用されている。

近年では、3D-CRTを発展させた**強度変調放射線治療**（**IMRT**：Intensity Modulated Radiation Therapy）が普及している。IMRTは照射野内でビーム強度に強弱をつけて照射する治療法であり、通常の照射法と比べて、正常臓器の線量を抑えながら複雑な形状の標的（腫瘍）に対して高線量を投与できる（図4-11）。しかし、標的（腫瘍）の位置と治療ビームとが一致しない場合、正常臓器に高線量が照射される恐れがある。標的（腫瘍）とビームを一致させるためには、高精度な患者セットアップが求められる。セットアップ精度を向上させる技術に、**画像誘導放射線治療**（**IGRT**：Image Guided Radiation Therapy）がある（図4-12）。IGRTは、照射直前や照射中に患者の位置情報を画像で取得し、体表面・骨構造・標的（腫瘍内に留置した金属マーカ等）の位置を指標として治療計画と実際の照射位置を可能な限り再現する照合技術である。照射位置にズレが生じていた場合には、患者の寝台位置を修正し、正確な位置で照射することを可能とする。

④陽子線治療

図4-13に、X線と陽子線の深部線量（深さ方向における線量の変化を表したもの）の比較を示す。X線を用いて体内深部の標的（腫瘍）を治療する場合、がんだけでなく、がんの後方に位置する正常臓器にもX線ビームが照射される。

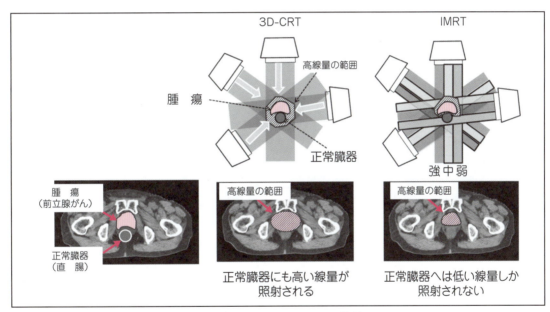

図4-11　3D-CRTとIMRTの比較

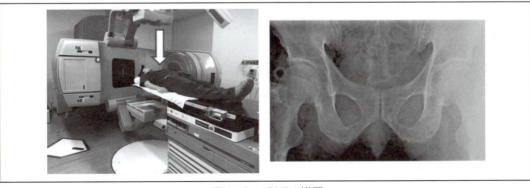

図4-12　IGRTの様子

一方、陽子線は、ある深さまでは低線量であるが、一定の深さに到達すると急激に高線量となり（ピークを形成）、その直後は急激に減衰する。この特徴的な線量分布は、**ブラッグピーク**（Bragg peak）と呼ばれる。陽子線治療では、ブラッグピークを利用し、がんに高線量を照射するとともに、がんの後方に位置する正常臓器への線量を大幅に低減することができる。

陽子線治療では、医療用円形加速装置（例：サイクロトロン、シンクロトロン）が用いられる。図4-14に、シンクロトロンを用いた陽子線治療装置例を示す。陽子線治療の加速装置は、イオン源、リニアック、シンクロトロンで構成される。イオン源は、水素から電子を剥ぎ取ることで陽子を生成する。リニアックは、イオン源で生成された陽子を直線的に加速し、シンクロトロンに入射する。シンクロトロンは、入射された陽子を同一軌道上で何度も周回させて高いエネルギーに加速させる。このプロセスを経て陽子線はシンクロトロンで治療に必要なエネルギー（約

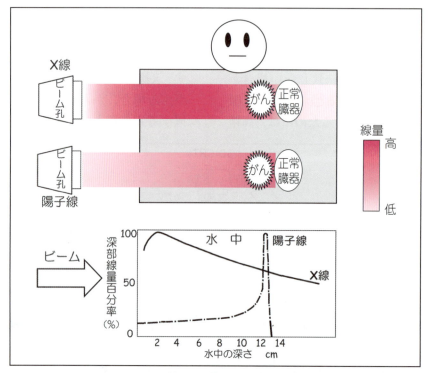

図4-13　X線と陽子線の深部線量の比較

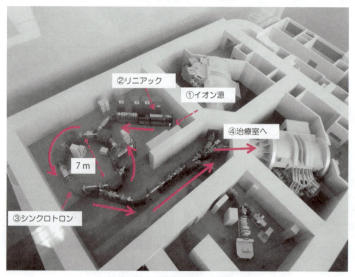

図4-14　陽子線治療装置例

第Ⅳ章　治療学

70〜250 MeV）まで加速され、そのエネルギーに達した段階で治療室に送り出され、患者に照射される。

6 密封小線源の機器

①遠隔操作式後装填法
(RALS：Remote After Loading System)

　密封小線源治療の照射法は、低線量率照射（約0.4〜2.0 Gy/h）、中線量率照射（2.0〜12.0 Gy/h）、及び高線量率照射（12.0 Gy/h以上）に分類される。本邦では、低線量率照射または高線量率照射が実施されている。

　低線量率照射は、直接的に腫瘍へRIを刺入し、長期間または永久的に留置してRIからの放射線を照射する治療法である。この低線量率照射では、術者が直接RIを取り扱うため、術者の被ばくは避けられない。代表的な適応疾患に、^{125}I（ヨード）線源を用いた前立腺がんがある。

　高線量率照射は、直接RIを取り扱うのではなく、治療室外から遠隔で装置を操作する遠隔操作式後装填法（RALS）で治療が行われる。高線量率照射は、RIの線量率が高いため、直接RIを取り扱うと術者の被ばくが問題となるからである。図4-15に、RALSによる治療の様子を示す。線源（RI）は治療機本体に格納されており、移送チューブを通って体内に挿入されたアプリケータへと送り込まれ、標的位置で停留させる。線源（RI）の停留位置は、実際の線源（RI）を移送する前に、あらかじめ模擬線源（非放射性物質）を使用して確認する。模擬線源で線源（RI）の停留位置を確認後、模擬線源と同じ位置に線源（RI）を移送する。この一連の操作を遠隔で行うことにより、術者の被ばくを低減することが可能となる。代表的な適応疾患に、^{192}Ir（イリジウム）線源を用いた子宮頸がんや前立腺がんがある。

（磯辺智範、小林大輔、佐藤英介）

4節 IVR

1 画像下治療（IVR：Interventional Radiology）

　IVRは、血管を介して、あるいは穿刺により、体内に針や管などの器具を挿入して、画像下で実施する治療法である。画像にはX線透視像、血管造影像、超音波像、CT像などが用いられ、これらの画像で体内臓器や血管の位置関係をリアルタイムに確認しながら器具を目的部位（病巣）まで誘導する。IVRは外科的アプローチに比べて侵襲性が低く、目的部位（病巣）に対して安全かつ正確にアプローチできる。IVRの手技は、血管造影技術を利用したvascular-IVR（血管系IVR）と血管造影技術を利用しないnon-vascular-IVR（非血管系IVR）に分類される（表4-3）。

2 撮影装置と周辺機器

　IVRに使用される装置は、X線透視装置、造影剤自動注入器、血管内超音波装置、補助循環装置など多岐にわたる。また、使用する器具も治療部位や治療目的ごとに異なり、多くの種類が存在する。本稿では、IVRに関連する主な装置および器具について概説する。

（1）X線透視装置

　X線透視装置は、X線管とフラットパネル検出器（FPD：Flat Panel Detector）がCアームで接続されている。この組み合わせが2組のタイプをバイプレーンシステム（図4-16）、1組のタイプをシング

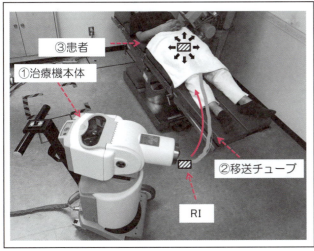

図4-15　RALSによる治療の様子

医療機器安全実践必携ガイド「臨床医学編」

表4-3　IVRの種類（主なもののみ）

IVR	手技	概要	適応
血管系	経カテーテル的動脈塞栓術 TAE：transcatheteric arterial embolization	カテーテルを用いて動脈内に塞栓物質を詰め、血行を遮断する治療法である。 ※脳動脈瘤に対しては、動脈瘤の破裂を予防する目的でコイルを詰める。 ※肝細胞がんに対しては、抗がん剤・油性造影剤・ゼラチンスポンジなどを注入する。	・脳血管 （脳動脈瘤） ・腹部血管 （肝細胞がん）
	経皮経カテーテル血栓溶解術 PTR：percutaneous trans-luminal recanalization	血栓により閉塞した部位に対し、溶解剤を注入して疎通させる方法である。	・心血管 （心筋梗塞） ・脳血管 （脳梗塞）
	経皮経カテーテル血管形成術 PTA:percutaneous trans-luminal angioplasty	血管の狭窄・閉塞部に対し、カテーテルを介してバルーンもしくはステントを挿入し、狭窄・閉塞部を圧迫拡張させて疎通を図る方法である。	・心血管 （狭心症） ・脳血管 （頸動脈狭窄） ・腹部血管 （腎性高血圧）
	動注化学療法 TAI：transarterial infusion	腫瘍組織の栄養血管にカテーテルを挿入し、そのカテーテルから抗がん剤を注入して治療する方法である。	・腹部血管 （肝がん）
	下大静脈フィルタ留置術	下肢や骨盤静脈からの血栓を捕獲し、肺動脈血栓症を予防するためにフィルタを留置する方法である。	・肺動脈血栓症の予防
	内視鏡的食道・胃静脈瘤硬化療法 EIS：endoscopic injection sclerotherapy	肝硬変による門脈圧亢進症で併発する食道静脈瘤に対し、内視鏡を用いて静脈瘤の内側または外側に硬化剤を注入する方法である。	・静脈瘤の破裂防止
非血管系	ステント留置	気管・気管支・食道・胆管系の著しい狭窄や手術の適応がない症例に対して施行される。	・食　道 ・気　管 ・胆　管
	カテーテル留置	狭窄・閉塞による排泄障害の疾患に対し、カテーテルを留置して流れを促す手法であり、胆管系や尿路系に施行される。	・胆　管 ・尿　道
	経皮経肝胆管ドレナージ PTCD：percutaneous trans-hepatic cholangio drainage	経皮経肝的胆道造影（PTC：percutaneous trans-hepatic cholangiography）後に留置チューブを挿入し、胆汁を体外に排泄させて肝膿瘍や黄疸の軽減を図る方法である。	・胆　管
	経皮的エタノール注入療法 PEI：percutaneous ethanol injection	腹部エコーを用いて皮膚の上から針を刺し、肝臓内のがん部へ99％アルコールを注入する方法である。 局所麻酔で行えるため、高齢者や高度な肝障害を有する患者も適応となり、繰り返し施行できる。	・肝　臓 （肝腫瘍）

－ 84 －

ルプレーンシステム（図4-17）と呼ぶ。バイプレーンシステムは、同時に2方向から撮影することが可能であり、主に心血管（冠動脈）などの治療に用いられる。シングルプレーンシステムは、腹部血管などの広範囲の観察を目的とした場合に用いられる。図4-17は、シングルプレーンシステムと同室にX線CT装置が配備されているAngio-CTシステムである。X線透視装置とX線CT装置が同室にあると、動脈に直接造影剤を注入したCT画像をその場で取得できるメリットがある。治療時はCアームを任意の角度に回転させて様々な方向から体内臓器や血管などの画像を取得するが、これらのシステムは大型であり、回転させる際には患者や周辺機器（X線CT装置、寝台、ワゴン、足台など）に衝突しないよう注意が必要である。

X線透視装置の検出器には、FPDが採用されている。図4-18にFPDの検出原理、図4-19にFPDの変換方式を示す。X線を電荷に直接変換するタイプを直接変換方式、X線を光に変換してから電荷に変換させるタイプを間接変換方式と呼ぶ。いずれも最終的には電荷を収集し、A/D変換することで画像として出力している。一昔前は、検出器にイメージ・インテンシファイア（I.I.）が用いられていたが、近年ではFPDに置き換わっている（図4-20）。

IVRではX線を連続的に照射するため、積算線量をリアルタイムに計測することが求められる。そ

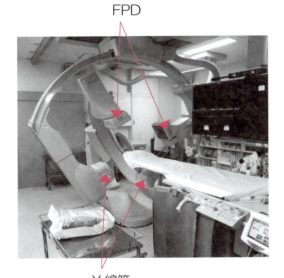

図4-16　X線透視装置

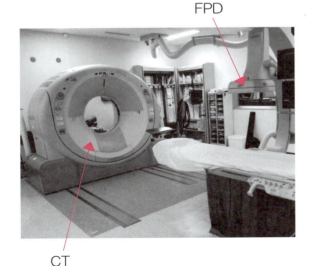

図4-17　X線透視装置（Angio-CT）

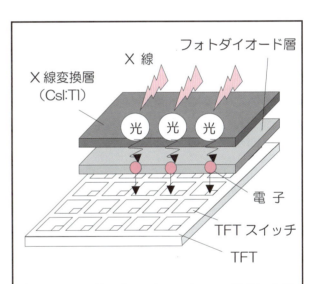

図4-18　FPDの検出原理

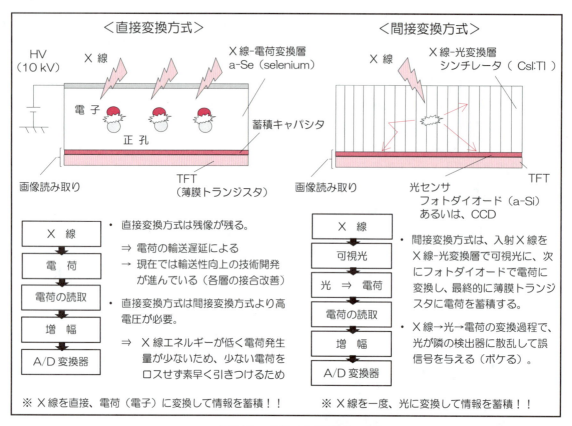

図4-19　FPDの変換方式

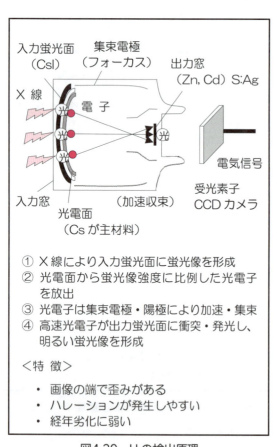

図4-20　I.I.の検出原理

のため、X線管の射出部に**面積線量計**が搭載されている（図4-21）。しかし、積算線量が面積線量（Gy・cm^2）で表示されるため、実質的な被ばく線量ではないことに注意が必要である。

(2) 周辺機器

造影剤自動注入器（インジェクター） は、造影剤および生理食塩水を自動で注入する装置である（図4-22）。本体に接続されているリモコンスイッチにより、術者が手元で操作できる。撮影と造影剤注入を連動させる機能もあり、注入速度や注入量を操作パネルで設定する。インジェクターには、気泡を感知して注入を自動停止する安全機構が備わっている。

血管内超音波装置（IVUS：Intravascular Ultrasound）は、血管内のプラークや血管径、ステントの拡張などの観察を目的とした装置である（図4-23）。直径1 mm以下の細いカテーテルの先端に、超音波を送受信する装置が取り付けられており、血管内を走査することで血管の断面を観察できる。

補助循環装置（IABP：Intra-Aortic Balloon

第Ⅳ章　治療学

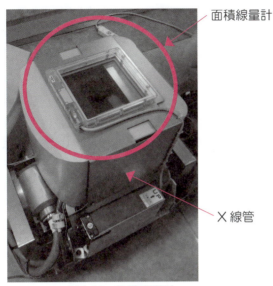

図4-21　面積線量計

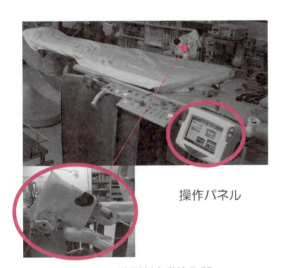

操作パネル

図4-22　造影剤自動注入器

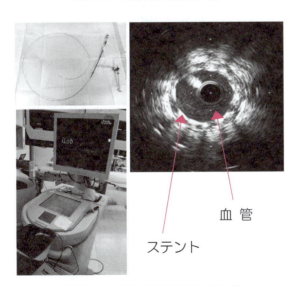

血管
ステント

図4-23　血管内超音波装置（IVUS）

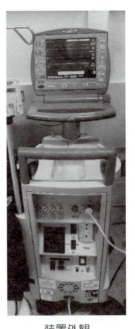

装置外観

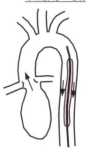

拡張期の昇圧効果
バルーンを膨張させて、冠血流量の増加を図る。

収縮期の後負荷軽減効果
バルーンを収縮させて、心臓が血液を駆出する際の負荷を軽減する。

図4-24　補助循環装置（IABP）

Pumping）は、急性心筋梗塞や心不全などで心機能が低下した場合に用いられる（図4-24）。バルーンを大動脈内に留置し、IABPにより心拍周期に合わせて拡張・収縮させ、血液循環を補助する。心臓の拡張初期にバルーンを膨張させて冠動脈の血流量を増加させる（心筋への酸素供給量を増加させる）。また、心臓の拡張後期にバルーンを収縮させ、バルーンの容積分の血液を引き込み、心臓が血液を駆出する際の負荷を軽減する。

（3）IVRに用いられる器具

　血管系IVRでは、血管の狭窄や閉塞を広げる、腫瘍への栄養血管を塞栓する、動脈瘤の中に出血防止のコイルを留置するなどを目的に、画像下でカテーテルを血管内の目標位置まで進める。カテーテルが血管内を安全に通過できるように、あらかじめガイドワイヤを挿入する。
　ガイドワイヤは、診断用や治療用のカテーテルを血管内へ挿入するのを補助する器具である。蛇行している血管内をカテーテルが安全に通過できるように、または治療用カテーテルを病変部まで運べるか確認するために用いられる。ガイドワイヤの形状や種類はさまざまであり、対象とする血管や目的ごとに使い分ける。冠動脈の診断・治療では、ステンレススチール製で直径0.35 mm・長

さ150 cm程度のガイドワイヤが用いられる。
　カテーテルは、体内に挿入して検査や治療を行うための柔らかい細い管であり、診断用と治療用とがある。血管を観察する際には診断用カテーテル、IVR治療の際には治療用カテーテル（バルーン、ステント、コイルなど）を適切に選択する。心臓（冠動脈）の診断用カテーテルの場合、観察対象が右冠動脈と左冠動脈ではアプローチが異なるため、それぞれの血管まで挿入しやすいようにカテーテル先端の形状が異なっている（図4-25）。治療用カテーテルには、目的に合わせて様々なものがある。血管の狭窄・閉塞部を拡張する場合はバルーンカテーテルやステント（図4-26）、動脈瘤を塞栓する場合はコイルが用いられる。

　バルーンカテーテルの先端にはバルーンが付いており、バルーンを膨らませて血管の狭窄・閉塞部を拡張させる。バルーンを膨らませる際には、X線透視像で膨らみを確認できるよう、造影剤を混ぜた生理食塩水をバルーン内に注入しておく。バルーンカテーテルの形状や種類はさまざまであり、対象とする血管や目的ごとに使い分ける。冠動脈の治療では、ナイロン製またはポリエチレン製で、バルーンカテーテル全体の長さ50〜80 cm程度・バルーン部分の長さ4〜8 mm程度・外径7 mm程度のバルーンカテーテルが用いられる。

　ステントは金属チューブのようなものであり、バルーンで拡張した血管内のスペースに留置する。ステントには、血管の再狭窄を予防するための薬剤が塗布されている薬剤溶解ステント（DES：Drug Eluting Stent）と、薬剤が塗布されていないステント（BMS：Bare Metal Stent）がある。

　コイルは金属製の糸であり、動脈瘤の中に挿入することで瘤内の血流を遮断する役割を担う。動脈瘤の大きさによって挿入するコイルの長さが変わる。脳動脈瘤のIVRでは、プラチナ製で直径0.4 mm程度、長さ15〜180 mm程度のコイルが用いられる。

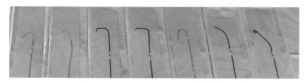

冠動脈を対象としたカテーテル

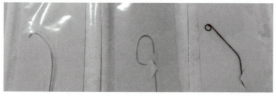

右冠動脈の造影を目的としたカテーテル　左冠動脈の造影を目的としたカテーテル　左心室の造影を目的としたカテーテル

図4-25　さまざまなカテーテル

3 被ばくとその管理

　IVRは外科的アプローチに比べて侵襲性が低いメリットがある一方で、放射線被ばくを伴う。IVRにおける治療部位や治療目的によっては長時間におよぶX線透視と多数のX線撮影が実施されるため、皮膚などへの放射線障害が懸念される。IVR施行時は、患者の皮膚線量を把握し、放射線皮膚障害の発症防止に努めなければならない（表4-4）。

　被ばく管理の1つとして、X線透視装置の線量評価がガイドラインで推奨されている。図4-27に、IVR装置の品質管理を示す。ガイドラインには、各種線量計を用いて線量評価を行い、撮影条件を最適化する、X線管と患者の距離を離す、患者に検出器を近づける、絞りで撮影範囲を最小限にすることにより患者の被ばく線量の低減を図るよう記載されている。一方、術者の被ばく管理は、防

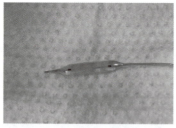

バルーンカテーテル（Saphire NC）

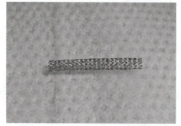

薬剤溶出ステント（Xience Alpine）

図4-26　バルーンとステント

第Ⅳ章　治療学

護キャビン、防護板、鉛カーテン、防護衝立などを使用して被ばく線量の低減を図るよう記載されている（図4-28）。

表4-4　放射線皮膚障害としきい線量（10 Gy未満）

影　響	おおよそのしきい線量(Gy)	発症までの時間
一過性紅斑	2	2～24時間
一過性脱毛	3	3週以内
主紅斑反応	6	1.5週以内
永久脱毛	7	3週以内

4　臨床

①心臓（冠動脈）

虚血性心疾患（狭心症、心筋梗塞など）に対して、狭窄した冠動脈を拡張させて血流を改善する目的でIVRが施行される。図4-29に、ステントを用いた右冠動脈狭窄に対するステント留置術の一例を示す。ステントを留置したことにより、狭窄した右冠動脈が拡張しているのを確認できる。一般に、血管拡張術はPTA（Percutaneous Transluminal Angioplasty）と呼ばれ、冠動脈を対象とする場合はPTCA（Percutaneous Transluminal Coronary Angioplasty）と呼ばれる（図4-30）。また、冠動脈に対する血管内治療を総称してPCI（Percutaneous Coronary Intervention）と呼ぶ。

②肝臓

肝細胞がん（HCC：Hepatocellular Carcinoma）に対するIVRでは、腫瘍への栄養血管である肝動脈を選択的に塞栓する動脈塞栓術（TAE：Transcatheteric Arterial Embolization）

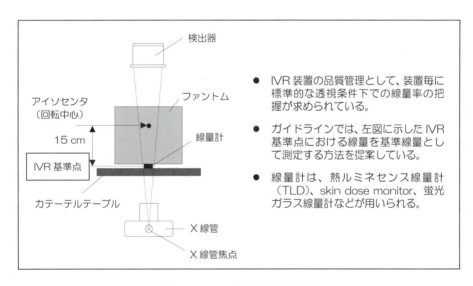

図4-27　IVR装置の品質管理

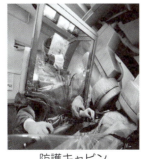
防護キャビン

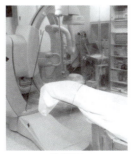
防護板

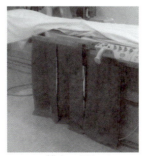
鉛カーテン

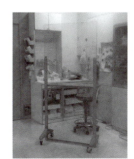
防護衝立

図4-28　防護器具

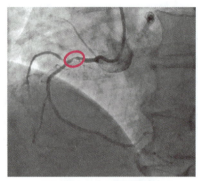
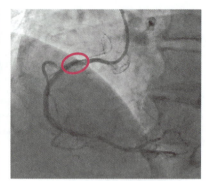

ステント留置前　　　　　ステント留置後

図4-29　右冠動脈狭窄に対するステント留置術

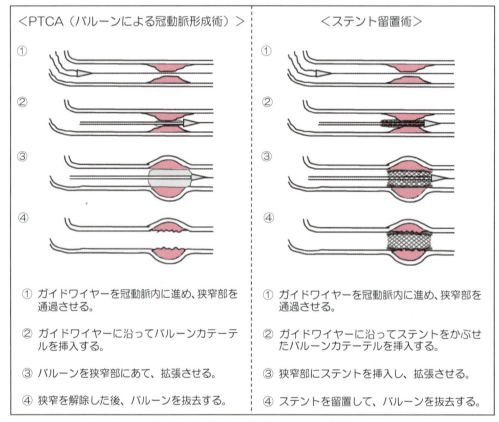

図4-30　バルーン拡張とステント留置

が施行される（図4-31）。近年では、塞栓物質と一緒に抗がん剤を注入する肝動脈化学塞栓術（TACE：Transcatheter Arterial Chemoembolization）が注目されている。心臓（冠動脈）以外の腹部や頭部の場合は、造影前と造影後の画像をサブトラクション（引き算）して目的血管のみを選択的に描出（画像化）するDSA（Digital Subtraction Angiography）が行われる（図4-32）。肝臓では、動脈に直接造影剤を注入してX線CT画像を取得し、病変の範囲や腫瘍への栄養血管の同定を行う（図4-33）。

（磯辺智範、富田哲也、佐藤英介）

5節 内視鏡を用いた治療

近年、内視鏡は診断のみならず、治療についても多方面で使用されるようになった。ここでは、最も広く行われている消化器内視鏡を用いた各種

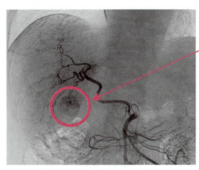

腫瘍が造影されている。
（栄養血管の血流がある）

塞栓前

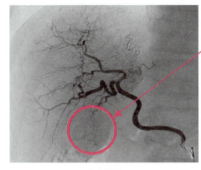

腫瘍が造影されていない。
（塞栓により、栄養血管の血流が遮断された）

塞栓後

図4-31　肝細胞がん（HCC）に対するTAE

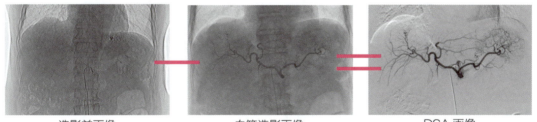

造影前画像
（血管以外が画像化されている）

血管造影画像

DSA画像
（血管造影画像から血管以外が画像化されているX線画像を引き算することで血管のみを描出する）

図4-32　DSA

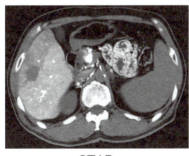

CTAP

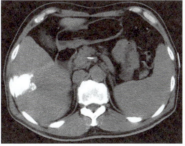

CTHA

・微小な肝細胞がんの描出に有効である。

・経静脈的CTと比較して、肝実質の造影能に優れる。

・CTHA画像を3D表示することによって栄養血管の描出が容易になる。

・正確な治療領域の把握が可能となる。

図4-33　CTAP（CT during arterial portography）とCTHA（CT hepatic arteriography）

の治療について解説する。

1 病変の完全除去を目的とするもの

①内視鏡的粘膜切除術
（EMR：Endoscopic Mucosal Resection）

　消化管の粘膜面にできた良性の腫瘍（腺腫）や早期がんを内視鏡的に切除する方法の1つで、スネアと呼ばれる処置具を用いる。茎のある形状のものについては、このスネアで根元を縛り、これに通電して止血しながら焼き切る**ポリペクトミー**と呼ばれる方法で行うが（図4-34）、平坦な形状の場合は腫瘍周囲の粘膜下に生理的食塩水等を注入し、病変部を浮き上がらせてから切除する（図4-35）。広範な腫瘍に対しては通常行わず、腫瘍の組織型等も考慮して、適応が決定される。

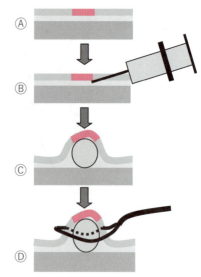

図4-35　EMR

平坦な早期癌（Ⓐのピンク部分）に対して、生理的食塩水を粘膜下に注入してⒷ、病変部を浮き上がらせⒸ、スネアをかけて腫瘍を内視鏡的に切除するⒹ

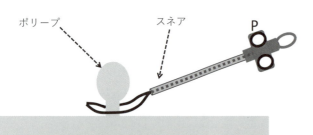

図4-34　スネアを用いたポリープの切除：先端のループにつながっているPを引くことでループを締め、ここに高周波電流を流してポリープの茎の部を焼き切る。

②内視鏡的粘膜下層剥離術（ESD：Endoscopic Submucosal Dissection）

　内視鏡で切除できる程度の早期がんでも、その範囲が広い場合にEMRを行うとがん組織を途中で分断する分割切除となり局所再発を来し易いという問題があった。このようながんに対して行われるのがESDで、ESDデバイスと呼ばれる**高周波ナイフ**を鉗子口から挿入し、腫瘍とその周囲組織を一括切除する。腫瘍を含む組織が1つの標本となるため切離断端の病理診断が正確にできる（図4-36）。

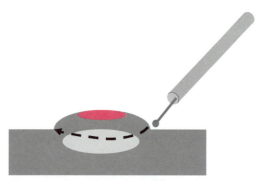

図4-36　ESD

（より広範な腫瘍に対し粘膜下を剥離しつつ、腫瘍を一括切除する）

③内視鏡的異物除去

　義歯などの異物を誤って嚥下した場合に、内視鏡で異物を視認しつつ、鉗子口より処置具（**把持鉗子・バスケット型把持鉗子等**（図4-37））を挿入してこれらの異物を除去する方法で、開腹手術等を回避することができる。また、胆管内の結石には胆道鏡による切石も行われる（図4-38）

2 出血への対応を目的とするもの

①内視鏡的静脈瘤結紮術
（EVL：Endoscopic Variceal Ligation）

　門脈圧亢進症に起因する食道や胃の**静脈瘤**に

第Ⅳ章　治療学

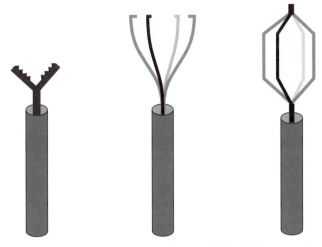

図4-37　異物摘出用処置具：処置の部位や対象となる異物によって種々の形状の処置具が用いられる。

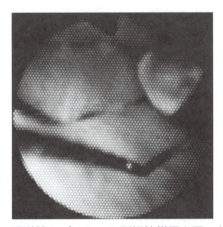

図4-38　胆道鏡とバスケット型把持鉗子を用いた胆管結石の切石

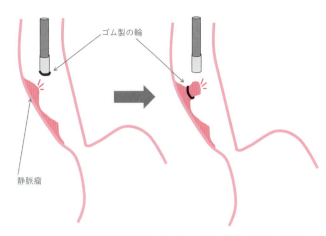

図4-39　内視鏡的結紮術（EVL）：内視鏡の先端に装着したゴム輪を食道静脈瘤の目的とする部位にかけ、止血を行う。

療であるが、他にも胃・十二指腸潰瘍等の**消化管出血**に対して、鉗子口を利用し、クリッピング、YAGレーザ、高周波電気凝固、胃壁内へのエタノール等の注入（図4-40）、止血剤の病変部への噴霧等の止血術が行われている。

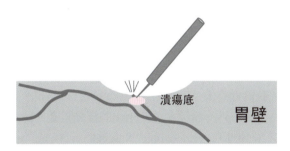

図4-40　薬剤注入による内視鏡的止血術

対して、内視鏡の先端に装着したゴム製の小さな輪をかけ、**静脈瘤破裂**を防止する手技で、静脈瘤からの出血のリスクを低下させるほか、出血を来している状態への緊急対応としても用いられる（図4-39）。

②**内視鏡的静脈瘤硬化療法（EIS：Endoscopic Injection Sclerotherapy）**

内視鏡の鉗子口より挿入した穿刺針を用い、血管内や静脈瘤の周囲に硬化剤を注入する手技で、前項同様に静脈瘤破綻による出血を防止する。出血している場合には、緊急処置として施行する場合もある。

③**内視鏡的止血術**

前2項の静脈瘤に対する処置も出血に対する治

3 主に対症療法を目的とするもの

①食道拡張術

前述の内視鏡的粘膜下層切開剥離術を行った部位や食道切除後の吻合部に狭窄を来した場合に、拡張用のバルーンカテーテルを用いて狭窄部を拡張させる手技が行なわれる（図4-41）。1度の施術で期待された拡張が得られる場合もあるが、多くの場合は複数回の施術を必要とする。

②内視鏡的逆行性胆道ドレナージ（ERBD：Endoscopic Retrograde Biliary Drainage）

総胆管結石や胆道がん等によって胆道に狭窄

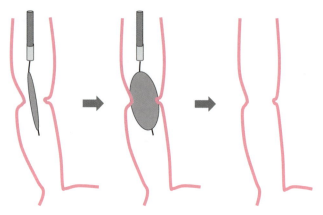

図4-41　食道狭窄に対する拡張術：内視鏡で拡張用バルーンカテーテルが目的部位に位置することを確認し、これを膨らませることで狭窄部を拡張させる。

が起こり閉塞性黄疸を来した症例に対して黄疸を軽減させる方法である。その手技は、十二指腸内視鏡を用いてVater乳頭（胆管と膵管が合流し十二指腸に開口した部位、ここから肝内で産生された胆汁と膵液が十二指腸内に流入する（第Ⅵ章6節・図6-23を参照））からドレナージチューブを挿入し、病変部（狭窄部）より肝臓側の胆道内にその先端を置くというもので、狭窄部より肝臓側の胆管内にある胆汁を外に排出させる。持続的なドレナージが必要な場合は、細い管を鼻孔から外へ誘導する**内視鏡的経鼻胆道ドレナージ**（ENBD：Endoscopic Nasobiliary Drainage）が行われる（図4-42）。

③内視鏡的乳頭括約筋切開術
（EST：Endoscopic Sphincterotomy）

総胆管結石や胆汁の排出を促す目的で行われる。同部を切開することで、砕石用処置具の挿入も容易になる。前項のドレナージチューブ挿入も容易になるが、開口部拡張のためにバルーンを用いる場合もある。手技としては、十二指腸内視鏡の鉗子口からEST用ナイフの挿入部を入れ、その先端を内視鏡の先端側方に出して**Vater乳頭**から**総胆管**内へ挿入し、切開ワイヤに**高周波電流**を通電させることで乳頭の一部を切開して開口部を広げるというものである（図4-43）。

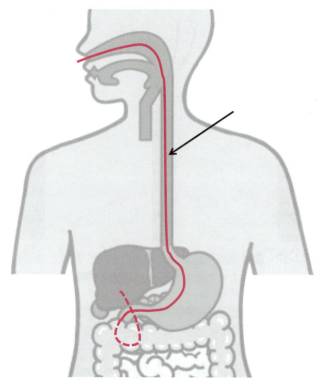

図4-42　ENBDチューブ：鼻孔から咽頭-食道-胃-十二指腸を通ってVater乳頭から胆道に挿入され、胆道の狭窄部を超えてチューブ（→）が留置される。

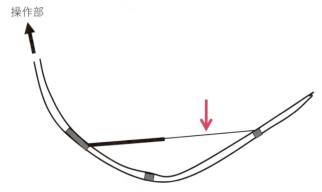

図4-43　EST用ナイフ先端の一例：鉗子口から挿入する部分の先端形状で、この部分を十二指腸からVater乳頭内に挿入して切開ワイヤ（→）を切開しようとする組織にあて通電することで止血と切開を同時に行う。

④内視鏡的胃瘻造設術

胃より肛門側の消化管に閉塞がある場合の胃内容の排液や、食道や噴門が閉塞している場合の経腸栄養のために行われる。内視鏡を用いて胃内に送気して胃を拡張させ、腹壁に密着させた状況で、腹壁外から穿刺針で穿刺、ガイドワイヤを通した後、胃瘻用の装具を腹壁と胃壁を

ともに貫く形で装着する手技である（図4-44）。のために用いられる。

（臼杵尚志）

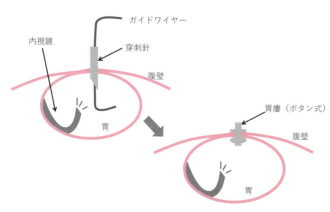

図4-44 内視鏡を用いた胃ろうの造設手技：胃内に挿入した内視鏡で胃を拡張させて胃壁と腹壁を密着させ、視認しつつ穿刺針で腹壁と胃壁を一緒に穿刺、ここにガイドワイヤーを通す。このガイドワイヤーに沿わせて胃瘻（図はボタン式）を入れ腹壁に固定する（胃ろうについては、172頁参照）。

6節 手術療法

1 手術療法とは

手術療法とは、主に人体に切開を加える**侵襲的**な手段で疾病や外傷の治療を行う方法である。腹壁や胸壁を大きく切開し広い術野を展開して行う方法と、鏡視下手術のように侵襲の低減を目指して小さな切開で行う手術に大別されるようになったが、より侵襲を小さくするため、適応がある事例に対しては**血管内治療**も行われている。

2 麻酔

麻酔は、外科的手術の際、手術の侵襲（刺激）に対するストレス反応（血圧や心拍数の変動、体動など）を抑制し、出血などの外科手術の影響（好ましくない面）を代償して生体のホメオスタシスを維持する目的で施行される。麻酔は大別して全身麻酔と局所麻酔に分類できる。原則として前者は意識の消失を伴い、後者は意識の消失を伴わない。

（1）全身麻酔

主に脳に作用し、意識を消失させる作用を持つ薬物による麻酔の総称である。局所麻酔だけでは施行不可能な手術（長時間手術、脳神経外科手術、胸部や腹部手術など）、局所麻酔の施行が不可能な手術（小児の手術、血液凝固に作用する薬剤を投与されている患者など）に施行される。

①全身麻酔に必要な要素

全身麻酔に求められる要素として、下記のものが挙げられる。

・痛みの除去（**鎮痛**）
・意識消失、健忘（**鎮静**）
・不動化（**筋弛緩**）

手術中の患者の体動は、手術の進捗に多大な影響を与える（手術を行う側は患者が動かない方が手術をしやすい）。一方、患者側にも動くことにより不必要な身体への傷害などの不利益が生じる。ただし、「不動化＝**筋弛緩薬の投与**」ではない。良好な鎮痛鎮静状態（麻酔深度）であれば、筋弛緩薬の投与が不要なことも多い。

②全身麻酔に使用される薬物

● 吸入麻酔薬

吸入により、肺を通して血液中に入り中枢神経系（脳、脊髄）に作用し麻酔効果を発現する薬物であり、揮発性**吸入麻酔薬**とガス麻酔薬に分類される。

〈揮発性吸入麻酔薬〉

常温では、液体であり、麻酔器に組み込まれた気化器により気化（気体にする）させ吸入させる。現在、本邦で主に使用されているのはデスフルラン、セボフルラン、イソフルランである。

〈ガス麻酔薬〉

常温で気体の麻酔薬で、臨床では**笑気（亜酸化窒素）**が使われている。

● 静脈麻酔薬

経静脈的投与により中枢神経系（脳）に作用し麻酔効果を発現する薬物である。

臨床で使用されている薬物には、**プロポフォール**、バルビタール系薬物（チオペンタール、チアミラール）、ケタミン、ベンゾジアゼピン系薬物（ミダゾラム、ジアゼパム）がある。なお、ケタミンは、2007年より麻薬指定とされたが、薬理作用の点からは、麻酔薬に分類される。

③麻薬系鎮痛薬

患者の痛みを除去する目的で使用される。代表的な薬物はモルヒネであるが、手術麻酔では、**フェンタニル、レミフェンタニル**が主として使用される。

レミフェンタニルは超短時間作用性のため、シリンジポンプで持続投与する。近年、吸入麻酔薬を全く使用せずに、プロポフォールとレミフェンタニルを組み合わせた全静脈麻酔（TIVA：Total Intravenous Anesthesia）が用いられることもある。

④筋弛緩薬

神経筋接合部に作用して、神経からの筋収縮の伝達を阻害することにより筋弛緩作用を得る。手術操作を容易にする（開腹術に際して特に適応がある）、**気管挿管**を容易にするなどの目的で使用される。スキサメトニウム（サクシニルコリン）、ロクロニウムが臨床で使用されている。筋弛緩薬が投与されると横隔膜を始めとする呼吸筋が麻痺するため、筋弛緩薬は、適切な人工呼吸管理が行える環境下で、筋弛緩薬に精通した医師のもと使用されなければならない。筋弛緩薬自体には、鎮痛、鎮静作用がない。筋弛緩薬単独の投与は、患者に大きな恐怖を与えるため、必ず麻酔薬を併用する。

（2）局所麻酔

局所麻酔は、痛みの伝わる神経の通り道（痛覚伝道路）を局所麻酔薬で遮断することにより鎮痛効果を得る。原則として意識に影響を及ぼさない。また、運動神経をブロックすることにより、筋弛緩効果を得ることも可能である。臨床で使用されている局所麻酔薬としては、リドカイン、ブピバカイン、ロピバカイン、レボブピバカインなどがある。

（3）投与部位による分類

①表面麻酔

皮膚や粘膜の表面に局所麻酔薬を塗布、噴霧、点眼することで、除痛を得る方法である。

②浸潤麻酔

局所麻酔薬を皮膚切開部位や手術部位に浸潤するように注射する方法である。

③静脈内区域麻酔

四肢を駆血帯で圧迫した状態で局所麻酔薬を静脈内に投与する方法で、駆血帯で圧迫した部位より末梢の部位が麻酔される。

④伝達麻酔

麻酔を必要とする部位を支配する脊髄神経中枢側の適切な部位に局所麻酔薬を注射する方法である。

● **末梢神経ブロック**

末梢神経周囲に局所麻酔薬を投与し、神経支配領域の無痛を得る。近年、超音波ガイド下に末梢神経ブロックを行うことにより効果の確実性、安全性が向上したため、広く普及してきた（図4-45）。

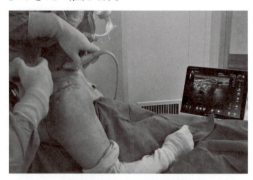

図4-45　超音波ガイド下腕神経叢ブロック
（斜角筋間アプローチ）

⑤脊髄くも膜下麻酔

脊髄くも膜下腔の脳脊髄液中に局所麻酔薬を投与することにより、脊髄神経を麻酔する方法である。脊髄穿刺を避けるため、第2・3腰椎間以下で施行する（通常、脊髄は第1腰椎下端の高さで終わっている）。

下肢の手術、**経尿道的前立腺切除術**などで使用される。また、**帝王切開術**では、母体から胎

児への薬物移行が全身麻酔薬と比較して少なく、出生直後に母児が対面できるという利点があるため、本麻酔法が適応となることが多い。

⑥硬膜外麻酔

硬膜外腔に局所麻酔薬を投与し、脊髄神経を麻酔する方法である。硬膜外腔は陰圧であるため、陰圧を指標として硬膜外腔を同定する。このため、脊髄の存在する脊椎レベルでも脊髄穿刺の危険は少ない。カテーテルを留置すると、そこから局所麻酔薬を必要に応じ追加投与できるため、術後鎮痛にも非常に有効な手段となる。このため、胸部、腹部、下肢の手術では、全身麻酔に硬膜外麻酔を併用した麻酔法が選択されることが多い。

(4) 麻酔の時間軸

全身麻酔は経時的に導入、維持、覚醒に大別される。通常、全身麻酔導入後に気道確保が行われる。また、全身麻酔を施行する前に必要に応じて局所麻酔を施行することもある。いずれの麻酔を施行する前にも、患者の状態を把握するために麻酔科医自ら診察を行う(麻酔前診察)。

①導入

麻酔をかけること(覚醒状態から、意識消失状態へ移行させること)を導入と呼ぶ。患者は特別な麻酔前投薬が投与されていない限り普段と変わらない状態で手術室へ入室する。静脈ルートが確保された後、効果発現まで時間の短いプロポフォールあるいはチアミラールの静脈麻酔薬が用いられる「急速導入」が標準的である。小児などで静脈ルート確保の協力が得られない場合には、マスクで吸入麻酔薬を吸入させる「緩徐導入」が用いられる。

②気道確保

麻酔の導入に伴い、患者は舌根が沈下し、呼吸が減弱するため呼吸管理が必要になる。また、多くの場合、空気の通り道を確保する**気道確保**を行う。

気道確保の方法には、①頭部後屈顎先挙上などの用手的手段、②**ラリンジアルマスクエアウェ**イ(LMA:Laryngeal Mask Airway)(図4-46)、③**気管挿管**(経口、経鼻)などがあり、手術内容などを考慮し選択される。

気管挿管には、気道確保の他、消化管手術、充満胃(胃に食物が残っている)では、誤嚥(胃内容物が、肺へ吸引されること)を防止するという役割もある。

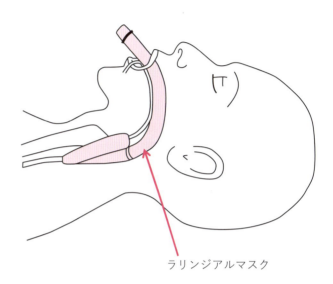

図4-46 ラリンジアルマスク：短時間の手術などで気管内にチューブを挿入したくない時に用いる。咽頭の深部まで挿入して開口部が喉頭に向かうように留置し、チューブを通じて換気が行われる。

③維持

導入によって麻酔がかかった状態を手術終了まで維持すること。鎮痛・鎮静・筋弛緩の要素を満たすため、先に述べた麻酔薬、麻薬系鎮痛薬、筋弛緩薬、局所麻酔法を組み合わせる(バランス麻酔)。患者の状態、術式を考慮して、薬物、局所麻酔法の選択を行う。また、呼吸管理だけではなく、麻酔薬や手術操作における血圧や心拍数の変動に対処するため循環管理、輸液管理を行う。

④覚醒

麻酔から目を覚まさせること。手術終了に合わせて麻酔薬の投与を停止する。吸入麻酔薬は呼吸に伴い、呼気から体外へ排出される。静脈麻酔薬は肝臓・腎臓により代謝・排泄される。麻酔薬の体内血中濃度の減少に伴い、患者の覚

醒が得られる。

患者覚醒が一定レベルまで回復したのを確認した後、挿管チューブやLMAなどを抜去する。神経系（意識状態・運動・知覚・麻痺など）や呼吸（麻酔薬や筋弛緩薬、麻薬性鎮痛薬の残存による呼吸抑制など）、循環（血圧、心拍数など）に問題がないことを確認し、手術室から退室させる。手術内容や患者の抱える合併症により、手術終了後に集中治療が必要になる場合がある。

（5）麻酔中の監視

麻酔中の患者の安全を維持・確保するために、手術術式に応じて、さまざまな監視モニタを装着する。患者監視は、全身麻酔だけではなく、硬膜外麻酔及び脊髄くも膜下麻酔などの局所麻酔での手術でも厳格に行う。下記に麻酔中のモニタを示す。

- 麻酔を担当する医師による看視
- 酸素化のチェック
  - ・パルスオキシメータ：動脈血酸素飽和度を連続的に測定する（臨床工学第Ⅲ章2節①参照）。
  - ・局所混合血酸素飽和度モニタ：脳などの局所の酸素飽和度を連続的に測定する。
- 換気のチェック
  - ・カプノメータ：呼気中の炭酸ガス濃度を連続的に測定する（臨床工学第Ⅲ章2節2参照）。
  - ・換気量モニタ：1回換気量、1分間の換気量を測定する。麻酔器に装備されている。
  - ・気道内圧モニタ：気道内の圧測定を行い、麻酔中に変化し得る気道や肺胞の状態を推測するためのもので、麻酔器に装備され、グラフィックモニタで表示される。
- 循環のチェック
  - 心電図モニタ（臨床工学編第Ⅲ章1節1参照）
  - 血圧測定
  - ・マンシェットによる血圧測定（臨床工学編第Ⅲ章1節②（2）参照）。
  - ・観血式動脈圧測定：動脈内にカテーテルを挿入し、連続的に血圧を測定する（臨床工学編第Ⅲ章1節①（1）参照）。
  - 心機能モニタ
  - ・肺動脈カテーテル：肺動脈までカテーテルを挿入し、心拍出量、肺動脈圧、等を測定する（臨床工学編第Ⅲ章1節③（2）参照）。

- ・経食道心エコー：食道にエコーのプローブを挿入し、弁逆流、駆出率、等を測定する（第Ⅲ章5節①③、同6節⑥（7）参照）。
- 体温のチェック
  - 体温測定：行われる手術の内容などを考慮し、膀胱温、直腸温、食道温、皮膚温などが測定される。
- 筋弛緩のチェック
  - 筋弛緩薬が用いられる手術では、その効果を測定するために筋弛緩モニタが用いられる。

③ 手術の分類

手術は様々な視点で分類されている。手術の目的による分類、感染症予防の観点からの分類、臓器別・診療科別の分類などであるが、ここでは総論的観点からの分類について述べる。

（1）目的からみた分類

①切除摘出手術

悪性腫瘍に対する手術が主体であるが、迷入した異物を取り除く手術や膿瘍（うみの溜まり）に対する切開排膿などもこれに相当する。

悪性腫瘍はほとんど全ての臓器に発生するが、血液の腫瘍である白血病やリンパ腫を除いて、薬物療法のみで治療できるものは少なく、現在でも切除が基本である。悪性腫瘍に対しては腫瘍周囲の正常部分をも含めた広範な切除が必要で、悪性細胞を完全に除去することを目的としている。

脳や脊髄の手術では運動中枢や運動神経の線維が存在する部分に腫瘍があって、その部分を摘出してしまうと運動麻痺などの後遺症を生じる可能性がある。このため、術中に電気刺激を行って機能を手術中に確かめることがあり、運動誘発電位（MEP）、体性感覚誘発電位（SEP）、聴性脳幹反応（ABR）などが行われている（第Ⅲ章4節③参照）。

近年、悪性腫瘍に対する治療成績は大きく向上しているが、その理由としてはMRIなどの画像診断技術の進歩により腫瘍の占居領域が正確に診断できるようになったことと、手術に化学

療法や放射線治療を組み合わせる集学的治療が奏効するようになったことが挙げられている。

②再建手術（移植術を含む）

失われたり、低下したりした機能や組織・臓器を再建する手術が再建手術である。再建手術の主体は組織や臓器を移植する手術やインプラントを含む人工臓器である。移植には2通りある。1つは自家組織を用いるものであり、もう1つは同種臓器を用いるものである。

自家組織移植としては、皮膚移植、角膜移植（自家培養角膜上皮）、骨移植が行われている。微小血管吻合を行えば、より大きな組織の移植が可能である。下咽頭-頸部食道の切除後にはしばしば小腸の一部を用いた再建術が行われている（図4-47）。これら組織移植は皮膚や骨などの大きな欠損に対して行われ、整形外科や形成外科が手術を担当する。

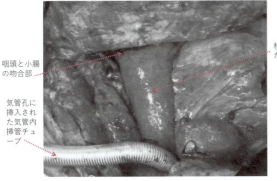

図4-47　下咽頭・喉頭・頸部食道切除後の再建術：本人の小腸の一部を切除し、頸部の血管と小腸の栄養血管を吻合した後、咽頭-小腸・小腸-食道の吻合が行われている。

臓器移植は自家組織を用いることができないため、ドナーが必要であり、生体移植、死体移植、脳死移植に分類される。生体移植は腎移植、部分肝移植などであり、死体移植は角膜、腎臓、膵臓が対象となる。脳死移植は心臓、肺、肝臓、腎臓、膵臓、小腸、角膜が対象となる。生体材料を使用することが困難な場合には、人工関節、インプラントなどによる再建が行われるが、国民の高齢化に伴って人工関節の手術は増加の一途をたどっている。また、内耳に起因する難聴に対する鼓室形成術や白内障に対する眼内レンズ挿入手術も、広く行われている再建手術である。

他に、中枢神経（脳・脊髄）、末梢神経の圧迫（除圧）手術なども再建手術に相当し、胃切除の際等に行われる消化管再建手技も再建手術に含まれる。

③矯正手術

外表から容易に確認できる奇形や変形に対して行われるのが矯正手術である。主に骨、関節、脊椎が対象となるため、整形外科の手術が主体となるが、美容外科もこれに含まれる。

内反足（先天奇形であり、足部が母趾側に曲がり、足関節が底屈する）に対する矯正手術、側弯症矯正手術、脚延長術（骨折の治癒過程を利用し、徐々に骨を延長することで自然に骨が再生され、結果として足が伸びる）などがこれに相当する。

④修復手術（骨折などの整復を含む）

機械的ダメージにより組織や臓器が破綻し障害を来した場合に行われるのが修復手術である。救命のためや臓器の機能障害回避を目的とするため緊急を要することが多い。頭部外傷や骨折、四肢切断などの外傷、大動脈瘤破裂、消化管穿孔などに対する手術である。

（2）手術部位感染症の観点からみた手術の分類

周術期及び遅発性に発生する手術創の感染を、手術部位感染（SSI：Surgical Site Infection）と呼ぶ。その発症リスクの多寡には手術の因子と患者側の因子が影響し、患者側の因子としては年齢や糖尿病、肥満、免疫抑制状態、栄養不良、既存の感染症、慢性疾患などの有無が挙げられる。手術の因子としてはそれぞれの手術の「手術手技」、「術創への細菌の混入程度」、「手術時間」、「手術の緊急度」などが挙げられ、以下に示す清潔手術（Class Ⅰ）、準清潔手術（Class Ⅱ・Ⅲ）、汚染手術（Class Ⅳ）に分類されている。

SSIの頻度は、清潔手術で2〜6％、準汚染手術で4〜15％、汚染手術で15〜30％といわれてきたが、

種々の対策（本節の5を参照）により、改善傾向にある。

①清潔手術　手術創の清浄度分類：Class I Clean（清潔）

　非外傷性、待機的手術で、消化管や呼吸器・尿生殖器に達しない手技であり、無菌操作の破綻がなく、一次閉鎖される手術を指す。代表的な手術は、乳房切除術、甲状腺手術、心・血管手術、運動器の手術、脳・神経の手術などで、これらの手術では皮膚常在菌以外には細菌汚染の可能性がない。

②準汚染手術　手術創の清浄度分類：Class II Clean-Contaminated（準清潔）とClass III Contaminated（不潔）

　呼吸器・尿生殖器・消化管など、常在菌の存在する臓器にメスが加えられる手術が準汚染手術に分類される。このうち、術中の汚染が少ないもの、または、最小限の菌混入にとどまるものがClass II（準清潔）に分類され、胃切除、子宮摘出術などで術野の汚染が少ないものが該当する。一方、同じ臓器に対する手術でも消化器の内容物が多量に流出する場合や開放性の新鮮な外傷に対する手術など術野の無菌性に大きな破綻があるものをClass III（不潔）に分類する。

③汚染手術　手術創の清浄度分類：Class IV Dirty-Infected（汚染・感染）

　糞便などの消化管内容物による汚染、処置の遅れた壊死組織のある汚染外傷、膿汁を伴った急性細菌性炎症などに対する手術が汚染手術に分類される。穿孔性腹膜炎、腹腔内膿瘍、痔瘻の手術など、汚染が手術前にすでに起こっていて感染が成している事例が該当する。

（3）悪性腫瘍の手術
　　（根治度・切除範囲からの分類）

　悪性腫瘍の多くは周囲の組織内に染み込むように進展し、また、リンパ管内を流れるリンパ流を介して原発巣以外の部位へと転移する（リンパ行性転移）。したがって悪性腫瘍に対する手術では腫瘍の進展が想定される周囲の正常組織やリンパ組織を腫瘍と共に切除することになる。その切除範囲の観点から悪性腫瘍に対する手術は「標準手術」「拡大手術」「縮小手術」に分けられる。また、近年では切除範囲の縮小を企図した手術やQuality of Life（QOL）に配慮した手術も多く行われている。

①標準手術

　悪性腫瘍に対する外科治療は、各臓器のがんに対して科学的根拠を積み重ねることでより妥当と考えられる術式が選択されている。これが標準手術（それぞれの時代の標準手術）である。これらの術後成績は、根治性、予後、合併症などに関して明示され、国際的にも認められている。我が国では、いずれの臓器についても系統的リンパ節郭清や切除範囲に関する規約が整備されている。

②拡大手術

　より高い根治性を目指す意味で、または、すでに腫瘍が高度に進展した状態に対して、切除範囲あるいはリンパ節の郭清範囲を標準手術より拡大させたて行う手術を拡大手術と呼んでいる。一方、切除範囲の拡大は術後の身体機能やQOLを低下させる可能性があるため、その是非についても多面的な検討が行われてきた。

　例えば、肺がんでの大血管系浸潤例における合併切除（拡大手術）は、予後の向上が得られず、合併症の頻度が高いために行われなくなった。高度進行胃がんに対して結腸間膜根部から後腹膜に到達し結腸、膵臓、脾臓と胃を一塊にして摘出する左上腹部内臓全摘術も拡大手術として行われて来たが、手術侵襲の大きさに比して必ずしも予後の改善は得られておらず、適応となる症例は限られている。また、膵がんにおいては拡大郭清の意義は少ないとの評価がなされ、直腸がんの根治性向上を目指して行われて来た神経切除を伴う広範なリンパ節郭清も排尿・性機能障害の観点から見直され、QOLを重視する自律神経温存術が主流になった。

　このように拡大手術については、手術以外の治療法や手術を支える治療手段の変化、医療機器の発展を含む医療技術の進化を念頭に、その

成績（治癒率・術後機能（QOL）両面からの成績）が繰り返し評価され続けている。このため、かつて標準手術とされていた乳房、胸筋、腋窩リンパ節を一塊として摘出する定型的乳房切除術は、切除範囲やリンパ節郭清範囲の縮小が行われている現時点では拡大手術と言えるかも知れない。

③縮小手術

縮小手術とは標準手術と同等の根治性を有しつつ、機能の温存を図るものである。乳がんに対する放射線治療を加味した縮小手術や術前化学療法を行った上での乳房温存手術、あるいは胃がんに対する幽門輪温存手術や局所切除術などであり、標準手術の手術成績と比較して遜色がないことを確認しつつ、また対象を明確にしつつ進められている。

④SNNS（Sentinel Node Navigation Surgery）センチネルリンパ節ナビゲーション手術

「センチネル」とは「見張り」という意味で、センチネルリンパ節（SN：Sentinel Node）は腫瘍から最初にリンパ流を受けるリンパ節を示す。したがって腫瘍の転移が生じるならばこのリンパ節にまず認めることとなるというのがSNの概念で、SNへの転移の有無により郭清の範囲を決める手術がSNNSである。悪性黒色腫や乳がんなどを筆頭として行われており、縮小手術の広がりにも一翼を担っている。

⑤減量手術

化学療法やホルモン療法、放射線療法の効果が高い悪性腫瘍には「減量手術」が行われることがある。これは、手術単独での根治性を追求せず（あるいは断念して）、一方で患者のQOLに配慮して行われるもので、手術によって体内の腫瘍量を少なくした上で残った腫瘍に対して、その効果の高い治療を付加するという、集学的治療法である。

手術後のQOLを高めるという観点では腫瘍以外の手術にも適用され得る術式選択の概念である。

【参考文献】
1) 日本手術医学会. 手術医療の実践ガイドライン（改訂第3版）. 手術医学 2019, 40 Supplement.

（4）その他の分類による手術の呼称

①小手術・処置

小手術とは、創縫合や小腫瘍切除など、主に外来で行われるものである。切開、皮膚表在の止血などもこの範疇である。外来や入院中に行われる血管内へのカテーテルの留置（抹消静脈カテーテル挿入、中心静脈カテーテル挿入、動脈カテーテル挿入）、膿瘍の切開排膿、熱傷処置、腹腔穿刺や胸腔穿刺とドレナージ、気管切開などもこれに含まれる。なお、これらの小手術の中で、手術室内で行い術後そのまま帰宅が許される手術を外来手術と呼ぶ場合もある。

②デイサージャリー（day surgery）

通常、行われている一般的な入院手術に対して、日帰り、あるいは最長でも1泊までの短期間の入院で手術治療を行う手術を「日帰り手術」、「デイサージャリー」と呼んでいる。麻酔法は問わない。身体への侵襲が小さい手術に適応され、患者側からは日常の業務への影響が少ないという利点がある。病院としても効率的な医業収益への貢献が期待できる。

③緊急手術

多くの手術は、手術を必要とする疾患が診断され、手術準備として心肺機能など全身の状態を把握した後に手術の予定が組まれるが、診断された段階で至急に行わなければ命に係わる、あるいは重大な身体機能の欠失につながると判断され行われる手術がある。頭蓋内出血・大動脈瘤破裂・消化管穿孔による腹膜炎などに対する手術であり、これを緊急手術と呼ぶ。大出血を伴うあるいは四肢の切断につながる外傷や目の外傷などもその対象となるが、胎児の生命や将来の脳機能に影響する緊急帝王切開では一刻一秒を争うこともある。

高度先進医療を担っている病院ほど緊急手術への適切な対応が必要だが、そのためには執刀医師、麻酔科医師、看護師、その他のスタッフ

医療機器安全実践必携ガイド「臨床医学編」

や施設そのものについてもゆとりのある環境整備が求められる。

4 手術部位感染防止

手術部位感染（SSI：Surgical Site Infection）とは、手術操作が加わった後に一次閉鎖をした手術部位の感染で、手術後30日以内（インプラントのある場合は1年以内）に起きた感染のことをいう。術後に起きたドレーンからの逆行性感染や、呼吸器感染、尿路感染などの遠隔部位感染は含まれない。

SSIの発生は入院期間の延長や患者満足度の低下、病院収益への影響、無駄な医療資源の消費につながることから、様々な対策が立てられている。世界保健機関（WHO：World Health Organization）、アメリカ疾病予防センター（CDC：Center for Disease Control and Prevention）、アメリカ外科学会（ACS：The American College of Surgeons）など様々な組織がガイドラインを作成しているが、ここではその防止策の主な点を紹介する。

（1）手術部位感染の分類

SSIは、1）感染の深さが皮膚から皮下組織までの「表層切開部SSI（superficial incisional SSI）」、2）感染が筋膜や筋層に及ぶ「深部切開部SSI（deep incisional SSI）」、3）体腔内に感染が及ぶ「臓器／体腔SSI（organ/space SSI）」の3群に大別される。

（2）SSI防止のための環境整備

①手術室の環境

手術室は天井等に設けられたHigh Efficiency Particulate Air Filter（HEPA filter）を通過した清浄度の高い空気のみが術野に向かう構造になっており、また室内を陽圧に維持することで清浄度の低い周辺区域から汚染した空気が手術室内に流入するのを防いでいる。しかし、室内で人が動くと微小粒子を落下させ、また空気の流れが乱れることから、その汚染度は室内の人数に比例する。このため、手術中は室内に居る人の動きや室外との往来、ドアの開け閉めは最小限にするべきである。

②手術時の服装

手術中の手術室内では術野への微生物汚染を防ぐためにマスクを着用する。これは職員の鼻と口の粘膜を血液や体液の飛散から保護する役目も果たす。同様に血液や体液の飛散から眼の粘膜を防護する目的でフェイスシールドやゴーグルを着用する。

③鋼製器具（手術器械）・医療材料

適切な洗浄・滅菌・保管が行われた鋼製器具（手術器械）を用いる（第Ⅴ章3節参照）。術野で使用される医療材料についても適切に滅菌され、保管されたものであることを確認する。

（3）SSI防止のための全身管理

①術前スクリーニング

術前患者の黄色ブドウ球菌の鼻腔保菌がSSIの発症と密接に関連することが知られており、鼻腔のMRSA保菌スクリーニングがSSI発症の予防に有効との報告もある。必要に応じた術前のムピロシン軟膏などによる除菌が推奨されている。

②予防的抗菌薬投与

予防的抗菌薬投与は手術中に汚染された部位の感染防止のための投与であり、術後の汚染による手術部位感染の防止を目的とするものではない。執刀時に局所の抗菌薬濃度が有効域に達するタイミングで投与を行う。各清浄度分類の手術に対して投与される抗菌薬は以下のとおりであるが、耐性菌の発現を防止する観点から一部の術式を除いて術後の再投与は控える。

●清潔手術

感染症を起こし得る病原菌は黄色ブドウ球菌などのグラム陽性球菌であり、セファゾリンの予防投与が推奨されている。

●準清潔手術

感染を引き起こす病原菌は、消化管手術では大腸菌、肺炎桿菌、プロテウスウミラビスなどのグラム陰性桿菌、バクテロイデス、フラジリスグループなどの嫌気性菌で、第二世代セフェム系薬が中心として用いられる。

— 102 —

● 汚染手術

　グラム陰性桿菌、嫌気性菌の他、腸球菌、緑膿菌などもSSIの起炎菌となるため、これらを念頭に置いた抗菌薬が用いられるが、術前や術中に採取した試料の**細菌培養**を行い、その結果を参考にターゲットを絞って治療を行う。

③酸素投与

　血中の酸素分圧を高めて手術部位に十分な酸素供給を行い、創傷治癒の促進・好中球の貪食能強化につなげるため周術期に酸素投与を行う（図4-48）。

④正常体温の維持

　SSIの誘因となる末梢循環の悪化を防ぐため正常体温の維持は重要である。手術室内の温度は低温に設定されることが多いため、種々の**加温装置**が開発され、用いられている（図4-49）。また、手術室自体の構造も工夫されるようになっている。

⑤血糖値のコントロール

　血糖値の異常はSSI発生に影響するため、糖尿病に罹患しているか否かとは無関係に集中的にコントロールすることが必要である。

⑥正常循環血液量の維持

　手術部位への酸素供給を最適化するため、輸液量をコントロールし、循環血液量を適正に保つ必要がある。

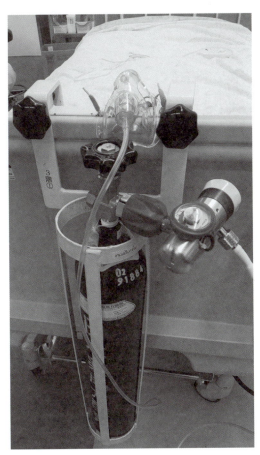

図4-48　酸素ボンベとマスク：手術後の患者を病棟に搬送するベッドには、術直後から使用できるように酸素ボンベとマスクが用意されている。

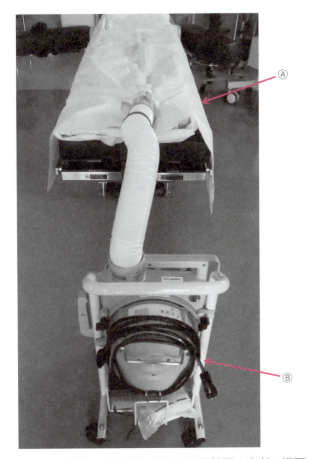

図4-49　手術台に設置された温風加温装置：患者の術野以外の極力広い体表面を中空のブランケット（Ⓐ）で覆い、本体（Ⓑ）で暖められた空気をブランケットに流して、手術中の体温低下を防止する。

（4）SSI防止のための局所管理

①手術患者の術前局所管理

手術部位の剃毛は感染の危険性を高めために行わない。硬毛が邪魔になる場合は手術用バリカン（クリッパー）を用いて極力手術の直前に除毛を行う。術前のシャワー浴や入浴は推奨されるが、その際の消毒薬使用については、皮膚の細菌数を減少させる効果はあるもののSSI発生率を抑制するとの証明はなされていない。

②術野消毒

手術野の消毒には各種アルコール製剤、クロルヘキシジン製剤、ポビドンヨード製剤、オラネキシジン製剤を用い、十分な範囲を消毒する。

③術者の手指消毒（手術時手洗い）

手洗いの方法は「抗菌石鹸と流水による手洗い法」あるいは「アルコールベースのラビング剤を皮膚に擦り込む方法（ラビング法）」が推奨されている。この際に用いる水は水道水であっても無菌水と差がないことが示されている。

④術者の着衣

術者は不織布のディスポーザブルガウンあるいは織られたリユースガウンを着用する。術中の手袋の破損がSSI発生に関与するとの報告から、可能であれば2重手袋を装着する。なお、この2重手袋は術者を職業感染から守る意味もある。

⑤粘着ドレープ（インサイズドレープ）・創縁保護具

プラスチック製の粘着ドレープは抗菌性の有無に関わらず推奨されない。一方、不透過のプラスチック製創縁保護具はClassⅡ～Ⅳの手術に使用が推奨されている。

⑥無菌操作

手術操作を含めて無菌操作の破綻がSSIの最大の原因であるため、手術に関わる全てのスタッフにはその操作への熟練が求められる。手術手技についても外部から術創が汚染されないように注意する、消化管などの管腔臓器内面を不必要に触れないようにするなど、感染防止に対する配慮が必要である。

⑦手術材料

手術には、手術後も体内に残される材料が多く用いられる。縫合糸などがこれに相当するがこれも生体にとっては異物であり、術創の異物はSSI発生率上昇に関与する。このため、吸収性縫合糸やトリクロサンなどの抗菌薬をコートした縫合糸が用いられるようになって来た。

体腔内や手術操作が及んだ部位の情報を得ると共に、貯留液などを排出する目的で種々のドレーンが用いられるが、逆行性感染を防ぐために閉鎖吸引式ドレーンの使用が推奨される。

⑧切開創の洗浄

本邦では手術終了前に生食を用いた切開創の洗浄が行われているが、国際的にはSSI予防に対するエビデンスは乏しいとされ、ヨード含有の洗浄水が推奨されている。

⑨手術後の創管理

手術創を一次閉鎖した場合、24～48時間は滅菌材料で被覆する。挿入したドレーンは可及的早期に抜去する。

【参考文献】
1) Global Guidelines for the Prevention of Surgical Site Infection. https://apps.who.int/iris/bitstream/handle/10665/250680/9789241549882-eng.pdf?sequence=8 accessed October 27, 2020.
2) Sandra I. Berríos-Torres, et al. Centers for Disease Control and Prevention Guideline for the Prevention of Surgical Site Infection, 2017. JAMA Surg. 2017, 152(8), p784-791.
3) Kristen A Ban, et al. Surgical Site Infection Guidelines, 2016 Update. J Am Coll Surg. 2017, 224(1), p59-74.
4) Usuki, et al. New Concept Air Conditioning System for the Operating Room to Minimize Patient Cooling and Surgeon Heating. World J. Surg. 2020, 44, p45-52.
5) MRSA感染症の治療ガイドライン作成委員会編. MRSA感染症の治療ガイドライン, 改訂版2019. 東京, 日本化学療法学会・日本感染症学会.
6) 臼杵尚志. 手術室内での手術部位感染症対策に関する最近の動向. 日本環境感染学会誌. 2021, Vol. 36 No. 3, p136-141

（臼杵尚志）

5 鏡視下手術

鏡視下手術は、1989年に最初の**腹腔鏡下胆嚢摘出術**が報告された後、急速に普及し、手術件数の爆発的な増加とともに、多くの手術術式が行われるようになってきた。後述するような利点を持ち一部の縮小手術などと共に**低侵襲手術**とも呼ばれる。

①手術の概要

対象臓器がある体腔内に**内視鏡**と**処置具**（ハサミ・**鉗子**など）を小さな皮膚切開孔から挿入し、術者は内視鏡から**モニタ**に映し出された映像を見ながら手術を実施する。

②鏡視下手術で使用する医療機器

鏡視下手術に用いる**手術器械（処置具）**は、中空の筒（シース）の一方に術者が操作するハンドル部があり、もう一方の先端部とシース内で連結されている。先端部はその処置具の目的に応じた様々な形状をしておりハンドル部を操作することで先端部を動かせる。シースは5mm径、10mm径のものが多いが小児に用いられる処置具では3mm径のものもある。電気メス本体にコードをつなぐことでハンドル部から高周波電流を流せる構造の物も多く、そのためシースの外壁は絶縁が保たれている。また、電気メス以外のエネルギーデバイスも多く開発されているが、どの機器も体内に挿入する部分は類似の形をしている。

手術に用いられる内視鏡も同様に体内への挿入部は細長い形状であるが、その先端部には手術の対象部分を色々な角度から見られるような種々の工夫がなされている。

③鏡視下手術の利点

皮膚や筋層切開が小さいことから術後の疼痛が少なく、**手術侵襲**からの回復の早さや入院期間の短縮に貢献しているが、創が小さいことは美容的側面からも注目されている。低侵襲手術とも呼ばれるが、創は小さくても体内で行われる手術操作が同じならば侵襲性自体に大差がない場合もある。一方、術者の立場からは、内視鏡によって拡大視が可能になることで、肉眼では必ずしも判別が容易でなかった神経などが視認できるようになり、また、複数の医師が同じ視野を共有できることから、より精度の高い手術が行える利点が指摘されている。最近では3次元画像が得られる機器や、画素数の多い高解像度の機器も開発され、現在も進化し続けている。

④鏡視下手術の問題点

モニタ上の術野画像の多くは2次元で遠近感が得難いこと、術者の触覚が利用できないこと、手術時間が長いこと、指導的助手が補助しつつ手術を進め難いという教育の問題点などが挙げられているが、鏡視下手術の広がりや機器の進化と共に少しずつ改善が図られている。

医療機器が関与するものとしては、モニタに映る範囲が狭いためにその範囲外で腔内に挿入した機器が起こし得るトラブルに気付きにくい点が課題である。加えて、多種類の機器を使用することから相対的に手術室が狭小化すること、処置具の形状が特殊で洗浄が容易ではないこと、**単回使用医療機器**（SUDs：Single Use Devices）の使用による材料費の高騰などが管理面では問題となる。このSUDsの使用量については環境保全の面からも問題として指摘されている。

⑤腹腔鏡下手術

二酸化炭素で**気腹**し、手術操作のための空間と視野を確保することで手術を可能としているが、結果として腹腔内の**気密性**を保つ必要があり、使用される機器にもその機能が要求される。広く行われている**胆嚢摘出術**の他、胃がんや大腸がんに対してリンパ節郭清を併施する手術も多く行われ、これは婦人科・泌尿器科の疾患についても同様である（図4-50）。

⑥胸腔鏡下手術

胸腔は肋骨がドーム状にあることから、術野の確保に気腹のような手法が必ずしも必要でなく、その場合は機器にも気密性が求められない。初期には気胸に対する肺嚢胞の切除が行われていたが、**良性腫瘍、転移性肺腫瘍**の切除も多く行われるようになった。現在は肺がんや食道がんに対

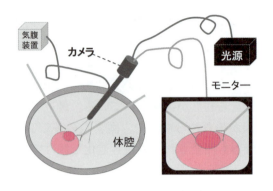

図4-50　腹腔鏡下手術の原理

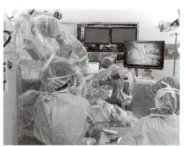

図4-51　手術支援ロボットを用いた手術風景
（術者は患者から離れたコントローラを操作し手術する）

するリンパ節郭清を伴う手術も行われているが、術野を良好に保つために腹腔鏡下手術と同様に二酸化炭素を用いる場合があり、その際には胸腔内の気密性を保てる機器が使用される。

⑦その他の領域における術式

整形外科における**関節鏡**を用いた手術、後腹膜臓器の周囲や乳腺・甲状腺周囲の皮下、ソケイ部の腹膜外腔に送気して術野を確保し実施する手術など、多くの診療科、領域において、機器の工夫により、鏡視下手術が行われるようになってきた。

⑧ロボット支援手術

手術支援ロボットを用いた手術は、術者が内視鏡・ロボットアームと患者から離れた操作台に座り、コントローラを操作して実施される。術者は3次元画像を見ながら手技が行われること、手ぶれがコンピュータで補正されること、手の動きを数分の一に縮小し、細かな操作ができること、助手の役割を果たす鉗子が不用意に動かないことなど多くの利点がある。近年多くの術式が保険診療として認められ広く行われるようになったが、導入時に必要なコストが高額で、使用回数が定められている処置具やメンテナンス費用といったランニングコストの面から必ずしも病院に利益をもたらすものでないことが現在の問題点である（図4-51、図4-52）。

⑨LECS（Laparoscopy and Endoscopy Cooperative Surgery）

最も侵襲の小さな手術は、口や肛門、膣など

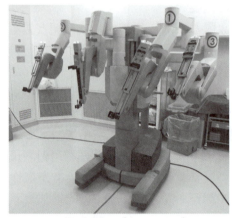

図4-52　手術支援ロボットのロボットアーム

の自然孔から内視鏡を挿入し、その管腔壁を小さく切開して、体腔内に入り、体腔内臓器の処置を行う方法で、全く皮膚を切開しないことから究極の低侵襲手術とも言われるが、現時点での報告数は限られている。その手術への橋渡しとも言われるのが、消化管の内腔からはESD時に使われるような処置具を用い、この内腔側からは行えない手技については腹腔鏡を用いて行う手術である。腹腔鏡と内視鏡が協調して行うという意味でLECSと呼ばれ、国内でも既に多くの施設で実施されている（図4-53）。

（堀口　剛、臼杵尚志）

6 ナビゲーション手術

手術ナビゲーションは、保険診療において2008年から「画像等手術支援加算（ナビゲーション）」という診療報酬が設定され、普及してきた。主に脳神経外科、耳鼻咽喉科、整形外科手術で使用されている。同じナビゲーションでも、カーナビゲーションはGPSなどの全地球測位システムによって車の位置を特定し、コンピュータ処理により現在

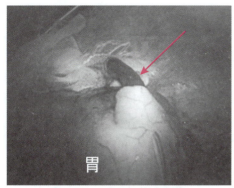

図4-53 LECSの術中画像
(全層切除のために開けた切開孔から腹腔内に出た胃内視鏡(矢印)が、腹腔鏡より観察されている)

位置を地図データ上に表示しているが、手術ナビゲーションは、手術室内に設置した赤外線カメラを用いて手術器具の位置を検出する**光学式**と、磁場を利用して検出する**磁場式**がある。手術中に使用している手術機器が手術部位に対してどの位置にあるか、どの角度にあるかを、画面上に表示するシステムである(図4-54)。術前にあらかじめ撮影したCTデータなどをもとに画像を構築し、手術の最初にレジストレーションを行うことで、画像データと手術器具の位置情報を一致させ使用する。

(小久保安朗)

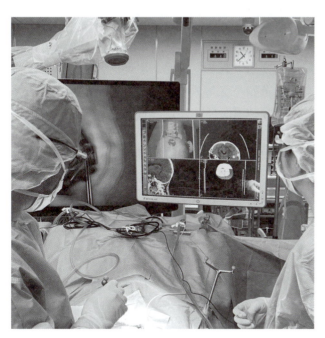

図4-54 左の術者の持つプローブが画面に表示される。

7 ハイブリッド手術

ハイブリッド手術室(図4-55)は、血管撮影室と手術室の機能を併せ持ち、**血管内手術**と開胸、開腹手術が同時に施行可能な手術室である。大口径のX線透視装置と画像処理装置及び可動式透過型手術台を備えている。血管撮影室と比較すると清潔度が高く、血管損傷などの緊急事態に迅速に対応できる。現在、経カテーテル大動脈弁植え込み術(TAVI：Trancatheter Aortic Valve Implantation)はハイブリッド手術室でのみ許可されている。

(堀口　剛、臼杵尚志)

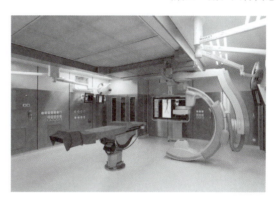

図4-55　ハイブリッド手術室

7節 教育入院

疾患によっては長期的に安定した家庭での治療を継続するため、教育目的での入院を必要とする場合がある。例えば、**糖尿病**に対しては**食事療法**やインシュリン自己注射の指導のために入院し、血糖値の日内変動を観察しつつ行われる。また、直腸がん等に対して**人工肛門造設術**が行われた場合には、病状からは退院が可能な状況であっても、装具の装着法を会得し、退院後の生活を容易にする目的で入院期間を延長させる場合がある。

(堀口　剛、臼杵尚志)

8節 精神療法

精神疾患は、個体としての遺伝的要因と個体に負荷されるストレスなどの環境的要因との相互関係によって表出する。したがって、「遺伝病」や「ストレス病」といった単純化した精神疾患の捉え方は、精

神疾患への誤解や偏見を惹起する不十分な理解である。精神疾患の理解のためには、脳、**自律神経系及び免疫系システム**から成る生物学的視点のみならず、その個体の置かれている心理社会的視点からの検討が必要であり、精神疾患の治療にも、それぞれの視点に特化した治療法がある。精神科の臨床では、疾患の生物学的要因及びこれに罹患している患者の心理社会的要因を考慮し、有用性のエビデンスを有する治療法を適切に統合して、症状の改善と心理社会的機能の回復を目的とする。以下に、精神疾患として代表的な統合失調症、**気分障害**（うつ病及び**双極性障害**）、神経症、ストレス関連障害及び認知症などを対象として**精神科専門療法**について概説する。

1 精神科専門療法

（1）生物学的視点からの治療

①薬物療法

●抗精神病薬

主に**統合失調症**の治療に使用する。統合失調症では、幻覚・妄想などの陽性症状、無為、自閉、感情鈍麻などの陰性症状、さらには、情報処理に関連した認知機能の障害がみられる。これらの症状や認知機能障害の詳細なメカニズムは不明であるが、病態仮説として確からしいのは、D2型ドパミン受容体を介したドパミン機能亢進である。

したがって、このD2型ドパミン受容体を遮断する能力を有する薬物が**抗精神病薬**（クロルプロマジン、ハロペリドールが代表）と成り得て、主に陽性症状の改善に有効であるが、同時に、**錐体外路系**の同受容体の遮断によるパーキンソン症状や隆起漏斗核系の同受容体遮断による高プロラクチン血症などの副作用を惹起し得る。

最近では、これらの副作用を回避することを目的に、5-HT2A型セロトニン受容体遮断作用を有する新規抗精神病薬（リスペリドン、ペロスピロン、オランザピン、クエチアピン）、D2型ドパミン受容体を介する神経伝達活性を適度に維持するD2型ドパミン受容体部分作動

薬（アリピプラゾール）が開発され、有効かつ安全性の高い有用な薬物として使用頻度が増えている。

●抗うつ薬

主に**うつ病**の治療に使用する。うつ病では、意欲減退、興味喪失、思考抑制、抑うつ悲哀感及び自殺念慮などの症状がみられ、これにより勤労、通学などの社会的機能が障害される。これらのうつ状態のメカニズムの詳細は不明であるが、病態仮説として確からしいのは、モノアミン欠乏仮説である。したがって、**シナプス間隙**のセロトニン、ノルアドレナリン及びドパミン濃度を高める能力を有する薬物が**抗うつ薬**と成り得る。1950年代に開発されたいわゆる三環系抗うつ薬は、上記作用を有し、明らかな抗うつ作用を発揮するが、自律神経系のノルアドレナリン及びアセチルコリン受容体遮断により、起立性低血圧、口乾、便秘、尿閉などの副作用を惹起し得る。

最近では、これらの副作用を回避するために、自律神経遮断作用を有しない選択的セロトニン再取り込み阻害薬及び選択的ノルアドレナリン再取り込み阻害薬が開発され、有効で安全な新世代型の抗うつ薬として好んで使用されている。

●抗不安薬

主に、神経症及びストレス関連障害の治療に使用される。不安、焦燥、緊張及び自律神経系のバランス障害による種々の非特異的身体症状（頭痛、動悸、胃腸症状など）が惹起される。主に、ベンゾジアゼピン系の抗不安薬は、GABA受容体と複合体を構成しているベンゾジアゼピン受容体に結合し、抑制性の神経調節を行うGABA系神経伝達を促進することで、上記の精神身体症状を改善させる。

●気分安定薬

主に、**双極性障害**（いわゆる躁うつ病）の治療に使用する。躁状態では、病的爽快、誇大性、精神運動興奮、攻撃性、活動亢進などの症状により、著しい社会的機能障害が惹起される。バルプロ酸ナトリウムや炭酸リチウムなどは、これらの躁症状を可及的に鎮静し、さらには、反復しやすい病相再現の防止にも

寄与する。上記2剤はどちらも有効であるが、炭酸リチウムは治療濃度域が狭いために、血中濃度の測定による適切な治療計画の作成を要する。

●抗認知症薬

認知症の治療に使用する。認知症の代表は、アルツハイマー型認知症であるが、脳内に蓄積する異常タンパクによって神経細胞が変性死し、脳の著しい進行性萎縮が惹起される。このため、短期記憶障害、見当識障害、判断能力低下などから成る知能低下が進行する。未だ原因療法は存在しないが、上記中核症状の改善を目指して、中枢におけるシナプス間隙のアセチルコリン濃度を上昇させる目的で、アセチルコリンを分解する酵素であるアセチルコリンエステラーゼの阻害薬が開発された。初期及び中期においては効果を発揮するが、後期末期に至ると効果に限界を来す。

認知症は、周辺症状として興奮、攻撃性、幻覚、妄想などが併存する場合があり、介護に支障を来すことがある。これらに対して、前述の新規抗精神病薬を、主にパーキンソン症状などの錐体外路症状などの副作用に注意しながら使用すると有用な場合がある。

②電気治療

電気治療（ECT : Electro Convulsive Therapy）は、頭部に必要量の通電をして、けいれんを誘発し、これを一定回数反復することで、統合失調症や躁状態急性期の精神運動興奮、統合失調症やうつ病における昏迷、うつ病急性期の切迫した自殺念慮の改善を図る目的で行われる。

ECTを直訳すると電気「けいれん」療法となるが、最近では麻酔科医による呼吸循環管理の下で、静脈麻酔薬、筋弛緩薬を使用し患者が意識のない状態で、かつ通電時の筋肉のけいれんを誘発せずに施行できる修正型ECTが推奨されている。

（2）心理社会的視点からの治療

①精神療法

患者の悩み、不安を傾聴することで、患者が聞き手と語るうちに、自らの抱える問題のありかとともに、物事の受け止め方、考え方、自己評価の偏りなどに気付き、客観的に捉えられるようになり、その問題解決に向けて自ら行動していくことを手助けするのが精神療法の基本である。したがって、主な適用は、神経症、ストレス関連障害であるが、病期によっては統合失調症や気分障害にも有用である。

②認知行動療法

精神療法を基本的な対応とすることで、患者自らの「認知の歪み」に気付かせ、この問題解決のために、段階的な目標設定と目標到達のために自ら行動していくという一連の過程を手助けするのが認知行動療法である。したがって、適用は、物事の受け止め方、考え方、自己評価についての「認知の歪み」を有する全ての症例であるが、主にパニック障害などの神経症圏の疾患、うつ病治療などに用いられる。最近では、病期によっては、統合失調症にも有用なことが認識されている。

③作業療法

種々の精神症状によって惹起された生活及び社会機能障害の回復を、作業療法士の指導を得ながら、手作業、運動などを通じて実現する治療である。

一定の時刻に起床し、交通機関を利用して一定の場所に通い、まずは短時間から取り組みやすい作業に集中し、次第に段階を上げ、自信をつけていくという一連の過程を経て、生活、社会機能の回復実現を目指す。主に、統合失調症患者の退院後の社会参加を目的に行われてきたが、最近では、うつ病患者の職場復帰に向けてのリハビリテーションとしての重要な取り組みとなってきている。

（堀口　剛、臼杵尚志）

9節 リハビリテーション

リハビリテーションは、傷病・疾病で低下した身体的・精神的機能の回復、障害の克服、ヒトの営みの基本である活動を育むことを目的に行われる。活動とは、日常での起き上がる、座る、立つ、

— 109 —

手を使う、見る、聞く、話す、食事をする、排泄をするなどがあげられ、これらの活動を組み合わせて掃除、洗濯、料理、買い物などの家庭での活動につながり、さらには学校生活、就業、スポーツなどの社会での活動に発展していく。これらを育むことがリハビリテーション医療の大きな目的である。

医療におけるリハビリテーション診療は医療保険が適用され、介護分野におけるリハビリテーションアプローチは医師よるマネジメントのもと介護保険が適用される。また、リハビリテーション医療は、疾患や外傷が発生した直後の**急性期**、急性期の後の**回復期**、在宅や施設での自立を目指す**生活期**の3つのフェーズに分けられ、各フェーズで治療施設が変わっていく。急性期は急性期病棟を持つ病院、回復期は回復期リハビリテーション病棟を持つ病院、生活期は療養型病棟を持つ病院、介護施設、在宅医療、訪問リハビリテーションで行われる。また、リハビリテーション医療には、多くの職種が関わっている。リハビリテーション科医、理学療法士（PT）、作業療法士（OT）、言語聴覚士（ST）、義肢装具士、看護師、管理栄養士、薬剤師、社会福祉士・医療ソーシャルワーカー、介護支援職員・ケアマネージャー、介護福祉士、臨床心理士など多職種が関わり、チーム医療を行っていく。

実際にリハビリテーション医療を行う際に、様々な尺度を用いて心身機能、活動、ADL（activities of daily living:日常生活動作）、QOL（quality of life:生活の質）を評価し、診断あるいは治療効果の判定を行っている。尺度、質問用紙による評価の他に、種々の機器を使って客観的な数値を基に、診断、治療効果を評価するものもある。例えば、筋力は多用途筋機能評価運動装置（図4-56）を用いて評価している。主に股関節外転筋力、膝伸展筋力などを測定する。歩行機能を評価分析するために、歩行解析（図4-57）が行われる。床反力計とCCDカメラにより、骨盤・下肢関節の角度、加速度を測定する。バランス能力は、足圧分布測定システム（図4-58）により評価している。脳梗塞、脳出血、パーキンソン病などで使用している。体成分分析装置（図4-59）は、骨格筋量を測定する機器で、サルコペニアや廃用症候群などの評価を行ってい

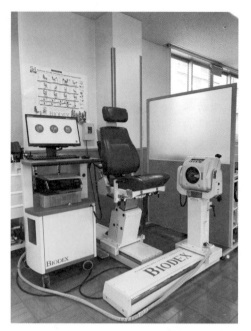

図4-56　多用途筋機能評価運動装置

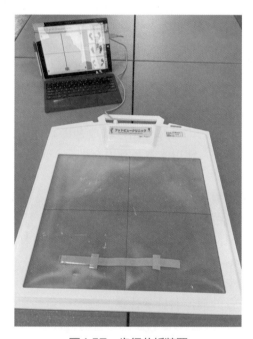

図4-57　歩行分析装置

る。自転車エルゴメーターは（図4-60）、心電計などと接続して心疾患における運動負荷試験で試用するほか、有酸素運動のトレーニングにも試用する。

リハビリテーションの対象となる疾患は多岐にわたり、脳血管障害・頭部外傷、運動器疾患、脊髄損傷、神経筋疾患、切断、小児疾患、リウマチ性疾患、循環器疾患、呼吸器疾患、内分泌代謝性疾患、摂食嚥下障害、がんなど身体機能を低下させるあらゆる傷病・疾病が対象となる。リハビリ

第Ⅳ章　治療学

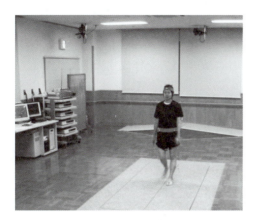

図4-58　足圧分布測定システム

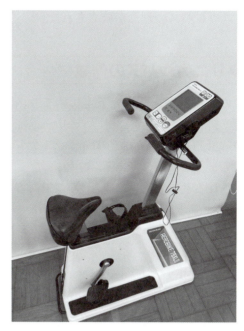

図4-60　自転車エルゴメーター

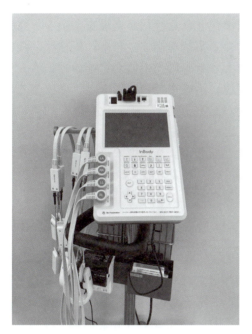

図4-59　体成分分析装置

テーション医学・医療は、単に傷病・疾病により低下した機能を回復させ、障害を克服するだけでなく、全ての年齢層で活動を育むという観点に立ち、身体機能の回復・維持・向上を図り、生き生きとした社会生活をサポートするとともに、障害の一次予防、二次予防における役割を担っている。

【参考文献】
1) 久保俊一　編. リハビリテーション医学・医療コアテキスト. 医学書院, 2018.

(小久保安朗)

10節　クリニカルパス

近年の医療管理学の中で、安全管理、経営管理の上で非常に注目されているキーワードが、クリニカルパス（clinical pathway）である。

1　クリニカルパスの基本理念

そもそもクリニカルパスという言葉は、製造工程管理の基本理念として唱えられ、多くの職域、職種、人が携わる製造工程を、安全、効率的かつ確実に遂行し、さらにはその工程が、いつ何時にでも検証可能であることを表すものである。

この理念の米国の医療・病院管理への導入は、1983年のDRG／PPSの導入がきっかけとなっている（「医療概論」編第Ⅳ章3節参照）。現在でも医療費の増大は世界各国の緊急課題ではあるが、当時の米国にあっては、救急医療を始めとして、コストの削減のために、どのようにして効率的に病院運営を行うか、かつそのために安全を損なわないようにするためにはどのような方法があるかを模索していた時代であった。そのために、決められた予算の中で、それに見合った医療を効率的に提供する方法として、患者を生産ラインに見立てて、共通作業、資材の供用、人員の効率運用、生産工程に要する時間の短縮化を図った結果、現在

のクリニカルパスの理念が確立された。

❷ クリニカルパスの作成

患者の治療計画を、検査予定に始まり、治療、安静度、排便、食事指導、リハビリ、退院までのあらゆる計画を時間軸とその内容でスケジュール表としてまとめたものである。

構成される基本要素は、下記の4つである。

- ・時間軸
- ・ケア介入
- ・標準化
- ・変化要因（バリアンス：variance）

これらを患者属性、疾患別、治療別に適切にグループ分けをして、そのスケジュールに則って治療を進めていくことになる。

各要素について簡単に以下に触れる。

①時間軸

いわゆる予定時間を示す。何時から、何日目に、何をするかを時間軸の上に診療（治療・検査）予定を組む。診療行程の基準となるもので、クリニカルパス作成に当たっては、まずこの時間軸を設定することから始まる。

②介入

治療プロセスは当然、疾患により、あるいは患者の年齢、重症度によってそれぞれ異なるが、さらにスタッフの質と量（数）、それぞれの互いの連携の親密さによって治療のプロセス、特に時間軸は大きく変わる。このスタッフに関わる診療プロセスへの変化要因を（スタッフによる）介入という。仮に診断名が同じであっても、クリニカルパスが異なる理由は、治療の内容も含めて、施設の特性、さまざまな制限の差によるものが大きい。

③標準化

疾患によって、あるいは患者の属性（年齢、重症度など）によって、診療プロセスは大きく変わる。疾患によって異なるのは致し方ないとしても、同じ疾患であればできるだけ診療プロセスを統一することにより、計画的に、円滑に、

さらには省力化を図って診療を進めることが可能となる。したがって、診療プロセスの標準化はクリニカルパスを作成する上で非常に大切で、根気のいる作業である。

実際には従来行われてきた診療行程の中から、最も多くの場合に当てはまっていたと思われるものを選び、この行程をもとに、次に挙げる変化要因がなければ、そのままで診療が進んでいくと思われる、基本となる診療行程を作成することになる。

④変化要因（バリアンス）

標準化された行程が変更を余儀なくされる原因となる事柄を指す。年齢、既往歴、症状の程度などがそれに当たるが、その他にも、感染症の罹患、治癒までの時間など、さまざまな**変化要因**がある。実はこの変化要因を的確に把握することが、治療プロセスの見直し・改善の手がかりとなり、より精度の高いクリニカルパスを作っていく上での最大の材料となる。

❸ クリニカルパスの実際

上記のような手順、検討によって、クリニカルパスは作成される。紙媒体で行われることもあるが、近年、電子カルテ上で運用されることも多い。ここにその1例として、手術患者のクリニカルパスの基本的な書式の例を記す（表4-5）。

❹ クリニカルパスの利点と欠点

クリニカルパスの導入は、患者、病院の双方にとってそれぞれ、利点と欠点がある。

①患者にとっての利点と欠点

利点としては、治療の経過が分かり、治療の終わり、社会生活への復帰までの経過が分かりやすいことが挙げられる。また、その内容を提示されることで、医師の**インフォームド・コンセ**ントの内容把握に役立ち、またあらかじめ自ら受ける医療のレベルを知ることもできる。一方で、クリニカルパスに適応しないような患者の多様性に対して、画一的な医療になってしまう

表4-5　手術患者のクリニカルパスの書式例

月　日							
病　日	入院			手術日	術後第2日	術後第5日	
食　事				朝より絶飲食	朝より全粥	朝より普通食	
安静度	自由			ベッド上安静			
処　置				静脈ルート確保		ドレーン抜去	
医　師	入院時指示書		手術同意書	手術			
看護師	入院看護計画書		清拭		採血		
検　査	心電図、胸部X線写真				血液検査	術後X線写真	
リハビリ					トイレ可		

可能性がある。

②病院のメリット

標準化を基本にした治療計画は、医療資材購入、運営コストなどのコストの面でも標準化できることを示しており、経営の管理運営を容易にできる。我が国でもDPCの導入が進められている今日において、このクリニカルパスの導入は最良の手法として評価されつつある。

③職員にとっての利点と欠点

スタッフの質、量によって提供される医療の質の不均一を是正できる点で、スタッフの負担の軽減につながる。入院（診断）から治療まで、看護、介助、介護を行うスタッフにとっては、クリニカルパスを使用すると従来行われていた多くの手順を軽減できる。しかし、医療・看護が一連の業務になってしまい、標準化できない患者に合わせた医療がおろそかになることや、適合しない患者に対する職員の戸惑いが生ずる恐れがある。

5 クリニカルパスの有効活用

クリニカルパスの導入は現在の病院運営の宿命ともいわれる**在院日数**の短縮化、**医療費**の定額化、医療の安全運用（チェックポイントの導入）、訴訟に対応できる、非常に有効なツールとして職場管理などに利用できるものと考えられる。しかし、実際には多様化する医療技術、医療機器材の進歩を考えると、クリニカルパスの4つの要点であると

ころのうち、明確なグループ化、標準化という点で、全ての疾患にこのクリニカルパスを当てはめて運用することは、非常に無理があるものと考えられる。

したがって、現在多くの病院で採用されている方法として、検査入院、比較的バリエーションの少ない疾患群においてクリニカルパスを使用し、その他においては比較的縛りの緩やかなスケジュールを組み、さまざまな変化要因（バリアンス）に対応しつつ診療を進めていくという取り組みが、最もバランスのとれたクリニカルパスの運用として利用されている。

6 クリニカルパスの今後の課題

クリニカルパスは今後の病院運営・治療過程の中で、必ずしも主流とはいえないが、病院にとって非常に効率のよい、また、安全性の高いツールとして、さらに普及していくものと思われる。しかしながら、クリニカルパスにはもう1つの側面として、行程の管理すなわちどのような計画のもとに、いつどこで何が行われ、その担当者、管理者は誰で、どのようにその行程の終了の確認（質管理）をしたのか、ということについて、常にレトロスペクティブ（後に振り返って）確認ができるシステムの確立が必要である。効率化という面にのみにとらわれ、クリニカルパスの導入へ拙速となる必要はなく、その理念を病院・施設にどのように取り入れていくかがむしろ大切である。

（堀口　剛、小久保安朗）

第V章

医療機器と感染管理・安全管理

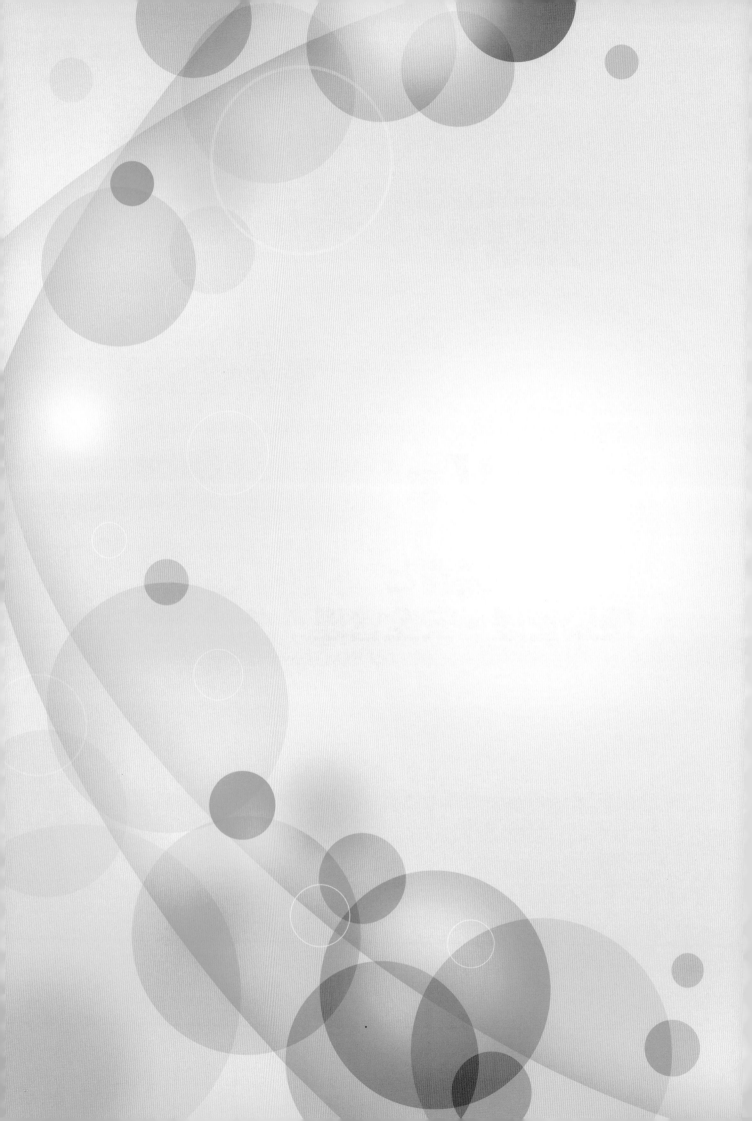

1節 感染管理

1 感染制御の体制

①感染対策委員会（感染制御委員会など）

感染対策委員会は院長の諮問機関として設置されている。

委員は各部門の代表者（管理的立場にある職員、医師、看護師、薬剤師、検査技師、滅菌技師／士、事務員など）などで構成され、定期的に開催して感染対策に関わる問題を審議し、改善策などについて決定権を有する委員会である。

②ICT(Infection Control Team)

感染対策活動を行う実働組織であり、医師や看護師などの他職種で構成される（感染対策チーム）。施設によっては、ICD(Infection Control Doctor)・感染管理認定看護師（CNIC：Certified Nurse Infection Control)・感染制御認定薬剤師（BCPIC：Board Certified Pharmacist in Infection Control)・感染制御認定臨床微生物検査技師（ICMT：Infection Control Microbiological Technologist)・リンクナース・事務員などがメンバーとなっている。

ICTは、定期的に病棟巡回を実施して現場での情報収集、情報提供、効果的介入、スタッフ教育・啓発と院内感染状況の把握を行う。院内で一定の権限と責任が与えられ組織横断的な活動を行い、さらに地域医療圏との関係を密接にし、広域的な感染防止対策にも協力する役割を担う。

③AST（Antimicrobial Stewardship Team)

抗菌薬の不適切な使用や長期間の投与が薬剤耐性菌（AMR：Antimicrobial Resistance）の発生や蔓延させる原因となりうるため、そのAMR対策として患者への抗菌薬の使用を適切に管理・支援するための実働組織（抗菌薬適正使用支援チーム）である。

④リンクナース

各部署の看護師の代表で構成され、ICTの活動方針のもと、臨床現場における感染対策を実行または指導する任にある看護師である。

2 病院内の環境整備

病院内において空調や給湯設備などを適切に管理する。また、感染対策に有用な建築設備などを整備して、清掃や環境整備を適切に実施する。

病院環境整備の基本は清掃であり、広範囲の環境消毒は行わない。床などの水平面における環境整備は、血液・体液などの汚染がある場合は、汚れを安全な方法で清拭除去した後に、汚染した局所を消毒する。それ以外の場合には、消毒する必要はなく、一日一回の定期的な清掃や患者の退院時の清掃、汚染時の清掃など、時期を決めて清掃を行う。

手が常に触れる部位（ドアノブ、手すり、ベッド柵、オーバーテーブルなど）は、定期的な清拭またはアルコール消毒を行う。

壁やカーテンなどの垂直面の環境整備は、感染との関連はさらに低いため、目に見える汚染がある場合に清拭もしくは洗浄する。

床の清掃に汚れたモップを何度も使用すると、汚染が拡大するため、清潔な清掃用具を使用する。

消毒薬を噴霧、散布、薫蒸することや紫外線照射などは、その効果が不確実であり、作業者への健康被害もあるため、院内で実施してはならない。

環境面の消毒に生体消毒薬や高水準消毒薬を使用しないとともに、アルコール消毒を広範囲に行わない。

粘着マットや薬液浸漬マットなどは感染防止効果が認められていないため、使用する必要はない。

環境面の微生物検査を定期的に行う必要はなく、その結果が施設清浄度の指標となるものでもないため、感染経路を把握する場合など疫学的な目的に限定して実施する。

手術室は、各室に対して陽圧を維持して清浄な空気を供給するとともに、清掃が容易にできる構造とする。環境面の無菌性を目的として日常的な床消毒を行う必要はない。

【参考文献】
1) 医療施設における院内感染の防止について．医政指発第0201004号．平成17年2月1日．
http://www.mhlw.go.jp/topics/2005/02/tp0202-1.html

3 標準予防策

標準予防策（standard precautions）とは、感染症の有無に関わらず、全ての人の血液や体液、排泄物、分泌物、創傷のある皮膚・粘膜などは、感染性があるものとして取り扱うことであり、医療関連感染の危険性を減少させる予防策である。

（1）CDCの隔離予防策ガイドライン2007

2007年6月に米国疾病防疫センター（CDC：Centers for Disease Control and Prevention）は、Guideline for isolation precaution：Preventing transmission of infectious agents in healthcare setting（隔離予防策のためのCDCガイドライン：医療現場における感染性微生物の伝播の予防）を発表した。これは、1996年に発表された「病院における隔離予防策のためのガイドライン・1996年」の改訂である。

1996年版に加えて、空気感染隔離（AII：Airborne Infections Isolation）及び免疫不全患者への防御環境（PE：Protective Environment）、呼吸器衛生／咳エチケットなどが加わり、病院感染から在宅医療、クリニック、長期ケアなどの医療現場へシフトして、「院内感染／病院感染」という用語は「医療関連感染（HAIs：Healthcare Associated Infections）」に変更された。

①手指衛生

手指衛生には擦式消毒用アルコール製剤を用いた手指消毒と、石鹸と水を用いた手洗いがある。
・患者周辺の環境表面への不必要な接触を避ける。
・手に目に見える汚れがある時には、非抗菌石鹸と水、または、抗菌石鹸と水で手を洗う。
・手に目に見える汚染がなければ、擦式消毒用アルコール製剤による手指衛生を行う。別法として、抗菌石鹸と水で洗浄してもよい。
・次の場合には手指衛生を実施する。
　患者と接触する前
　血液、体液、排泄物、粘膜、健常でない皮膚、または創傷被覆材に接触した後
　患者の健常な皮膚との接触（例えば、脈拍や血圧測定、患者を持ち上げた時）
　患者の体の汚染部位から清浄な部位へと手が触れる場合
　患者周辺の環境表面（医療器具を含む）に接触した後
　手袋を外した後
・細菌芽胞（例えば、C.difficileまたはBacillus anthracis）による汚染が疑われる場合には、非抗菌石鹸または抗菌石鹸と水にて手を洗う。
・易感染患者と接触する可能性のある者は、人工爪や長い爪としない。

②個人用防護具
（PPE：Personal Protective Equipment）

個人用防護具には手袋、マスク、ゴーグルやフェイスシールド、ガウンやエプロン、キャップ、シューズカバーなどがある。

〈手袋〉
手術などに使用する滅菌手袋と処置や検査などに使用する未滅菌手袋があり、パウダーフリーのラテックス製やニトリル製などの手袋がある。

〈マスク〉
不織布製で防水性があるサージカルマスクや空気予防策として使用するレスピレーターマスク（N95マスクなど）がある。

〈ゴーグルやフェイスシールド〉
目を保護するゴーグルや顔全体を保護するためのフェイスシールドがある。

〈ガウンやエプロン〉
液体が浸透しない素材の不織布やプラスチック製があり、単回使用（ディスポーザブル）として使用する。
・血液または体液の曝露が予想される場合、処置やケアの内容に応じて必要なPPEを着用する。
・血液または体液の曝露が予想される病室に入る際にはマスクを着用する。
・「飛沫予防策」が必要な患者と密接な接触をするため、マスクに加えて目の防護具（例えば、ゴーグルもしくはフェイスシールド）を日常的に着用することに対する勧告はない。
・病原微生物の種類や病原性、患者の処置やケアの内容に応じてキャップやシューズカバーまたはカバーオール（頭部を覆うフードと上

下が繋がっている全身一体型の防護服）、電動ファン付呼吸用保護具などを着用する。

・PPEを脱ぐ時に衣類及び皮膚と汚染部位が触れないようにする。

・病室を離れる前に、PPEを脱いで廃棄する。

（2）感染経路別予防策

①接触予防策

接触感染は患者との直接接触あるいは患者に使用した器具や環境表面との間接接触によって成立する。接触予防策はこのような経路で伝播しうる疫学的に重要な病原体に感染あるいは保菌している患者に対して適応される。適応される病原体あるいは疾患は、インフルエンザウイルス、新型コロナウイルス、ウイルス性出血熱（エボラ、ラッサ、マールブルク）、急性ウイルス性（出血性）結膜炎、膿痂疹、疥癬、おむつ使用中あるいは失禁状態のノロウイルス感染症や腸管出血性大腸菌感染症（O-157）、クロストリディオイデス・ディフィシル下痢症、MRSAやVREなどの薬剤耐性菌感染症である。

・急性期病院では、接触予防策を必要とする患者を、なるべく個室に収容する。

②飛沫予防策

飛沫感染とは、咳、くしゃみ、会話、気管吸引および気管支鏡検査にともなって発生する飛沫が経気道的に粘膜に付着し、それに含まれる病原体が感染することをいう。飛沫直径は5ミクロンより大きいため、飛散する範囲は約1〜2m以内であり、床面に落下するとともに感染性はなくなる。飛沫予防策が適応される病原体あるいは疾患は、インフルエンザウイルス、新型コロナウイルス、ジフテリア菌、マイコプラズマ、溶血性連鎖球菌、インフルエンザ菌や髄膜炎菌による髄膜炎、流行性耳下腺炎、風疹などである。

・急性期病院においては、飛沫予防策を必要とする患者を、可能であれば個室に収容する。

③空気予防策

空気感染とは、微生物を含む5ミクロン以下の微小飛沫核が、長時間空中を浮遊し空気の流れによって広範囲に伝播される感染様式をいう。対象となる病原体あるいは疾患は、結核、水痘（免疫不全者あるいは伝搬性の帯状疱疹を含む）、および麻疹である。空気予防策はこれらの病原体に感染している患者に対して適応される。

・空気予防策を必要とする患者を空気感染隔離室（AIIR：Airborne Infections Isolation Room）に収容する。

④防御環境（PE：Protective Environment）

・防御環境では、直径0.3ミクロン以上の微粒子を99.97％除去できる超高性能（HEPA）フィルタを用いて給気を濾過する。

・病室の一方から給気して、患者のベッドを横切って病室の反対側へ排気させ、廊下より室内圧を陽圧にする（12.5パスカル以上の差圧を設ける）。

【参考文献】

1) Centers for Disease Control and Prevention (CDC). Guideline for isolation precaution. Preventing transmission of infectious agents in healthcare setting 2007. http://www.cdc.gov/ncidod/dhqp/pdf/guidelines/isolation2007.pd

4 血中ウイルス曝露対策、職業感染防止対策

医療従事者が使用済みの注射針を自身に刺してしまう「針刺し」が後を絶たない。介助者にも後片付け中において針刺しが発生している。針がB型肝炎ウイルス（HBV）、C型肝炎ウイルス（HCV）、ヒト免疫不全ウイルス（HIV）などに汚染されている場合もあり、健康な医療従事者が悲惨な感染症に罹患してしまう可能性がある。

鋭利な器材を介した感染以外にも、医療従事者の脅威となっているものに結核などの空気感染、インフルエンザウイルスや新型コロナウイルスなどの飛沫感染、その他多くの疾患に見られる接触感染などの経路による感染がある。このような状況において、重大な感染が病院内で発生することのないような方策が求められている。

最近では、針刺し切創を防止するために、安全対策が施された器材（安全器材）の使用が有効であることが明らかになっているものの、器材のコストが従来品より高い場合があり、経済

的な側面から病院においてはその導入に踏み切れずにいる場合が多く、我が国でもその導入が遅れている。安全器材の導入、耐貫通性の針廃棄容器の設置、リキャップの禁止、感染防止に有効な諸製品の導入などの措置を早急に啓蒙する必要がある。

米国では2000年11月6日に連邦法にて針刺し防止法が制定され、それ以降、医療従事者の針刺し事例が減少してきた。安全器材の普及と針刺し防止の啓蒙・教育・トレーニングにおいて、日米間で大きな差がある。日本の病院でも安全器材の導入が増えるに従い、年次ごとのリキャップに関連する針刺しが減少傾向を示しているが、安全器材を導入するのみでなく、トレーニングを行って使用法に慣れることにより、**職業感染**をさらに減少させることが可能である。

針刺しを発生部署別に分けると、病棟での事例が圧倒的に多く、大部分が注射にまつわるものであり、手術室では、鋭利な器材による切創事例が多く認められている。針刺しの原因器材別では、注射針、翼状針、縫合針の順である。発生状況では、注射針の使用中とリキャップ時及び使用後に廃棄容器に収容するまでに多く発生している。

一方、最近では重症急性呼吸器症候群などの新興感染症が世界的に猛威をふるい、今後、新型インフルエンザの発生も危惧されている。新たな感染症から医療従事者を守るために個人用防護具の必要性も認識され、その普及が進んでいる。

【参考文献】
1) CDC, HICPAC. Guideline for infection control in healthcare personnel, 1998. Infect Control Hosp Epidemiol 1998；19 6：407-463.

5 医療機器の感染対策

ベッドサイドで使用される輸液ポンプ、シリンジポンプ、**人工呼吸器**、心電図モニタ、経腸栄養ポンプ、ネブライザ、フットポンプ、低圧持続吸引器、個人用透析装置などの医療機器は、**高頻度接触部位**となることから感染対策の一環として日常的に消毒薬で消毒する必要性は低く、毎日の清掃や汚染物を認めた時の清掃が重要である[1]。

医療機器の過剰な消毒は、経済性の問題や医療機器の材質が劣化するなどの問題もあり、洗浄剤を使用して微生物を含む汚染物を除去することが重要である[2]。

医療機器に血液や体液が付着した場合は、汚染物を清拭除去してから0.1％次亜塩素酸ナトリウムまたは70％消毒用エタノールで清拭消毒する。

次亜塩素酸ナトリウムは、金属が腐食することがあるため金属部分への使用を避ける。また、次亜塩素酸ナトリウムの消毒後は、医療機器の劣化を防ぐため20～30分後に水拭きする。消毒用アルコールを使用する時は、プラスティック製品の劣化に注意する。

医療機器に付属する再使用器材の処理方法については、第Ⅴ章3節以降の再使用器材の処理に関する記述を参照。

【参考文献】
1) 厚生労働省. 医療施設における院内感染の防止について 医療法施行規則の一部改正. 2005. http//www.mhlw.go.jp/topics/2005/02/tp0202-1.html
2) 島崎豊. 医療機器の感染対策はどこまで必要か. 第83回日本医療機器学会, 2008.

(島崎　豊)

2節 医療機器とその管理

医療機器とは医薬品医療機器等法で「人若しくは動物の疾病の診断、治療若しくは予防に使用されること、又は人若しくは動物の身体の構造若しくは機能に影響を及ぼすことが目的とされている機械器具等」と定義されている。ハサミやピンセットなどの鋼製器具類、体内に挿入するカテーテルや植込み型ペースメーカなどの医療材料、CTや放射線治療装置、輸液ポンプなどのME（Medical Engineering・医用工学）機器など多種多様である。身近なところではコンタクトレンズや、体温計、電子血圧計も医療機器である。また、医療機器はそれらが及ぼす人の生命及び健康へのリスク度合いによりクラス分類され、クラスに応じて規制がおこなわれている。

1 医療材料

医療材料とは主に**単回使用医療機器（SUD：Single Use Device）**を指す。注射針や縫合糸、包帯、ガーゼをはじめ、組織の切開や剥離に用いるエネルギーデバイス、人工骨などの体内に埋め込む材料など、用いられる部位や用途に応じて様々な種類があり、現代の医療において必要不可欠なものとなっている。

例えば縫合糸には多くの種類があり、1本の単糸でできているものや、複数の糸を編み込んだり撚り合わせたりしたもの、組織に吸収されるもの（吸収糸）や吸収されないもの（非吸収糸）などがある。最近では手術部位感染の予防や手技の変化へ対応するため、抗菌剤を添加したものや糸にバーブ（かえし）をつけることで糸結び操作を必要としないものなどの新しい糸も開発されている。

また、体内に永久的または長期に埋め込まれる医療材料は**インプラント**と呼ばれており、人工関節（6章13節4参照）や植込み型ペースメーカ、人工内耳、人工歯などがある。これらは生体に親和性の高いものであることが望ましく、あわせて患者毎に対応できるバリエーションが求められており、近年、3Dプリント技術を活用した人工骨も開発された。一方、画像診断技術の進歩は素材の進歩をもたらし、金属製のインプラントは磁場に干渉しないセラミックやチタン製へ転換されてきている。

医療材料は日進月歩で開発され、使用目的や用途にあわせて、より適切に選択できるようになってきている。一方で種類の多さ、操作性の違い、次々に開発される新しい医療材料への入替などは医療材料の取扱いや医療施設内での運用を複雑化し、使用にあたってのリスクにもなっている。したがって、医療材料を安全に使用するために、医療材料そのものの安全性や取扱い方法に習熟することはもちろん、製造から患者に使用され廃棄されるまで、製造者、販売者、使用者はそれぞれ適切に管理する必要がある。

2 再製造単回使用医療機器

使用済みSUDの医療施設内での再生は洗浄や滅菌が不完全となる可能性があり、また、機能性の確認を行うことができないことから、安全性および感染対策上、SUDは単回使用とされている。一方、専門業者が使用済みSUDを収集し、分解・洗浄・部品交換・組立・滅菌などを行うとともに、必要とされる機能性を有することを確認して再使用できるようにすること、すなわち再製造することは資源の有効活用や医療廃棄物の削減、医療費の軽減が期待される。欧米では再製造について法制化が進み実施されていることから日本においても2017年7月に関連法令が整備された。法令整備にあたっては**再製造単回使用医療機器（R-SUD：Remanufactured Single Use Device）**の品質、製造管理、トレーサビリティの確保などに関する基準が新たに設けられた。これにより、許可を受けた医療機器製造販売業者は使用済みSUDをその業者の責任の下で再製造することができるようになり、R-SUDは元々のSUDとは別の品目かつ新品の医療材料として扱われることになった。

（久保田 英雄）

3 滅菌の委託

医療施設における滅菌業務は医療を提供するための基盤となる業務の1つである。専門性が求められることから、専門業者に業務委託する割合が増加しているため、その概況について述べる（一般財団法人医療関連サービス振興会の調査によれば、委託率は38.6％とされている。2021年）。

（1）滅菌業務委託の形態

滅菌業務委託については大きく3つの形態があり、病院のニーズによっていずれかの形態が選ばれている。

①院外滅菌サービス

滅菌専用施設を専門業者が設置し、施設周辺の複数の医療施設を対象に滅菌サービスを提供する形態である。医療施設からみれば、外部に**滅菌供給部門（CSSD：Central Sterile Supply Department）**が存在することになる。

②院内滅菌サービス

業者が医療施設内のCSSDにおいて滅菌サービスを提供する形態である。全ての滅菌管理業務を施設内で実施する。

③院内院外併用サービス

上記①及び②を併せて滅菌サービスを提供する形態である。病棟や外来で使用する**再使用可能医療機器**（**RMD**：Reusable Medical Device）は施設外の滅菌専用施設で滅菌し（院外滅菌サービス）、手術や緊急時に使用するRMDを院内のCSSDで業者が滅菌を行う（院内滅菌サービス）例や、施設内で採用していない滅菌方法で滅菌したい場合に院外滅菌サービスを利用し、その他は院内滅菌サービスを利用するなどがある。

（2）滅菌業務委託関連法規

滅菌業務は診療などへの著しい影響を与えるものであるので、医療施設は省令で定める基準に適合する業者に委託しなければならないことが医療法で規定されている。

①医療法（法律）

2018年の改正医療法第15条の3「業務委託」により、病院は省令で定める基準に適合する業者に委託しなければならないことが定められている（2018年改正　法律第205号）。

②医療法施行令（政令）

医療法で規定された診療などへの著しい影響を与える業務として「滅菌消毒業務」など8業務が定められている（1993年改正　政令第7号）。

③医療法施行規則（省令）

第9条の9に「医療用具等の滅菌消毒業務を適正に行う能力のあるものの基準」が定められている（2007年改正　厚生労働省令第172号）。

④厚生労働省医政局長通知

省令に規定された基準の細目が定められている（2007年　医政発第1222001号）。

⑤厚生労働省医政局経済課長通知

省令に規定された基準の詳細が定められている（2007年　医政経発第1222001号）。

（3）滅菌業務委託対象器械と滅菌法

滅菌業務委託の対象となるのは通常医療施設で使用される、ピンセットなど鋼製器具、ガラス器具、チューブなどの樹脂・ゴム製器具などのRMDである。ただし、医療用放射性同位元素に汚染された器具・器械は委託できない。同様に院外滅菌サービスの場合は、感染防止の処置を院内で行った後でなければ委託できない（厚生労働省医政局長通知、同経済課長通知）。

滅菌サービスによる滅菌法は、「蒸気滅菌」、「エチレンオキサイド（EO：Ethylene Oxide）滅菌」が主体である。院内滅菌サービスにおいては、各医療器施設で採用している滅菌に対応している。

（4）医療関連サービスマーク

省令で定められた基準をクリアしている業者に対して、一般財団法人医療関連サービス振興会が評価認定を実施しており、マークの有無が業者選定の目安として活用できる（図5-2）。なお、マーク下段に〈認定有効期間〉、〈該当医療関連サービス業務名〉、〈（一財）医療関連サービス振興会〉が掲載される。

認定数は、院外48施設、院内68事業者（2022年6月1日現在）である。

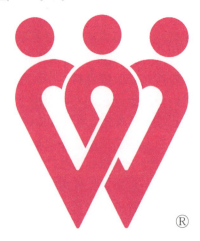

図5-2　医療関連サービスマーク

4 業者貸出し手術器械

近年インプラント製品は目覚ましい発展を遂げ、それに伴って使用する器械類も非常なスピードで変化している。また、経済的観点からも**業者貸出し手術器械**（LI：Loan Instruments）が不可欠になっている。

(1) 業者貸出し手術器械の種類と管理

①専用手術器械の種類

整形外科インプラント手術用器械を中心に、代表的なLIには、下記のような種類がある。
・人工関節（人工股・膝関節・人工骨頭など）（図5-3）
・骨折治療（髄内釘・CHS：Compression Hip Screw・創外固定など）
・脊椎固定（脊椎前・後方固定インプラントなど）
・整形外科以外では、脳神経外科・口腔外科・形成外科などで使用するマイクロインプラント用器械

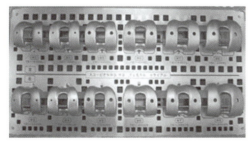
（大腿骨トライアル）

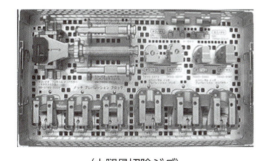
（大腿骨切除ジグ）
図5-3　人工膝関節用器

②専用手術器械管理上の注意
●使用前の洗浄

搬入されたLIは時間的・人員的問題により、必ずしも滅菌前に洗浄が行われてはいないのが現状である。しかし器械に残留する汚染物は滅菌の効果を妨げるため、滅菌前の洗浄が重要である。さらに汚染物が付着したまま蒸気滅菌を行うと、熱によって汚染物さらに固着させてしまう可能性がある。LI受け取り時の点検・確認と滅菌前の洗浄は、術中のトラブルを防ぐ上で必須の手順である。

●使用後の洗浄

使用後、業者へ返却する前に十分に洗浄・消毒を行う。

業者側は、返却されたLIを洗浄し、機能的点検を行った上で次の症例に出荷しなければならない。また、医療施設からは、LIに分かりやすい明細書と分解・洗浄方法などをまとめたマニュアルを添付することが望まれており、そうした要求への対応も必要である。

(2) 業者貸出し手術器械管理の課題

①法的問題

1991年と1992年に国立大学医学部附属病院で贈収賄事件が発生し、厚生省（当時）からの行政指導を機に1993年には医療機器業界の「倫理綱領」が、1997年には「医療機器業プロモーションコード」が制定され、公正な取引を促す業界の自主規制が行われるようになった。1998年には公正取引委員会の指導の下で医療機器業公正取引協議会（公取協）が設立され、その11月に公取協が法的な裏付けのある「不当景品類及び不当表示防止法」に基づく「医療機器業公正競争規約」（公競規）を制定し翌年施行され、さらに規制は強化された。

公競規は、不当な取引誘引手段としての物品や饗応・役務などの提供を制限することから始まり、徐々に規制の対象が広がっており、2001年からは専用器械の貸出しが、さらに2008年には手術への立ち会いについても制限が設けられ、無償で実施できる条件などが明確化されるようになった。

②運用履歴管理

通常、LIについては運用履歴が管理されてお

らず、どのLIが、いつ、どこの施設でどの患者に使用されたかは不明である。また、各々のLIが運用開始からどの程度の期間を経ているかも不明瞭である。このため、洗浄・滅菌不良等による感染症が発生した場合や、術中にLIが損壊した場合の責任の所在が不明確であることが問題となっている。

③今後の方向性

近年、LIの管理については、使用前後の洗浄及び点検や使用履歴の管理など、安全な手術を患者に提供するという目的を達成するため各種ガイドラインで指針が公表されている。そうした基準などをもとに業者と病院の双方が連携してLIを管理することは、目的を達成するための重要な条件である。

【参考文献】
1) 医療機器業公正取引協議会. 医療機器業公正競争規約解説書 第Ⅲ版.
2) 日本手術医学会. 手術医療の実践ガイドライン（改訂第三版）2019.

5 プラスティック製品の特徴と留意点

我が国の医療現場に、プラスティック製の単回使用医療機器（SUD：Single Use Device）が登場し、患者に使用され始めたのは、1960年代である。最初は「注射針」であった。続いて登場したのが「注射筒」である。現在、多種多様なSUDが、開発され臨床使用されている。この普及の背景には、各医療機器メーカが、改良を積み重ねて、「使いやすさ」などについて研究を重ねてきたこと、プラスティック製のSUDが、感染防御や効率などの面で、医療に対し大きく貢献してきたことなどが挙げられる。

例えば、治療用カテーテルなどでは、高度な診療行為に対応すべく、プラスティックの加工において肉薄化が可能となってきており、製品に応用されてきている。カテーテルを挿入する患者に対して「低侵襲な医療機器」の製造が可能になってきている。

（1）プラスティックの材質

医療用製品にプラスティックが使われている理由としては、①成形加工がしやすい、②いろいろな形状のものが作りやすい、③硬さや強度の物性の選択幅が広い、④プラスティックの素材に併せた適当な滅菌法がある、などが挙げられる。

①プラスティックの一般的な性質

プラスティックの一般的な性質について解説する。

●熱可塑性

加熱することで、柔らかくなり、流動性が出て加工しやすくなり、冷やすと流動性が失われ、固化する性質をいう。加熱や、冷却により、これらを繰り返すことができる。

熱可塑性プラスティックには、PVC、PP、PC、ABSなどがある（表5-2）。なお、SUDには、熱可塑性プラスティックが多く使われている。

●熱硬化性

加熱すると、柔らかくなり、加工できるようになるが、そのまま加熱を続けると、硬くなる性質をいう。熱硬化性プラスティックは、一度硬くなると、再度加熱しても柔らかくなることはない。

SUDに使用されている熱硬化性プラスティックには、シリコーン樹脂などがある（表5-2）。

表5-2　プラスティックの種類

①軟質塩化ビニル（PVC）
②ポリプロピレン（PP）
③ポリエチレン（PE）
④ポリカーボネート（PC）
⑤アクリロニトリルーブタジエンースチレン共重合体（ABS）
⑥ポリスチレン（PS）
⑦ポリエチレンテレフタレート（PET）
⑧熱可塑性エラストマー（TPE）
⑨ポリブタジエン（PBd）
⑩ポリテトラフロロエチレン（PTFE）
⑪シリコーン（SI）
⑫エチレン酢酸ビニル樹脂（EVA）
⑬ポリスルフォン（PSU）
⑭ゴム

（2）プラスティック製品と医薬品の相互作用

近年、プラスティック医療機器と注射剤との相互作用が注目されている。病院への適正使用の一環として、現在までに厚生労働省から安全性情報が発出されたり、医療機器メーカ、医薬品メーカが作成する添付文書の使用上の注意の中でその旨の記載がされたりしている。

①吸着・収着・溶出

点滴バッグ、輸液セット、フィルタを始めとする医療機器を用いて薬剤を投与した場合、「吸着」、「収着」、「溶出」といった現象が起きることがある。

「吸着」とは、薬剤の有効成分が、医療機器の内壁表面に薬剤の有効成分が付着することを指し、吸着を起こす代表的な薬剤にインスリン、G-CSF製剤などがある[1]。

「収着」とは、薬剤の有効成分が、薬剤との接液表面だけではなく医療機器を構成しているPVC内に、その成分が取り込まれる現象をいう。収着を起こす代表的な薬剤にニトログリセリン、硝酸イソソルビドなどがある[1]。

「溶出」とは、界面活性作用がある脂溶性の薬剤などがPVCと接することで、DEHP（フタル酸エステル）がPVCから溶け出すことをいう[2]。

厚生労働省は、経口による毒性試験をもとに、DEHPの耐容1日経口摂取量を40～140μg/Kg/dayとすることを2000年6月に公表している。現在、我が国では、食品の製造に使用する容器・器具などにDEHPを含むPVCを使用することは禁止されている。また、各医療機器から溶出するDEHPについて、2002年10月に厚生労働省医薬局安全対策課長通知、及び、医薬品・医療用具など安全性情報が出されている[2]。

医療機器メーカ、医薬品メーカでは、併せて添付文書による注意喚起を行っている。

病院においては、特に、新生児、乳児、妊婦、授乳婦などDEHP曝露の影響が大きいと思われる患者では、DEHPを含まない代替品（PVCフリー、DEHPフリーと表記された医療機器）を用いることを考慮する必要がある[1]。

②クラック

ポリカーボネート製のコネクタを用いた医療機器を使用してクラックを生じることが報告されている[1]（図5-4）。

これらは、いずれも注射剤に含有されている脂肪成分やアルコールによって引き起こされている。
- PC製などの素材
- アルコールを含むものや油性などの薬剤
- 過度の力が加わる

上記の条件が重なった場合に、クラックを生じる可能性があり、薬剤としては、プロポフォール注射液、脂肪乳剤、エトポシド注射液が報告されている。

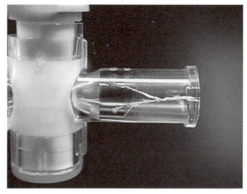

図5-4　PC製三方活栓に発生したクラック

（3）プラスティック製品と滅菌

プラスティック製品のうち耐熱性に劣るものについては、EO滅菌、過酸化水素ガスプラズマ滅菌、または過酸化水素ガス滅菌、低温蒸気ホルムアルデヒド滅菌が用いられる。プラスティックはその種類によって程度は異なるものの、滅菌剤の残留の可能性があるため、一定時間のエアレーションが必要である。特にEOの残留が起こりやすいとされるPVCの場合、50℃において12時間程度、37℃においては32～36時間のエアレーションが必要であると推奨されている。

【参考文献】
1) 石本敬三．医薬品と医療用具とで発生する相互作用－ポリ塩化ビニル及びポリカーボネート製品を中心に－．山口医学　2004，第53巻 第1号，p81～84．
2) 中橋敬輔．DEHPの安全性について．透析フロンティア　2003，Vol.13 No.3（No.57），p24～26．

医療機器安全実践必携ガイド「臨床医学編」

6 医療廃棄物

医療廃棄物とは、医療行為に関係して排出される廃棄物を指す。

廃棄物処理法上の区分では「感染性廃棄物」であり、「特別管理廃棄物」に区分される。また、排出される内容物により「感染性廃棄物」と「感染性産業廃棄物」に分けられている。

（1）感染性廃棄物

感染性廃棄物とは、「医療関係機関等から生じ、人が感染し、若しくは感染するおそれのある病原体（感染性病原体）が含まれ、若しくは付着している廃棄物又はこれらのおそれのある廃棄物」と定義されている。医療行為などにより廃棄物となった脱脂綿、ガーゼ、包帯、ギプス、紙おむつ、注射針、注射筒、輸液点滴セット、体温計、試験管などの検査器具、有機溶剤、血液、臓器・組織などがある。

（2）感染性廃棄物の判断基準

感染性廃棄物の具体的な判断に当たっては、下記の項目によるものである。
・形状の観点：血液、血清、血漿及び体液（精液を含む）
・手術などに伴って発生する病理廃棄物（摘出または切除された臓器、組織、郭清に伴う皮膚など）
・血液などが付着した鋭利なもの
・病原微生物に関連した試験、検査などに用いられたもの
・排出場所の観点：感染症病床、結核病床、手術室、緊急外来室、集中治療室及び検査室（以下「感染症病床等」という）において、治療、検査などに使用された後、排出されたもの
・感染症の種類の観点：感染症法の1類、2類、3類感染症、指定感染症及び新感染症ならびに結核の治療、検査などに使用された後、排出されたもの
・感染症法の4類及び5類感染症の治療、検査などに使用された後、排出された医療器材、ディスポーザブル製品、衛生材料など（ただし、紙おむつについては、特定の感染症に係るものなどに限る）

通常、医療関係機関などから排出される廃棄物は「形状」、「排出場所」及び「感染症の種類」の観点から感染性廃棄物の該否について判断ができるが、これらいずれの観点からも判断できない場合であっても、血液など、その他の付着の程度やこれらが付着した廃棄物の形状、性状の違いにより、専門知識を有する者（医師、歯科医師及び獣医師）によって感染の恐れがあると判断される場合は、感染性廃棄物とする。なお、非感染性の廃棄物であっても、鋭利なものについては感染性廃棄物と同等の取り扱いとする。

（3）医療施設内における感染性廃棄物の処理

①分別

感染性廃棄物は他の廃棄物と分別して排出するものとする。医療関係機関などから発生する廃棄物は、感染性廃棄物、非感染性廃棄物（医療行為などに伴って生ずる廃棄物のうち感染性廃棄物以外の廃棄物）、上記以外の廃棄物（紙くず、厨芥など）に分別する。

感染性廃棄物は、梱包が容易にできるよう、排出時点で次の通り分別することが望ましい。
・液状または泥状のものと固形状のものは分別する。
・鋭利なものは他の廃棄物と分別する。

②感染性産業廃棄物の収集運搬

感染性廃棄物の施設内における移動は、移動の途中で内容物が飛散・流出する恐れのない容器で行うものとする。梱包前の感染性廃棄物は、蓋の付いた容器に入れて蓋をすることなどにより、移動の途中で飛散・流出する恐れがないようにし、カートなどにより移動させるものとする。

③施設内における保管

・感染性廃棄物が運搬されるまでの保管は極力短期間とする。
・感染性廃棄物の保管場所は、関係者以外立ち入れないように配慮し、感染性廃棄物は他の廃棄物と区別して保管しなければならない。
・感染性廃棄物の保管場所には、関係者の見やすい箇所に感染性廃棄物の存在を表示すると

ともに、取り扱いの注意事項を記載しなければならない。
・許可なくして容器などの持ち出しは禁止する。
・容器などは破損しないよう慎重に取り扱う。

④バイオハザードマーク

性状に応じてマークの色を分けることが望ましい（図5-5）。
・液状または泥状のもの（血液・体液・血清など）：赤色
・固形状のもの（血液などが付着したガーゼ、紙おむつ、検査用カップなど）：橙色
・鋭利なもの（注射針・メス刃・穿刺器具・割れたガラス片など）：黄色

このような色のバイオハザードマークを用いない場合には、「液状または泥状」、「固形状」、「鋭利なもの」のように、廃棄物の取扱者が取り扱う際に注意すべき事項を表示する。

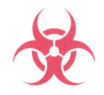

図5-5　バイオハザードマーク

⑤非感染性廃棄物にもラベルを貼ることを基本とする

施設名、特別管理産業廃棄物、管理責任者名、排出年月日などを記入する。
特別区では、大きさは縦55mm、横70mm、字体はゴシック体のものとする。

⑥施設内処理

感染性廃棄物は、原則として、医療関係機関などの施設内の焼却設備で焼却、溶融設備で溶融、滅菌装置で滅菌または肝炎ウイルスに有効な薬剤または加熱による方法で消毒（感染症法その他の法律に規定されている疾患にあっては、当該法律に基づく消毒）するものとする。

⑦医療関係機関等の施設内で行う処分

・焼却設備を用いて焼却する方法
・溶融設備を用いて溶融する方法
・蒸気滅菌器を用いて滅菌する方法
・乾熱滅菌装置を用いて滅菌する方法
・消毒する方法（肝炎ウイルスに有効な薬剤または加熱による方法とし、さらに破砕するなど滅菌したことを明らかにする）

【参考文献】
1) 環境省大臣官房廃棄物・リサイクル対策部．環廃産発第040316001号　感染性廃棄物の適正処理について，2004年3月16日．

（島崎　豊、久保田　英雄）

3節 洗浄・消毒・滅菌

1 洗浄・消毒・滅菌に関連する法規とガイドライン

（1）消毒と滅菌のガイドライン

1897年に制定された「伝染病予防法」が101年ぶりに改定され、1999年4月1日から新たに「感染症の予防及び感染症の患者に対する医療に関する法律（以下感染症法）」が施行された。この新しい法律に基づき、厚生省保健医療局結核感染症課の監修により、「消毒と滅菌のガイドライン」第一版が発行された。その後、再改正、感染症法の類型分類の見直し、厚生労働省通知「医療機関における院内感染対策について」を受け、内容の見直し、最新の知見を盛り込んだ「2020年版 消毒と滅菌のガイドライン 改訂第4版」が2020年2月に発行された[1]。

（2）医療現場における滅菌保証のガイドライン

一般社団法人日本医療機器学会が策定した「医療現場における滅菌保証のガイドライン 2021（以下、滅菌保証のガイドライン2021）」[2]は、2000年に発表された初版の改訂版（第5版）である。医療現場における滅菌業務の特徴や国内の現状を考慮し、ISO国際規格を基に作成されている。初版の2000年版が発表されて以降、国内の病院における滅菌保証手順は標準化や改善が著しく進んでおり、ガイドラインの寄与は非常に大きい。2021年版で

は最新の知見を盛り込むとともに、洗浄関連のガイドラインを包含、無菌性保証水準を達成するための総合的な品質管理のための基準を示している。

【参考文献】
1) 大久保憲, 尾家重治, 金光敬二. 2020年版 消毒と滅菌のガイドライン, 改訂第4版, 東京, へるす出版, 2020.
2) 日本医療機器学会. 医療現場における滅菌保証のガイドライン2021.

② 洗浄法

（1）洗浄法の概念

①はじめに

「滅菌業務は洗浄に始まり洗浄に終わる」といわれる。**再使用可能医療機器**（RMD：Reusable Medical Device）に微生物を含む汚れが付着した状態で滅菌すると、発熱性物質（パイロジェン）などが残存し得る。さらに、有機物を含む汚れが残存すると、消毒薬や滅菌剤の効果を減弱することがある。したがって、洗浄を適切に行い、器械に付着した汚れを十分に除去しなければならない。また、洗浄により器械を劣化させないように注意するとともに、すすぎ工程により洗浄剤を十分に除去することも重要である。

洗浄においては、洗浄法、洗浄剤、使用する水の水質が重要である。洗浄法は、作業者が手洗いする用手的な洗浄法と、**ウォッシャーディスインフェクター**（WD：Washer-Disinfector、洗浄消毒器）や超音波洗浄器を用いる機械的洗浄法に大別される。洗浄剤を使用する時には、器械の素材との適合性、及び、使用濃度、洗浄温度、洗浄時間に関する至適条件を確認することが重要である。さらに、対象とする汚れの種類も考慮する必要がある。

洗浄に用いる水の水質は、器械が劣化する原因に成り得る。例えば、カルシウムやマグネシウムを多く含む硬度の高い水を用いると、器械の表面に石灰分（スケール）が沈着して、腐食の原因になる。

近年、WDや滅菌器などにおいてバリデーションの重要性が提唱されている。バリデーションとは、洗浄・消毒・滅菌の方法や工程を科学的根拠に基づいて設計し、それらが所期の目的通りに再現性をもって作動することを体系的に確認し、文書として記録・保存することである。

②ISO規格における洗浄の概念

洗浄・消毒・滅菌に関するISO規格は、「医療機器の滅菌」に関するISO規格を作成する専門委員会（ISO/TC 198：International Organization for Standardization/Technical Committee 198）において行われている。洗浄は、ISO規格において重要視されている。例えば、洗浄によりバイオバーデン（bioburden、滅菌前生菌数）を減少させることは、滅菌において10^6以下の**無菌性保証水準**（SAL：Sterility Assurance Level）を得るために重要である。ちなみに、洗浄を適切に行うことにより、細菌を1／10000に、そして、タンパク質を1／100に減少できると報告されている。

③器械洗浄の意義

ステンレスの表面に形成される不動態被膜は、ステンレス製の器械を腐食や錆から守るために重要である。ところが、ヨウ素や塩化物などのハロゲンイオンは、ステンレスの不動態被膜を破壊する。特に、塩化物は、**孔食**や**応力腐食割れ**を起こす原因として重要である。

孔食は、表面上はピンで刺したような軽微な外観を呈するものの、器械の奥深くにまで達する性質がある。応力腐食割れは、器械の亀裂や破損の原因として重要である。室温において塩化物の含有量が約120mg/Lを超えると、孔食の危険性は急増する。また、水分が蒸発すると器械に付着した水滴中の塩化物の濃度は上昇するので、この限界濃度を容易に超え得ることにも注意すべきである。

塩化物は、器械に付着する生理食塩水、及び血液などに含まれる。ヨウ素は、器械に付着するヨード系消毒薬に含まれる。したがって、使用済みの器械を速やかに洗浄して、塩化物やヨウ素を除去しなければならない。また、洗浄に使用する水も塩化物を含んでいる。そのため、ドイツAKIは、器械の最終すすぎ水として完全

— 128 —

脱イオン水（RO水）を推奨している。

なお、洗浄を行う際の注意点を表5-3にまとめた。

④洗浄剤

洗浄剤にはさまざまな成分が含まれている。そのため、各成分の機能に基づいて洗浄剤の効用を考えると理解しやすい。表5-4に洗浄剤の成分とその機能を示す。また、洗浄剤は、その液性に基づいてアルカリ性洗浄剤、酵素配合中性または弱アルカリ性洗浄剤、酸性洗浄剤に大別される。

アルカリ性洗浄剤は、血液や体液などの汚れを対象とする医療分野において重要な洗浄剤である。洗浄温度が高いほど良好な洗浄効果が得られる。ただし、アルミニウムや銅などの素材を腐食することがあるので注意が必要である。

酵素配合中性、または弱アルカリ性洗浄剤はほとんどの素材と良好な適合性を有するので、使用しやすい洗浄剤の1つである。医療用に用いるものとしては、主にタンパク分解酵素であるプロテアーゼが使用される。酵素の反応の特徴は、基質特異性、反応至適温度、反応至適pHである。酵素による触媒反応は温度が10℃上昇するごとに反応速度は2倍になるので、温度の上昇とともに反応性は増加する。しかしながら、酵素はタンパク質であるので、ある温度になると変性して失活する。反応速度が最大になる温度を、至適反応温度という。至適温度は、通常、40～55℃である。

酸性洗浄剤は錆びや石灰沈着（スケール）の除去、及び熱やけの除去、さらに、アルカリ性洗浄剤を使用した後の中和剤として使用される。

（2）各種洗浄法

洗浄方法には、用手的な洗浄法とウォッシャーディスインフェクター（WD）や超音波洗浄器を用いる機械的洗浄法がある。用手的な洗浄法は、さらにブラッシング洗浄と浸漬洗浄に細分化される。機械的洗浄法は、WDのようにジェット水流を用いる方法と、超音波洗浄器を用いる方法に細分化される（表5-5）。

表5-3　洗浄における注意点[1) 2) 4)]

①洗浄業務を中央化すると、熟練した作業者による用手的な洗浄やWDなどを用いる機械洗浄を効率的に行える。

②洗浄時には、作業者は標準予防策を遵守するとともに、汚染区域と清潔区域を明確に区別して作業する。

③新品の器械は洗浄した後に滅菌する。

④器械の取扱説明書に従う。

⑤器械の製造業者により推奨される方法などの適切な方法にしたがって洗浄を行う。

⑥汚れが乾燥すると器械に固着する。そのため、使用済みの器械はできるだけ速やかに洗浄する。もし、直ちに洗浄できない時には、血液凝固防止剤（予備洗浄スプレー）を散布する方法や酵素洗剤に浸漬する方法などにより工夫されている。この場合にも、細菌などの増殖を防止するために、できるだけ早急に洗浄しなければならない。

⑦消毒薬で変性した汚れは洗浄しにくくなるので、洗浄前の消毒（一次消毒）は行わない。

⑧洗浄時には、器械の関節部分（ボックスロック）を開く。

⑨洗浄する前に、器械をできるだけ分解する。

⑩内視鏡外科器械のように管状構造を有するものでは、内腔面をも十分に洗浄しなければならない。

⑪用手的な洗浄法には、適切な洗浄ツールを使用する。

⑫WDや超音波洗浄装置に洗浄物を搭載しすぎないこと。

洗浄槽内に洗浄効果を得られなくするような死角の部分ができないように注意する。例えば、膿盆が他の器械を覆ってしまい、WDのジェット水流が届かないこともあり得る。

⑬すすぎを十分に行うこと。すすぎには脱イオン水（RO水）を用いるとよい。

⑭十分に乾燥させる。

⑮腐食、摩耗、損傷した器械は分別し、廃棄する。錆びた器械と一緒に洗浄しない。

⑯衛生上の理由から、修理に提出する器械や貸し出し手術器械（ローン・インスツルメント）などを返却する時には、洗浄・消毒などの完全処理サイクルを行う。

⑰器械の関節部分（ボックスロック）などには潤滑剤を用いる。

⑱セット組の時に、器械に破損がないことや、正常な機能が維持されていることを確認する。関節部分（ボックスロック）のある器械には、機能性を確認する前に防錆潤滑を行う。

⑲滅菌を行う前に、ラチェット部分は完全に開放しておくか、第1ラチェットだけ閉じておく。

⑳滅菌は洗浄に代わるものではないので、洗浄を適切に行うことは大切である。例えば、タンパク質の汚染物に熱が加わると、器械の表面に焼き付いて除去しにくくなる。

表5-4 洗浄剤の成分とその作用[2) 3) 8)]

洗浄剤の構成成分	作用	コメント
界面活性剤	乳化／分散作用	水に溶けない物質を洗浄液に溶けるようにして、洗浄液中に分散した状態にする作用。
	浸透作用	表面張力を低下させて、水が洗浄物の表面や汚れの細部に浸透するようにする作用。
	剝離作用	汚れを器械の表面から引き剥がす作用。
	発泡作用	泡立ちやすくなる作用。ある種の界面活性剤では、逆に泡立ちにくくすることもできる。
	再付着防止作用	汚れが器械表面に再付着することを防止する作用。
	殺菌消毒効果	塩化ベンザルコニウム、塩化ベンゼトニウムなどの4級アンモニウム塩は、カチオン性界面活性剤である。細菌の細胞膜に付着して殺菌、静菌作用を有する。両性界面活性剤であるアルキルジアミノエチルグリシン塩酸塩は、結核菌に効力を有する。なお、界面活性剤の水道水希釈液に医療用具を長時間浸漬すると、沈殿物が析出することがある。
洗浄助剤（ビルダー）	洗浄効果を助ける作用	アルカリビルダーとして、水酸化ナトリウム、水酸化カリウム、炭酸塩、ケイ酸塩などが用いられる。キレート剤（金属封鎖剤）として、エチレンジアミン四酢酸塩（EDTA）、ニトリロ三酢酸塩（NTA）などが用いられる。
酵素	基質特異性	酵素は基質分子を特異的に認識して特異的に作用する。
	反応至適温度	最大反応速度を示す温度。通常、40〜60℃である酵素が多い。
	反応至適pH	最大の活性を示すpH。
可溶化剤	洗浄剤成分の安定化	界面活性剤、ビルダーなどの洗浄剤の成分を均一に溶解させて安定性を上昇させる作用。

①用手的な洗浄法

ブラッシング法の利点は、簡便に行えること、手術器械に固くこびりついた汚れを除去できること、極めて繊細な構造を有する器械やドリルなどの大型の動力器械を処理できること、ブラシを用いて器械の管状構造部分の内腔面を洗浄できること、などである。ただし、ステンレス製の器械に金属性ブラシや粗い研磨剤を使用すると、ステンレスの不働態被膜を傷つけるので錆の原因になる。一般的に、泡の立ちやすい洗浄剤や酵素を配合した洗浄剤などが使用される。

浸漬洗浄法の利点は、器械を浸漬するだけでよいこと、流しや容器を用いて容易に行えること、などである。洗浄液に接していない部分は洗浄できないので、器械の中の空気を抜いて完全に浸漬しなければならない。

②機械的洗浄法

- **ウォッシャーディスインフェクター（WD：Washer-Disinfector、洗浄消毒器）**

ジェット水流を用いて洗浄する。洗浄液を単回使用するので、大量の血液が付着した器械の洗浄にも適している。しかしながら、ジェット水流が当たらない部分では、洗浄は不十分になる。WDは単槽型WDと多槽型WDに大別される。多槽型のWDでは、超音波洗浄槽を有する機種もある（図5-6）。

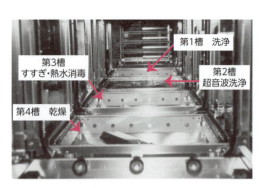

図5-6 多槽型Washer-disinfectorの一例[8)]

WDでは洗浄、消毒、すすぎ、防錆潤滑、乾燥の一連の工程が密閉された洗浄槽内で自動的に行われるので、院内感染や職業感染の防止に役立つ。また、一度に大量の器械を均一な精度で洗浄できるので、洗浄業務の中央

第Ⅴ章　医療機器と感染管理・安全管理

表5-5　洗浄法の特徴[1]～[4][8]

洗浄法		特徴など
用手的な洗浄法	ブラッシング洗浄	作業者により仕上がりに個人差を生じ得る。
		処理できる作業量に限界がある。
		洗浄には、柔らかいリントフリークロスあるいはタオル、プラスティック製のブラシ、洗浄ガン（ウォーターガン）などを用いるとよい。
		金属製ブラシや粗い研磨剤を使用しない。
		極めて微細な器械や、ドリルなどの大型の動力付き器械、機械的な洗浄で洗い残しがある時などに用いる。
		ファイバースコープなどで、機械的洗浄法の前に行う。
	浸漬洗浄法	浸漬するだけでよいので、流しや容器を用いて簡単に行える。
		洗浄剤による洗浄効果により汚れを除去する。
		洗浄液に接していない部分は洗浄できないので、器械全体を浸漬する。
		浸漬する時に、器械の内部に空気が残存しないように注意する。
		洗浄剤の濃度や浸漬時間を適切に管理する。
		洗浄剤の効力がなくなる前に交換する。
		洗浄液を加温して洗浄剤の至適温度にすると、洗浄力を高めることができる。
機械的な洗浄法	ウォッシャーディスインフェクター（WD）	ジェット水流による洗浄、消毒、すすぎ、防錆潤滑、乾燥などの一連の工程を自動的に行う。
		耐熱性の器械には熱水消毒を、非耐熱性の器械には化学的消毒剤を用いて消毒する。
		超音波洗浄も併用するWDも存在する。
		無泡性のアルカリ性洗浄剤や超低泡性の中性酵素洗浄剤が用いられる。
		一度に大量の器械を均一の精度で洗浄できる。
		病院内の洗浄業務の中央化や効率化に役立つ。
		院内感染や職業感染の防止に役立つ。
		ISO規格（ISO 15883）の主要部分が承認された。
	超音波洗浄	超音波のキャビテーション効果などにより、洗浄効果が得られる。
		器械の間隙部分や鉗子の関節部などの手の届きにくいところも洗浄できる。
		器械のネジが緩んだり、器械の一部が破損することがある。
		液面近くの汚れはオーバーフロー機構により洗浄槽から溢れ出る。そして、新しい洗浄液が追加される。
		洗浄液を定期的に交換する。その時に、洗浄槽も清掃する。
		予備洗浄を行い大量の汚れをあらかじめ除去する必要がある。
		洗浄する器械全体を洗浄液に浸漬しなければならない。
		空気が存在する部分には超音波は到達せず、洗浄できないので、洗浄する器械の配置に注意する。
		低泡性の洗浄剤を使用する。
		脱気水を用いると洗浄効果が高くなる。
		熱水消毒機能を有する機種も存在する。
		定常波現象により、洗浄ムラが生じる。
		洗浄ムラを解消するために、スイング機構を設けたり、超音波の周波数を一定の範囲で変化させたりする。

— 131 —

化や効率化にも役立つ。洗浄剤としては、無泡性のアルカリ性洗浄剤や超低泡性の酵素配合洗浄剤が使用される。

WDの洗浄プログラムは、熱水消毒をすすぎ工程で行うタイプと洗浄工程で行うタイプに大別される（図5-7）。

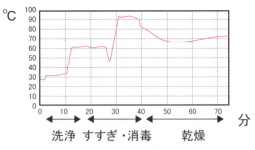

a：熱水消毒をすすぎ工程で行うタイプ

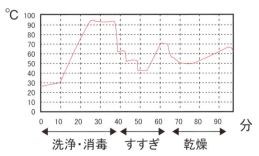

b：熱水消毒を洗浄工程で行うタイプ
図5-7　WDの洗浄プログラムの一例[7]

●超音波洗浄器

超音波洗浄法の原理は、**キャビテーション効果**、液粒子の加速度による効果、超音波による微小振動や乳化作用による物理化学的反応の促進効果である。特に、キャビテーション効果は重要である。これは、溶存酸素などの微少な気泡が核となって発生した無数の真空に近い微小空洞（キャビティー）が破壊する時に、強力な衝撃力が発生する効果のことである。

超音波洗浄のエネルギーは、同一出力においては、振幅が大きいほど強力である。そのため、洗浄に使用する超音波の周波数が高くなるほど、洗浄エネルギーは小さくなる。そして、器械への損傷は少なくなるとともに、洗浄はよりきめ細かくなる。通常、洗浄効果を優先して20～40kHzが用いられる。

超音波洗浄においては、定常波現象により超音波エネルギーの強い部分と弱い部分が生じるので、洗浄ムラが生じる。洗浄ムラを防止するために、洗浄する器械を入れたバスケットを上下方向などに揺らせるスイング機構や、超音波の周波数を一定の範囲で変化させる方法などが考案されている。

超音波洗浄を行うと、器械の間隙や鉗子の関節部などの手の届きにくいところも洗浄できる。ただし、器械のネジが緩んだり、器械の一部が破損することもあるので、注意を要する。

●管状器具の洗浄に用いる洗浄装置

近年、低侵襲外科手術の普及により、内視鏡外科手術の件数は急増している。内視鏡外科手術に用いる器械は、図5-8に示すような管状構造を有する。そのため、内腔面を十分に洗浄しなければならない。図5-9は、WDにおいて内視鏡外科手術器械を洗浄する時に用いる洗浄ラックである。器械の内腔面に洗浄液を灌流させるために用いる洗浄用ノズルが設置されている。

高度先進医療の進歩により、管状構造などの複雑な構造を有する器械は、今後さらに増加すると予想される。ロボット手術用の精密器具は、その一例であると思われる。

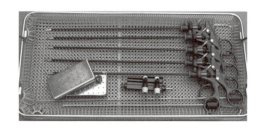

図5-8　管状構造を有する器械の一例及び内視鏡外科手術器械の一例

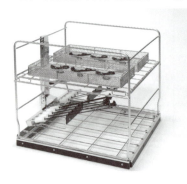

図5-9　内視鏡外科手術器械をWDで洗浄する時に使用する洗浄ラックの一例

【参考文献】

1) 日本医療機器学会. 医療現場における滅菌保証のガイドライン2021.
2) 編集委員長　佐々木次雄. 監修者　新太喜治, 上寺祐之, 武久正昭, 永井　勲, 中田精三, 山際裕一. ISO規格準拠医療機器の滅菌及び滅菌保証. 日本規格協会, 2005.
3) 監修　大久保　憲. 中央滅菌材料室編　医療現場における洗浄（中央滅菌材料室編）. クリーンケミカル株式会社, 2003.
4) 器械のメンテナンスに関するワーキンググループ. 器械の正しいメンテナンス法. 第8版, 2004.
5) 上寺祐之, 斎藤圭平, 井手圭一　ほか. 熱水消毒　Washer-disinfectorにおけるA0値を中心に. 感染制御　2007, 第3巻2号, p127〜134.
6) 上寺祐之, 重松宏, 三村芳和　ほか. ドイツの洗浄・消毒・滅菌マニュアル「器械の正しいメンテナンス法」第8版. 感染制御　2005, 第1巻4号, p365〜370.
7) 上寺祐之, 斎藤祐平, 大原信介　ほか. ウォッシャーディスインフェクターのISO規格の動向と洗浄の話題. 感染と消毒　2006, 第13巻1号, p7〜16.
8) 田村　成. 医療用器械・器具洗浄剤の科学. 花王ハイジーンソリューション, 2002, 第2巻, p8〜13.
9) 上寺祐之, 斎藤祐平, 井手圭一　ほか. 手術とCJD（クロイツフェルト・ヤコブ病）　手術器械の洗浄・消毒・滅菌に関するプリオン対策の最近の知見. 感染と消毒　2007, 第14巻1号, p8〜18.
10) クラウス・ロス. ISO 15883に準拠したウォッシャーディスインフェクターの性能要求要件. 医療機器学　2007, 第77巻4号, p32〜33.
11) 上田豊甫, 原正憲, 西山恭平　ほか. オゾン酸化・銀電解殺菌を併用した超音波レビテーション洗浄消毒装置の開発. 防菌防黴　2006, 第34巻4号, p201〜209.
12) 上田豊甫, 原正憲, 小田川郁美　ほか. 超音波レビテーション洗浄消毒装置の特徴（第2報）　環境影響評価及び高温耐性菌の殺菌効果. 防菌防黴　2008, 第36巻1号, p3-10.

（3）洗浄評価法

　日常的な洗浄評価の方法として、目視による確認が最も重要である。特に洗浄性の悪いボックスロック部や把持部の溝などをチェックし、汚染物の残存を認めたら再度洗浄を行う。

注）RMDに残留する汚染物は、滅菌不良の原因となることや、手術器械の場合は発熱物質の原因ともなる。

　目視以外には直接判定法と間接判定法があり、その種類と特徴を表5-6に示す。

　直接判定法は、洗浄後のRMDの清浄度を判定する方法であり、染色液を使用する**染色法**や綿棒などで器材を拭き取る**拭き取り法**、RMD全体の残留タンパク質を測定する**抽出法**などがある。滅菌保証のガイドライン2021では、残留タンパク質許容量を$200\mu g$/器械としている。

　間接判定法は、人工汚染物を金属板やプラスチックシートに塗布した**洗浄インジケータ**を用いて行う方法である。

　直接判定法は、洗浄されたRMDの清浄度を判定する方法に対して、間接判定法は主にWDなどの洗浄器の不具合をチェックするために使用する。間接判定法の汚れが除去できたからといって、器材の汚れも除去できるとは必ずしも相関しない[1]（図5-10）。

　洗浄評価を行う場合は、実際に洗浄されたRMDがどの程度清浄化されているかを、直接判定法を実施して確認することが必要である。洗浄不良がある場合は、洗浄剤や洗浄プログラムの変更を考慮する。洗浄剤を変更する時は、洗浄装置のプログラムの変更も必要となる場合があるため、装置

表5-6　洗浄評価法の種類と特徴

分類	対応製品	測定方法	
直接判定法	色素染色法	アミドブラック10B法	タンパク質
	拭き取り法	クリーントレース	タンパク質
		ヘモチェックS	ヘモグロビン
		ATP測定法	生物学的発光法
	抽出法	OPA法（オルトフタルアルデヒド法）	タンパク質
		ナイスチェック（アミドブラック10B法）	
		CBB法（クーマシー法）	
		BCA法（ビシンコニン酸法）など	
間接判定法	洗浄評価インジケータ	TOSI、クリーンチェック、エビット、STFロードチェック、ネスコスIC W・I、ピュアチェックなど	汚染物質は、動物由来や植物由来のタンパク質を使用

— 133 —

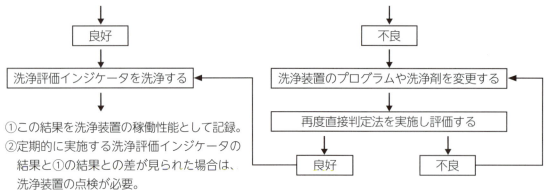

図5-10　直接判定法と間接判定法の関係

メーカに連絡し検討する。

その他の注意点として、RMDに付着した汚染物が乾燥していないかをチェックする。乾燥した汚染物は除去が困難となるため、使用した現場で予備洗浄剤をスプレーするか、滅菌供給部門（CSSD）において酵素系洗浄剤で浸漬洗浄などしてからWDで洗浄する。

【参考文献】
1) 厚生労働省．医療施設における院内感染の防止について 医療法施行規則の一部改正．2005． http//www.mhlw.go.jp/topics/2005/02/tp0202-1.html
2) 日本医療機器学会．医療現場における滅菌保証のガイドライン2021．
3) 島崎豊．判断に困った時の洗浄・消毒・滅菌．基本的理解とよくある質問Q＆A．日総研，2008．

3 内視鏡の洗浄・消毒

内視鏡検査における感染対策は、「消化器内視鏡の感染制御に関するマルチソサエティ実践ガイド」[1]に基づいて対応する。洗浄・消毒を行う作業者は、マスクやゴーグル、防水性のガウン、手袋を着用する。

①ベッドサイドにおける洗浄
・検査後、内視鏡外表面に付着した体液などをガーゼで拭き取る。
・200mL以上の酵素系洗浄剤を吸引した後に、A／Wチャンネル洗浄アダプターを装着して送気、送水を行う。

②流し台における洗浄
・内視鏡を光源から外して漏水テストを行う。
・酵素系洗浄剤を使用して内視鏡の外表面とチャンネル内を洗浄する。チャンネル内は専用のブラシを使用してブラッシングする。
・送気・送水ボタン、吸引ボタン、鉗子栓を外して洗浄する。
・吸引、鉗子チャンネルをブラッシングする。
・洗浄液を十分にすすぐ。

③内視鏡自動洗浄消毒機による洗浄
・内視鏡自動洗浄消毒機を使用して洗浄、消毒を行う。
・内視鏡自動洗浄消毒機は、定期的にメーカの点検を受け、洗浄・消毒の履歴管理を行う。

【参考文献】
1) 日本環境感染学会，日本消化器内視鏡学会．日本消化器内視鏡技師会．消化器内視鏡の感染制御に関するマルチソサエティ実践ガイド作成委員会．消化器内視鏡の感染制御に関するマルチソサエティ実践ガイド（改訂版）．2013年7月10日．

4 消毒法

（1）消毒法の概念

消毒とは、対象とする微生物に対して、感染症を惹起し得ない水準まで殺滅、または減少させる処理方法であり、一定の抗菌スペクトルを持った処理方法である。したがって、1つの消毒方法では、これに抵抗する微生物が必ず存在する。

生体、患者環境、手術器械などを除く機器・器具、リネン類などは、いずれも消毒法の適応となる。

（2）消毒法の種類

湿熱や紫外線などを用いる物理的消毒法と、消毒薬を使用する化学的消毒法がある。

①物理的消毒法
　・流通蒸気法（蒸気消毒、間歇消毒）
　・煮沸及び熱水消毒法
　・紫外線法

②化学的消毒法
　・気体（オゾン殺菌法など）
　・液体（各種消毒薬）

（3）物理的消毒法

乾燥した乾熱では160℃以上の高温でなければ殺菌効果は期待できないが、いわゆる湿熱では、80℃・10分間の処理で芽胞以外の一般細菌を感染可能な水準以下に死滅、または不活性化できる。

蒸気は熱水より高い殺菌性能を有しており、消毒水準は高い。便などで汚染した便器などの器材をそのまま洗浄して、さらに熱で殺菌することができる数々の装置が開発されている。

熱水を利用した消毒装置として、下記の機器が使用されている。
・洗浄消毒装置
・食器洗浄消毒器
・ベッドパンウォッシャー

①流通蒸気法

加熱した水蒸気を直接流通させて微生物を殺滅する方法で、100℃の流通蒸気の中に30〜60分間放置する。間歇法は、80〜100℃の熱水、または流通水蒸気中で1日1回、30〜60分間の間隔で3〜6回加熱を繰り返して微生物を殺滅する方法をいう。

②煮沸法

沸騰水の中に浸漬して15分間以上煮沸する方法である。

（4）化学的消毒法

熱が使用できない場合に消毒薬を利用する、すなわち、適当な熱消毒の設備がない場合、生体及び環境と非耐熱性の医療用具などが対象となる。

消毒効果に影響する因子として、消毒対象物に付着する有機物の量、消毒薬の濃度、温度、接触時間、対象物の構造的特性、pH（水素イオン濃度）などがある。

消毒薬には多くの特性がある。その特性を以下に列記する。
・微生物に対する抗菌スペクトルがあり、全ての微生物に有効な消毒薬はない。
・消毒薬が殺菌効果を示すには微生物との適切な接触時間が必要であり、必ずしも速効的ではない。殺菌時間は微生物の抵抗性と消毒薬の種類により異なり、通常は3分間以上の接触時間を要する。
・血液などの有機物が混入すると、消毒薬の殺菌効果が低下する。
・器具や環境消毒に使用する消毒薬には生体毒性があり、皮膚、呼吸器、中枢神経系などに対して障害作用を示す。
・消毒薬は化学的に不安定な物質であり、希釈した消毒薬は保存による効果の低下がある。
・消毒対象物に対して金属腐食作用、素材の劣化などの悪影響をおよぼすことがある。
・使用方法が複雑なものが多い。正しい濃度で使用する。
・不快な臭気や異常着色が認められる場合がある。
・廃棄により環境に対する悪影響が出る（残留毒性など）。
・消毒薬の中でも生息することが可能な微生物が存在する。

（5）消毒薬の殺菌力に影響する因子

消毒薬の殺菌性能は、使用濃度と温度、及び接触時間により規定される。

濃度が低下すれば、温度を上げるか作用時間を長くすることである程度の対応は可能であるが、基本的には、適切な濃度において20℃以上の処理温度で3分間以上の接触が必要である。

①濃度

使用消毒薬の濃度が高くなれば、殺菌効果は強くなる。薬剤濃度がどの範囲にあれば有効性があるかについては、消毒薬の種類により異なる。消毒薬は使用中に有機物や酸素、紫外線などの影響により濃度が低下する。したがって、消毒終了時点において、有効濃度を確保するように心がける必要がある。

②温度

消毒薬の作用は一種の化学反応であり、温度が高くなれば殺菌力は強くなる。消毒薬の種類によりその程度は異なるが、一般的には20℃以上で使用する。

③作用時間

微生物と一定の接触時間が必要である。消毒薬と接触した微生物の生残菌数は、正確な対数減少を示さない場合も多い。したがって、実際の消毒に当たっては、十分に余裕を持って消毒時間を設定する必要がある。

④その他

消毒効果に影響するその他の因子として、対象物の構造的特性が挙げられる。表面が粗の場合には、予備洗浄が十分行えず、消毒薬との接触も不良となる。また、細管構造や先端が盲端となっている場合には、消毒薬やガスが先端まで到達できずに消毒不良を起こす。

予備洗浄が十分になされているかどうかは、その後の消毒が有効にできるかどうかの鍵を握る重要な処置である。内視鏡によるデータでは、洗浄は付着菌数を4log減少させることができる。

（6）消毒薬の濃度表示と希釈

消毒薬の濃度表示は、容積に対する有効成分の重量（w/v%）で表示される。特殊なものとしてアルコール類はv/v%、次亜塩素酸ナトリウムなどはppmが使われる。ppmとはparts per millionの略である。すなわち、10%溶液は100,000ppm、1%は10,000ppm、0.1%は1,000ppmに相当する。

ポビドンヨードの濃度には、有効ヨウ素濃度と殺菌作用に直接関与する遊離ヨウ素濃度がある。

10w/v%ポビドンヨードの原液では、有効ヨウ素濃度は10,000ppm（チオ硫酸ナトリウムで定量）であり、遊離ヨウ素濃度は1ppmである。100倍希釈した0.1w/v%溶液では、有効ヨウ素は100ppmであるが、遊離ヨウ素は最高濃度25ppmである。

消毒薬の希釈は、通常は精製水を使用し、希釈後に薬剤部などにて専用の高圧蒸気滅菌装置を用いて滅菌する。ポビドンヨードを希釈する場合には、クリーンベンチ内で注射用蒸留水もしくは滅菌水を使用し、高圧蒸気滅菌は行わない。含嗽（うがい）用では、希釈液として水道水などの常水を使用してもよい。

（7）各種の消毒方法

噴霧法、燻蒸法は消毒法としては認められない。浸漬法と清拭法が基本的な消毒方法である。

①浸漬法

容器に消毒薬を入れ、器具を完全浸漬して消毒薬を十分接触させる。器具のヒンジの部分や気泡が付着していると、消毒不良が起きる。また、消毒薬の蒸発を防ぎ有毒ガス発生防止のために、必ず蓋をしなければならない。

②清拭法

消毒薬を布もしくはモップにしみ込ませて、環境の表面などを拭き取る。十分量の消毒薬を塗り付けないとすぐに乾燥してしまい、消毒不良となる。モップの清浄化には十分な配慮が必要で、使用後には必ず洗浄して乾燥させることが必要である。

③灌流法

内視鏡の鉗子孔などのような細長い内腔を有している機器の消毒法である。チューブ類、カテーテル類、レスピレータの回路なども適応となる。

消毒前のブラッシングが必要である。

灌流する場合の注意点は下記の通りである。

・内腔に空気が残らないようにする。
・盲端を作らない。
・新鮮な消毒薬を使用する。
・消毒薬と接触する時間を長く設定する。

④消化器内視鏡の消毒

消化器内視鏡の消毒には、「消化器内視鏡の感染制御に関するマルチソサエティ実践ガイド」がある。

【参考文献】

1) 大久保憲, 尾家重治, 金光敬二. 2020年版 消毒と滅菌のガイドライン 改訂第4版. へるす出版, 2020.
2) 日本環境感染学会, 日本消化器内視鏡学会, 日本消化器内視鏡技師会. 消化器内視鏡の感染制御に関するマルチソサエティ実践ガイド作成委員会. 消化器内視鏡の感染制御に関するマルチソサエティ実践ガイド（改訂版）. 2013年7月10日.

5 滅菌法

（1）滅菌法の概念

①滅菌の定義

無菌とは「生育可能な微生物が存在しない状態」をいい、それに対して滅菌とは「微生物を殺滅し、無菌状態とする行為」とされている。滅菌に関わる用語の国際規格ISO111391でも、滅菌とは「生育可能な微生物のいない品物にする検証された工程」とされているが、そこには注記として、「滅菌では完全に微生物を除去することはできず、製品中に生育可能な微生物の存在確率を限りなく低い水準へ持っていく行為をいう」と記載されている。すなわち、品物を滅菌してそこに存在する微生物の存在確率を極力低くして感染を防止することが滅菌といえる。

人の組織や血液などに直接適用される医療機器については、国際的には、微生物が存在する確率を示す**無菌性保証水準**（SAL：Sterility Assurance Level）は10^6以下が求められており、日本国内でも医療機器の製造についてはこの基準が適用されている。ここでいうSALが10^6以下とは、100万個の滅菌済みの品物で微生物に汚染されたものが1個以下であることを示している。当然のことながら、滅菌後に目標としたSALが達成されるとともに、滅菌された品物の性能及び機能が保たれていることを確認することが必要となる。

②バリデーション

滅菌後の医療機器全品に対して無菌試験をおこなうことはできないため、SAL≦10^{-6}を保証するために非破壊的に確認する方法が必要である。それは、**品質マネジメントシステム**（QMS：Quality Management System）という考え方・仕組みに基づき、一連の再生処理工程を検証し、妥当性が確認された手順・工程を遵守することで恒常的に品質を保持していく方法である。

具体的には、滅菌器が正しく運転できることの確認、適切なSALが達成されることと、滅菌された品物の性能及び機能が保たれる滅菌方法の設定と検証、その設定された滅菌方法が日常で再現できることの確認、ならびに定期的な滅菌装置や滅菌方法の能力が維持されているかというチェックの一連の業務を、教育訓練を受けた職員が実施するシステムのことである。これには、手順書の文書化と記録の作成及び保存も含まれる。

従来はこの滅菌バリデーションは主に医療機器の製造メーカで適用が義務付けられていたが、近年、患者に適用される医療機器の安全性の確保の観点から、医療施設においても施設内で滅菌処理する医療機器の再処理について、バリデーションを実施することが求められている。

医療施設における滅菌バリデーションの実施法については、一般社団法人日本医療機器学会から発行のガイドライン[2]を参照されたい。

③滅菌法の分類

医療機器の滅菌に用いられる滅菌法には、大きく分けて物理的方法と化学的方法がある。

物理的方法の中で、熱を用いたものの1つとして湿熱法がある。高温高圧の水蒸気を用いた**蒸気滅菌法**（温度121〜135℃程度）がその代表的なものである。これは主に高温高圧に耐える鋼製手術機器、リネン類などの滅菌に用いる。次に熱を用いたものとして乾燥した空気を用いる乾熱法があり、滅菌器は乾熱滅菌器といわれる。後に示す蒸気滅菌器の項で述べるが、乾熱は湿熱である水蒸気の約5分の1の熱エネルギーしか利用できないことにより、湿熱での滅菌条件はより高温条件（160〜180℃程度）が必要である。

医療機器安全実践必携ガイド「臨床医学編」

他の物理的方法としては放射線を用いたものがあり、ガンマ線滅菌法、電子線滅菌法が代表的なものである。これは透過性が高い放射線を用いた滅菌法であり、前述の熱的な滅菌法に比べて低温条件である常温付近で滅菌できるために、熱に弱い品物の滅菌に使用されるが、滅菌の対象となる品物によっては放射線によって性能が劣化する可能性があるので、適用可能な材質の選択が必要となる。また、放射線滅菌法は設備が非常に大規模になるため、医療機器メーカでも設置しているところは少なく、ほとんどの場合は委託滅菌の形をとっている。もちろん病院では、設備の維持管理の点から導入しているところは見当たらない。

次にろ過滅菌法が挙げられる。これは微生物より小さな孔径（0.22μm程度）を持ったフィルタを用いて微生物を含んだ流体をろ過してそれを物理的に取り除く滅菌法であるが、直接に医療機器の滅菌に用いられることは少ない。

次に化学的方法として広く用いられているものの1つとしては、**エチレンオキサイド滅菌**があり、この滅菌法は比較的低温（40～60℃）で滅菌可能であり、エチレンオキサイドの浸透性が高いことから医療機器の滅菌に広く使用されている。ただし、エチレンオキサイドは毒性が強いので、その取り扱いに注意を払う必要がある。ガスプラズマ滅菌法は、過酸化水素を用いて低温で滅菌が可能な滅菌法であり、近年広く用いられるようになった。以上述べたように、滅菌を達成する方法としては各種の方法があり、それぞれ長所と短所を持っているので滅菌する品物に適した滅菌方法を選定し、適切に滅菌バリデーションを実施することが必要となる。

(2) 蒸気滅菌

①滅菌のメカニズム

蒸気滅菌は、高温高圧の水蒸気を用いて滅菌を行う方法である。滅菌のメカニズムは、微生物に対して高温高圧の水蒸気が持つ熱エネルギーを与えることにより、微生物の細胞膜を構成するタンパク質を非可逆的に凝固させて芽胞を含めて微生物を死滅させるというものである。

蒸気滅菌の特徴として、同じ温度の空気に比べて水蒸気は約5倍の熱エネルギーを持つ水蒸気を用いて微生物を死滅させることができる。よって、効率的に滅菌を行うためには、滅菌中には滅菌装置の中や滅菌される品物の中の空気を取り除き、十分な熱エネルギーを持った飽和水蒸気が滅菌物の表面に接触し熱エネルギーを与えることが、滅菌を達成するために必要な条件となる。十分な滅菌を達成するためには、飽和蒸気を適切に滅菌器の中に入れ、均一に滅菌される品物に接触するような方法で滅菌条件を決めていかなければならない[3][4]。空気の除去や飽和蒸気の供給が適切に実施されているかを確認するために、日常的にはボウィーディックテストを行うことが推奨されている。

②滅菌の特徴

蒸気滅菌が持つ長所と短所としては、下記が挙げられる。

● 長所

・滅菌の確実性が高い。

・短時間で滅菌可能である。

・残存毒性がない。

・設置場所の制限が少ない。

・有毒な化学物質や放射線を用いない。

● 短所

・高温高圧に耐えられない滅菌物には適さない。

③滅菌の要素

蒸気滅菌の要素としては、温度、湿度、時間が挙げられる。十分な滅菌を達成するには、滅菌される品物に対して、この要素が規定された条件で与えられなければならない。湿度については、前述の滅菌メカニズムで述べたように、本滅菌法は水蒸気の熱エネルギーによって滅菌するので、飽和状態の水蒸気が持つ水分、すなわち湿度が重要な要素になる。

④工程の例

通常、蒸気滅菌の工程プログラムは、最初に滅菌される品物から十分に空気を除く真空脱気工程があり、次に飽和蒸気を滅菌装置に入れて十分に飽和蒸気に滅菌される品物に接触させる

— 138 —

滅菌工程がある。

次に水蒸気で濡れた品物を乾燥させる乾燥工程から構成される。ここで留意すべき点は、「滅菌工程の前に真空脱気工程」であり、滅菌する品物によって空気の抜けやすさが異なってくるので、適切な真空脱気条件を設定する必要がある（図5-11）。

⑤滅菌条件

蒸気滅菌工程の条件としては、公的に認知されてSAL≦10^{-6}を達成できる条件の例として、「121℃；15分間」、「126℃；10分間」、「134℃；3分間」が蒸気滅菌の国際規格であるISO17665-2に掲載されている。

(3) エチレンオキサイド（EO）滅菌

EO滅菌法は滅菌剤であるエチレンオキサイドC_2H_4Oを気体状態で用いた化学的滅菌法である。

①滅菌のメカニズム

酸化エチレンは強力なアルキル化剤であり、細菌の細胞質の成分であるタンパク質や核酸酵素分子の端末基（アミノ基 -NH2、カルボキシル基 -COOH、水酸基 -OH、チオール基 -SH）に対して反応して不活性な反応生成物を生成し、細菌の不活化で菌体の繁殖が不能となり死滅することによるものである[3)4)]（図5-12）。

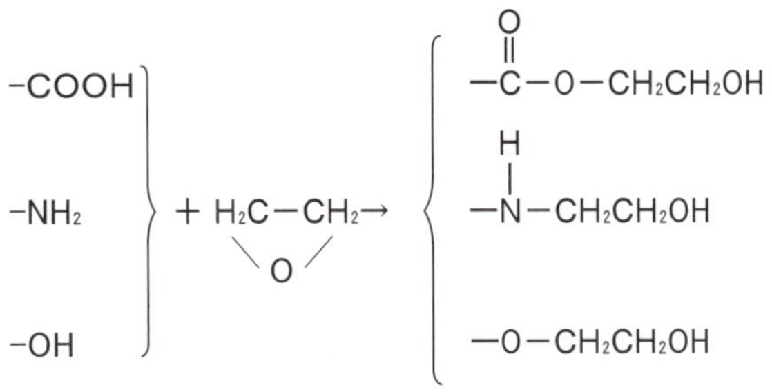

図5-12　EOG滅菌によるアミノ酸のアルキル化[4)]

②滅菌の特徴

EO滅菌が持つ長所と短所としては、下記のものが挙げられる。

● 長所
- 低温で滅菌できるので、温度・湿度に弱い物品の滅菌が可能。
- EOの浸透性が高いために、複雑な形状の品物の滅菌が可能。
- 全ての微生物に対して効果がある。
- 滅菌する品物に対して浸透性がある。
- 金属に対して腐食性がない。

● 短所
- 滅菌に要する時間が長い。
- 可燃性を持ち、毒性がある。
- 化学反応により、二次化合物を生成し、二次化合物やEOの残留性に注意を払う必要がある。
- 所要コストが比較的高い。

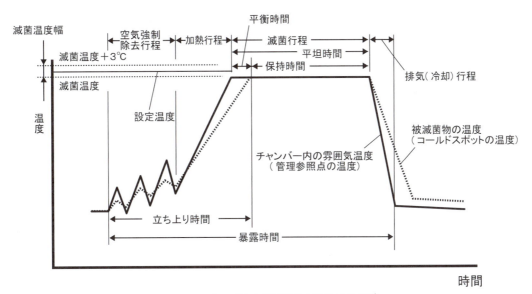

図5-11　高圧蒸気滅菌装置の工程動作図[4)]

③滅菌の要素

EO滅菌の要素としては、EO濃度、温度、湿度、時間が挙げられる。これらの要素の関係について簡単に述べると、①濃度：高くなると滅菌時間は短縮される。②温度：上昇すると滅菌時間は短縮される。③湿度：菌体を膨潤させEOが菌体の内部に透過しやすくなる。④時間：EO作用（曝露）時間は滅菌効果に比例する。

④工程の例

通常、EO滅菌の工程プログラムには、空気排除と滅菌される品物を適切な湿度にするための加湿工程のコンディショニング工程があり、その後に適切な濃度のEOを滅菌装置に入れて滅菌を行う滅菌工程、滅菌終了後に滅菌装置や滅菌された品物から残留する毒性を持つEOやその副生成物を除去するエアレーション工程から構成される（図5-13）。

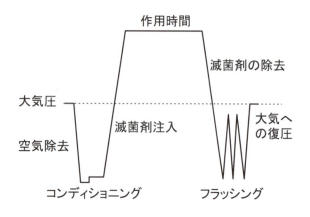

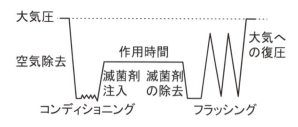

図5-13　EOG滅菌装置の工程動作図[4]
（上：陽圧滅菌タイプ、下：陰圧滅菌タイプ）

⑤滅菌条件

EO滅菌工程の条件としては、公的に認知されたSAL≦10^{-6}を達成できる条件は提示されていない。一般的には、コンディショニング工程で適切に湿度を滅菌される品物にかける。この時の温度、湿度ならびに時間も重要な滅菌の要素である。次の滅菌工程での滅菌温度は通常は35～70℃の範囲で設定され、湿度は40%RH以上の範囲で設定される。

また、EOの濃度は400mg/L～1100mg/Lで設定される。EOに接触させる滅菌工程の作用時間は1時間以上とされるが、生物学的インジケータ（BI：Biological Indicator）を用いてSAL≦10^{-6}以下を達成できる条件を設定する。ここで注意すべきは、EOとその反応生成物には毒性があるので、その残留性が限度値以下になるようなエアレーション条件を実施することが必要となる点である。

⑥EOの取り扱いについて

EOは毒性や可燃性を持つ化学物質であるので、滅菌作業や滅菌に品物に残留するEOやその反応生成物に注意を払う必要がある。まず、滅菌作業時の作業者へのEOの曝露を防止することを、特定化学物質等障害予防規則にしたがって管理することが求められている。

【参考文献】
1) ISO11139 Sterilization of health care products - Vocabulary（保健製品の滅菌－用語）.
2) 日本医療機器学会. 医療現場における滅菌保証ガイドライン2021.
3) 綿貫　他. 日本医科器械学会監修医科器械叢書「滅菌法・消毒法第1集、第2集」. 光文堂.
4) 編集委員長　佐々木次雄, 監修者　新太喜治, 上寺祐之, 武久正昭, 永井　勲, 中田精三, 山際裕一. ISO規格準拠医療機器の滅菌及び滅菌保証. 日本規格協会, 2005.

(4) 過酸化水素ガスプラズマ滅菌

①はじめに

電子部品やプラスチックスを含む複雑で高額な医療器材がますます増える中、これらの器材の安全性・有効性に影響を与えることなく滅菌するためには、低温かつ短時間での滅菌処理法が必要とされる。過酸化水素ガスプラズマ滅菌法は、Addyらにより1980年代に研究開発され[1]、我が国へは医療機器としての承認を得て1994年から導入されている。

②特徴

過酸化水素ガスプラズマ滅菌法は「滅菌時間が短い（最短24分）」、「エアレーション不要（滅菌工程終了後、すぐに滅菌した器材を使用可能）」、「低温滅菌処理（約50℃でエチレンオキサイド滅菌法と同程度の滅菌温度）」、「電源のみで稼働（給排水、蒸気などは不要）」などの特徴を持つ滅菌法である。

③滅菌原理、滅菌工程

過酸化水素プラズマ滅菌法は、減圧された滅菌チャンバー内に、過酸化水素カセットから自動供給される過酸化水素を気化させた状態で導入、拡散させた後、所定の圧力下で高周波エネルギーを加え、低温のプラズマを発生させて滅菌する滅菌法である。使用する過酸化水素自体の殺菌効果と、過酸化水素をプラズマ状態にすることにより得られる各種フリーラジカルなど、活性物質が持つ殺滅効果との複合作用により微生物を殺滅する。滅菌工程終了時には、高周波エネルギーの供給が切られ大気圧に戻るが、この時点においては滅菌に用いた過酸化水素は水蒸気と酸素にほとんど分解されるため、滅菌物をそのまますぐに使用することができる。

④滅菌装置

現在、過酸化水素プラズマ滅菌装置は有効滅菌チャンバー容量が約30Lから約150Lのものまでが市販されている。

⑤特性と注意点

過酸化水素ガスプラズマ滅菌の滅菌工程は低温低湿であるため、広範囲な医療器材の滅菌が可能であるが、確実な滅菌を行うためには、この滅菌法の特徴を十分に理解した上で使用する必要がある。

●滅菌物

過酸化水素ガスプラズマ滅菌法では、金属、プラスティック、電子部品などを含む広範囲な医療機器を滅菌処理することが可能である。しかし、過酸化水素の吸着が大きい紙、リネン、綿布、ガーゼなどセルロース系の材質を含む器材は、滅菌効果に影響を与えるため、この滅菌法には適さない。液体・粉体なども、滅菌チャンバーを減圧した際に気化したり、飛散したりする問題があるため適さない。

多くの再利用を目的として設計・製造された医療器材を過酸化水素ガスプラズマ滅菌法にて滅菌処理することは可能であるが、必要に応じ医療器材メーカ、または過酸化水素低温ガスプラズマ滅菌器メーカに、滅菌処理を行うことができるかを確認するとよい。

●滅菌物の清浄度

滅菌処理前に滅菌物に付着している有機物などの汚れを十分に除去し、乾燥する必要がある。汚れが存在すると過酸化水素が微生物の近傍まで到達できず、効果が低減し滅菌不良となる可能性がある。

●包装

滅菌包装材料においても、紙を含む包装材は利用できない。ポリエチレンやポリプロピレン製不織布の包装材が用いられている。

●過酸化水素ブースター

過酸化水素ガスプラズマ滅菌装置は、機種により、過酸化水素ブースターを用いることにより、2mなどの細長い内腔部をより確実に滅菌することができる。

●滅菌サイクルの選定

過酸化水素ガスプラズマ滅菌装置は機種により、一般的な滅菌物用の滅菌サイクルと軟性内視鏡など細く長い管腔を有する器材に適した滅菌サイクルがあるため、滅菌物に適した滅菌サイクルを選択して使用する。

⑥滅菌工程の管理

過酸化水素ガスプラズマ滅菌装置により、確実な滅菌が行われているかを監視する主要な方法は3つある。1つは圧力や時間など滅菌工程の主要パラメータのモニタリング結果を示すプリントアウト、2つ目は過酸化水素が滅菌物まで行き渡ったかを確認するための化学的インジケータ（CI：Chemical Indicator）、3つ目はこの滅菌法に最も抵抗性を示す細菌芽胞（*G. stearothermophilus*）から成るBIである。これら3つのモニタリング法を組み合わせ、適切な滅菌がなされているかの監視を行う。

— 141 —

また、滅菌バリデーションの実施も重要である。

⑦メンテナンス

滅菌装置の性能維持、予防保全のために、過酸化水素低温ガスプラズマ滅菌装置においては定期点検が必要である。一般に、6ヵ月または750サイクルごと、1年または1,500サイクルごとに定期点検を行うことになる。

【参考文献】

1) T. O. Addy, Low Temperature Plasma. A New Sterilization Technology for Hospital Applications, International Killmer memorial conference on sterilization of medical Products；1989, P80-95.
2) 医療現場における滅菌保証のガイドライン2021.

（5）過酸化水素ガス滅菌

過酸化水素滅菌器は、滅菌剤である過酸化水素H_2O_2を気体状態で用いた化学的滅菌法である。

①滅菌のメカニズム

過酸化水素は強力な滅菌剤であり、細菌の細胞質の成分であるタンパク質や核酸酵素分子に対して反応して、構造自体を不安定・分解していく。

②過酸化水素ガス滅菌の特色

過酸化水素ガス低温滅菌が持つ長所と短所としては、下記の各項が挙げられる。

●長所

- 低温で滅菌できるので、温度・湿度に弱い物品の滅菌が可能。
- 短時間（約60分）で全行程を終了する滅菌が可能。
- 過酸化水素のみで滅菌する。
- 滅菌終了後、毒物の残留がないため、滅菌物を即使用できる。また、保管して使用もできる。
- 過酸化水素ガスの浸透性が高いために、複雑な形状の品物の滅菌が可能。
- 滅菌工程中の過酸化水素濃度は一定であり、安心した滅菌効果が得られる。
- 滅菌サイクル終了時には、過酸化水素ガス

は水と酸素に分かれ、被滅菌物を安全に使用できる。

- コンディショニングフェーズでは、真空ポンプを利用し、余分な空気・湿気を除去し、滅菌工程に進む。
- エアレーションフェーズでは、真空ポンプを利用し、滅菌後の残留物を安全なレベルまで除去、滅菌室から取り出し後、即使用、または保管もできる。
- 過酸化水素ガス滅菌器は専用の排気ダクトを必要としない。

●短所

- 滅菌剤（H_2O_2）は劇物指定であり、取り扱いに注意を要する。
- 紙、リネン、綿布、ガーゼ、脱脂綿などセルロース系の材質を含む器材、及び液体、粉末は滅菌対象外となる。

③滅菌工程

過酸化水素ガスを用いて、再使用可能な医療器具を滅菌する。

- 準備工程：洗浄・乾燥させた医療器具（被滅菌物）を、指定の包装または滅菌パウチに入れる。滅菌器の2段の棚に収納し、扉を閉め、滅菌サイクルを開始する。
- コンディショニングフェーズ：滅菌器内は1 Torr（0.13kPa）未満まで脱気した後、被滅菌物の水分含量が許容範囲内かどうかを検証する。許容範囲であれば、過酸化水素ガスの注入準備のため、滅菌器内の圧力を0.4Torr（0.012kPa）にする。
- 滅菌フェーズ：適量の過酸化水素が自動的に気化される。6分間の保持後、ろ過空気を滅菌器内に送入し、圧力を500 Torr（66 kPa）にする。さらに2分間の保持後、滅菌器内の圧力を再度0.4 Torr（0.012 kPa）にし、次の過酸化水素ガス注入に備える。この工程を合計4回繰り返し行う。
- エアレーションフェーズ：最後の過酸化水素ガス注入保持時間が終了すると、滅菌器内で自動的に被滅菌物のエアレーションが行われる。滅菌器内の過酸化水素ガスは、水と酸素に分解する触媒コンバーターを経て排出される。滅菌サイクルが終了後、被滅菌物を取り

— 142 —

出し、直ちに使用、あるいは使用まで保管することができる。

④滅菌条件の確保

$SAL \leq 10^{-6}$を達成できる条件でなければならない。まずコンディショニングフェーズで十分に余分な湿度、及び空気を滅菌される被滅菌物から取り除く。滅菌フェーズでの滅菌温度は約50℃である。過酸化水素ガスに接触させる滅菌工程の作用時間は、BIを用いて$SAL \leq 10^{-6}$を達成できる条件を設定すること、滅菌工程で被滅菌対象物に過酸化水素が曝露されたかを確認するCIを用いて確認する。

⑤滅菌適応範囲

金属、非金属（プラスティック、電子部品などを含む広範囲な医療機器）を滅菌処理することが可能なことに加え、金属内腔のあるものも滅菌処理することができる。ただし、過酸化水素を吸収する紙、リネン、綿布、ガーゼ、脱脂綿及びセルロース材質は、この滅菌法には適さない。

また、液体・粉体なども、滅菌チャンバー内の条件を変化させるため適さない。

⑥メンテナンス

定期的メンテナンス及び点検は、過酸化水素ガス低温滅菌器を使用するに当たり、装置において必要なものである。製造販売業者の指定する期間ごとに定期的メンテナンス及び点検をする。基本的な装置の保全については、添付文書の「保守点検に係わる事項」に記載される内容に従い実施する。

【参考文献】

1) Gerald E. MacDonnell. "Antisepsis, Disinfection, and Sterilization" 2007. P228-231.

（6）低温蒸気ホルムアルデヒド（LTSF）滅菌法

LTSF滅菌は、滅菌剤としてホルムアルデヒドの水溶液であるホルマリンと低温蒸気の混合気体を用いた滅菌方法である（図5-14）。

①滅菌のメカニズム

ホルムアルデヒドは各種微生物に有効であり、アルキル化反応により熱・乾燥・消毒薬に最も抵抗性を示す細菌芽胞にも効果がある。耐熱性の低い物品を低温蒸気単独では滅菌保障できないため、ホルムアルデヒドの滅菌力との複合効果を用いた滅菌器として欧州では広く用いられている。一方、EO滅菌が広く普及した米国ではほとんど用いられていない。

ホルムアルデヒドは非常に水に溶解しやすいため、滅菌剤として用いられたホルムアルデヒドは脱離工程において反復蒸気パルスによって滅菌物から除去される。よって、分解無毒化装置や触媒装置は装備していない。

また、全工程は大気圧よりも陰圧下で行われ、滅菌終了後の滅菌装置にはホルムアルデヒドの残留はないため、特化則の規制を受けることはない。

②特徴

LTSF滅菌の長所と短所としては、以下のものが挙げられる。

●長所

・低温で滅菌できるので、高温に弱い物品の滅菌が可能である。
・低温蒸気により浸透性が高いため、複雑な形状や管腔を有する物品の滅菌が可能である。
・細菌芽胞を含むすべての微生物に対して広く有効である。
・腐食性がなく、素材適合性が広い。
・比較的短時間での滅菌が可能である。
・比較的ランニングコストが安価である。
・特化則規制対象外である。

●短所

・素材によっては吸着性があるため、ホルムアルデヒドの残留に注意が必要である。
・現状、本邦では滅菌コンテナでの運用は医療施設の判断による。

③滅菌工程

LTSF滅菌法は、全工程が大気圧以下で行われる。その工程は①脱気とコンディショニング、②滅菌剤注入、③平衡と保持時間、④脱離、お

表5-7 各種滅菌法の比較

項目	蒸気滅菌法	エチレンオキサイド滅菌法	放射線滅菌法 ガンマ線滅菌	放射線滅菌法 電子線滅菌法
装置	蒸気滅菌器	エチレンオキサイド滅菌器	$^{60}CO-\gamma$線装置	電子線加速器
滅菌作用	蒸気	エチレンオキサイド	ガンマ線	電子線
主要因子	温度・圧力・時間	濃度・温度・時間・湿度	時間	時間・ビーム電流値・放射エネルギー
処理温度	132℃または135℃	40〜60℃	常温	常温
包装材料	耐熱耐圧性	ガス透過性	耐放射線性	耐放射線性
処理方法	バッチ式	バッチ式	連続式	耐放射線性
処理時間	数時間	十数時間	数時間	連続式
処理量	滅菌器容量単位	滅菌器容量単位	大量処理可能	大量処理可能
後処理	乾燥	空気洗浄	なし	なし
材質の影響	耐熱性必要	特になし	耐放射線性必要	耐放射線性必要（γ線より影響が少ない）
線源管理	―	―	^{60}CO減少分を補充	なし

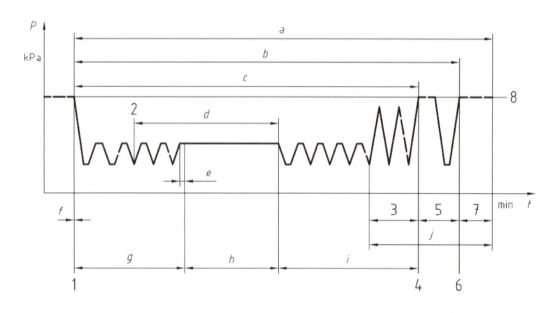

1 サイクルスタート
2 滅菌剤の注入開始
3 サイクルのフラッシング
4 サイクル完了の表示
5 ポストサイクル
6 サイクル完了後の取出しが遅れた場合
7 滅菌物の取出し
8 大気圧

a 滅菌プロセス
b オペレーティングサイクル
c 滅菌サイクル
d 曝露時間
e 平衡時間
f 予備加熱
g 脱気とコンディショニング
h 保持時間
i 脱離
j エアレーション

図5-14 EN14180に掲載されているLTSF滅菌工程

第Ⅴ章　医療機器と感染管理・安全管理

および⑤大気圧への復圧に大別される。使用したホルムアルデヒドは脱離工程において蒸気によって除去されるため、ホルムアルデヒドガス滅菌のような分解無毒化システムや触媒システムは搭載していない。工程終了後は、滅菌物をすぐに使用することができる。

④LTSF滅菌器

現在本邦において、通常の蒸気滅菌器と兼用できるハイブリッドタイプのものと、LTSF専用タイプのものが販売されている。

⑤その他の注意点

LTSF滅菌器の滅菌工程は低温であるため、非耐熱医療器材全般を滅菌可能である。酸化エチレンガス滅菌器で処理可能な器材の多くのものはLTSF滅菌器でも処理可能である。

●滅菌物

LTSF滅菌法では、液体・粉体以外の器材が処理可能である。ホルムアルデヒドの吸着が大きい素材（リネン類など）は残留の可能性があるため推奨しない。

●包装

蒸気滅菌およびEO滅菌に用いられるISO11607に適合した一般的な包装材が利用できる。ただし、滅菌コンテナについてはバリデーションに基づき各医療施設で判断することになる。

⑥滅菌工程の管理

滅菌物の包装形態、積載量、積載方法がバリデーションで設定された範囲内であることを確認したうえで、それぞれの工程において圧力と温度の物理的パラメータ、CI、および、この滅菌法に最も抵抗性を示す細菌芽胞を塗布したBIを用いて工程モニタリングを行う。

⑦メンテナンス

滅菌器の性能維持、予防保全のためにLTSF滅菌器については定期点検が必要である。一般的には1年に1度の点検を推奨している。

（7）放射線滅菌

①放射線滅菌の概要

「放射線」とは、物理学上、物質から放出されるエネルギー及び原子を構成する粒子の流れを総称するが、これを大別すると電磁放射線と粒子放射線の2つに分けられる。電磁放射線とは電磁波のことであって、これには電波、ラジオ波、赤外線、可視光線、紫外線及びガンマ線などが属する。粒子放射線にはα線、重陽子線、陽子線、β線、電子線、中性子線などがある。これらの放射線のうち、生物に電離作用を起こして生物学的影響を与えるものを「電離放射線」という。この電離作用を持つものは、上記の粒子放射線の全てと電磁波の中の紫外線、X線及びガンマ線がある。

放射線を生体へ当てると紫外線や細胞の破滅、死滅などが起こる。これは放射線の物理的エネルギーが生体内で電離を起こすためである。そして、その作用機構は「直接作用説」と「間接作用説」との2つの説が唱えられている。直接作用とは、放射線が細胞の重要な分子構造に直接作用することである。間接作用とは、放射線が組織に吸収されて有毒物質が生じ、それによって間接的に細胞が侵されることである。

②ガンマ線滅菌

日本では、1970年にディスポーザブル注射針、注射筒、翼付静脈注射針がガンマ線滅菌済み医療機器として承認された。

③電子線滅菌

電子線滅菌は国内では1991年に初めて、医療用具製造法として承認された。現在、ゴム手袋、縫合糸、注射器、注射針、カニューラ、ガウン、ドレープ、組み合わせ医療機器など、さまざまな製品が承認され、販売されている。

④放射線滅菌の安全性（予防規則及び構造設備）

放射線（ガンマ線、電子線）滅菌法は、放射線障害防止法により、放射線発生装置及び放射線同位元素によって汚染された物の取り扱いを規制することにより、これらによる放射線障害を防止し、公共の安全を確保することを目的と

— 145 —

している。同法において、使用施設、貯蔵施設及び管理区域の規制を行い、作業者の健康診断を行い、厳重かつ適正に管理を行っている。

　滅菌された医療機器に放射性物質は残留しない。特に電子線滅菌法は、放射性同位元素を用いることもなく、家庭にある電子レンジのように電気の通電有無によりコントロールしており、安全な滅菌法である。

6 医療用包装材料

（1）医療用包装材料に要求される事項

　医療用包装材料として要求される条件としては、下記の各項などが挙げられる
- 滅菌効果がよいこと
- 無菌性を保持できること
- 熱、空気、蒸気、エチレンオキサイド、過酸化水素の透過性がよいこと
- 蒸気滅菌後の乾燥や、エチレンオキサイド滅菌の際には、滅菌完了後の残留エチレンオキサイドの脱離が早いこと
- 内容物に対する保護性を持っていること
- 作業性がよいこと。特に、滅菌前後の区別が判然とするもの
- 臭気・毒性のないこと
- 廃棄公害のないこと
- 経済性に富んでいること。つまり、包装コスト、作業コスト、保管コスト、廃棄コストなどが安いこと

（2）医療用包装材料の種類

①紙製品
- 紙×紙タイプ
- 紙×フィルムタイプ

②綿製品
- モスリン140番

③不織布製品
- 乾式不織布
- 湿式不織布
- スパンボンド不織布
- スパンレース不織布

④金属製品
- 金属缶（カスト缶、ケッテル缶）
- 滅菌コンテナ

⑤その他

（3）密閉方式の種類

　滅菌バッグの形態としては、パウチタイプ（3方シール）とロールタイプがある。パウチタイプは、3方シールされたサイズ固定の袋状になっており、滅菌物を挿入し、最後の一端をシール密封して滅菌し、無菌状態を保持することである。

　したがって、シール部が滅菌物の重量負荷や各種滅菌工程で受ける応力負荷に耐え、シール破袋しないことが重要である。その方式として、下記の3つの方式がある。
- 粘着テープ方式
- アルミバー方式
- ヒートシール方式

（4）滅菌物の安全保存期間（使用期限）

　滅菌物が適切に保管された場合には、滅菌物を開封しない限り無菌性が保たれる。

　従来から使用されてきた既滅菌物の安全保存期間の基準となる**時間依存型無菌性維持**（TRSM：Time Related Sterility Maintenance）とは、1974年に米国疾病防疫センタ（CDC）が報告した研究結果に基づいて、時間軸で設定する考え方である[1]。

　その後、包装された滅菌物の無菌性の破綻は、滅菌物に対して、汚染される可能性のある事象（event）が存在したかどうかによるとされるようになった。すなわち、滅菌後の無菌性は保存管理技術によって維持されるというものである（表5-8）。

　これが**事象依存型無菌性維持**（ERSM：Event Related Sterility Maintenance）の考え方である。米国では、病院機能評価を行う団体であるJCAHO（Joint Commission on Accreditation of Healthcare Organization）及び米国手術室看護協会（AORN：Association of Operating Room Nurses）、さらに米国医科器械振興会（AAMI：Association American Medical Instrumentation）などのガイドラインで

ERSMを推奨している。

表5-8　滅菌包装の安全保全期間の例[1]

包装材料	滅菌の保持期間	
	密封された棚	開放された棚
モスリンの一重包装（2層）	1週間	2日間
モスリンの二重包装（おのおの2層）	7週間	3週間
両面クレープ紙	少なくとも8週間	3週間
モスリンの一重包装（2層）の上から織り目の細かい非加工エピーマ綿で包装する（1層）		8週間
モスリンの一重包装（2層）の上から両面クレープ紙で包装する（1層）		10週間

【参考文献】
1) Malison GF, Standard PG, Safe storage times for sterile packs. Hospital 1974: 48（20）: 77.8.80

7 医療現場における滅菌保証

医療現場における再生処理では手術や処置に応じて返却されるRMDが異なっていることから、その都度、異なる組み合わせ、量で処理をおこなわなければならない。そこで、滅菌の質を保証するために**品質マネジメントシステム（QMS）**の考え方・仕組みを取り入れ、再生処理に関わる一連の工程を検証し、妥当性の確認が取れた手順・工程で実施する。

（1）滅菌の総合管理

RMDの無菌性保証は滅菌処理だけで保証されるわけではない。RMDは繰り返し使用するため、返却後、患者に使用するまでの洗浄・消毒、包装、滅菌、保管などの工程全体を管理する必要がある。以下に滅菌処理の適格性確認とその維持について示す。

（2）滅菌バリデーション

滅菌とはSAL≦10^{-6}となるように設計された一連の処理を正しく実行することである。したがって、計画している再生処理がSAL≦10^{-6}を常に一定して達成できることを確認することが再生処理におけるバリデーションとなる。

そのうち、滅菌処理に関するバリデーションでは**据付時適格性確認**（IQ：Installation Qualification）、**運転時適格性確認**（OQ：Operational Qualification）、**稼働性能適格性確認**（PQ：Performance Qualification）を実施し適切に処理されていることを確認する。

①据付時適格性確認（IQ：Installation Qualification）

滅菌器には設計時に想定された設置条件がある。しかし、医療施設ごとに設備が異なる。そこで、設置時に、電気、各種配管接続、水質、流量、圧力、蒸気の供給など、仕様書通り、想定の範囲内で正しく設置されたことを滅菌器製造業者が確認し、結果を文書化する。

②運転時適格性確認（OQ：Operational Qualification）

IQにより正しく設置された滅菌器が設計通り動作することを確認し、結果を文書化する。温度分布、コールドスポットの確認や安全機能について確認する。この際、滅菌器は空の状態で運転する。OQも滅菌器製造業者が実施する。

③稼働性能適格性確認（PQ：Performance Qualification）

IQおよびOQの結果、滅菌器が正しく設置され、設計通りに動作することが確認できたら、医療施設における実際の運用でSAL≦10^{-6}を達成できているか確認しなければならない。基本的にその施設で最も滅菌条件の達成が困難となるRMDの組み合わせ、積載量、積載方法などを決定し、データロガーやインジケータを用いてRMDが設定している滅菌条件通り、温度、滅菌剤への曝露、必要な曝露時間などを満たしていることを確認する。RMDを全て検証することは現実的ではないため、製品ファミリーという考え方を用い、同一素材や類似する形状などでグループ化し、製品ファミリー内で最も形状が複雑であったり、最も重量があったりなど、滅菌条件を達成しにくいRMDをマスター製品として

— 147 —

選定し、バリデーションに用いる。

確認した結果は記録するとともに、積載方法などを含む手順を文書化する。ここで作製した手順は、日常業務で遵守するとともに、工程管理のパラメータや必要に応じてインジケータを用い、日常の監視と管理をおこなうことで、常に一定の滅菌物を作製する。なお、データロガーを用いない場合、センサーデバイスの代わりにBIを用い、BIはコールドスポットに設置し、滅菌工程時間を半分にした時、BIが陰性になることを確認する。

④有効性の維持・再確認

滅菌工程の有効性（適格性）の維持を確認するため、バリデーションは定期的（1年に1度）に実施する。あるいは、滅菌工程に変更が生じた場合には変更後の有効性についてバリデーションを実施する。滅菌工程の変更の具体的な項目として、滅菌器、滅菌条件、RMDの積載量、包装などが挙げられる。再確認時、滅菌器の計器類が較正してあることが前提である。

（3）インジケータ

インジケータとして、物理的インジケータ、化学的インジケータ（CI）、生物学的インジケータ（BI）がある。それぞれの特徴を理解し、バリデーションの結果を基に必要に応じて使用、確認する。表5-9は医療現場における滅菌保証のガイドライン2021において勧告されている各種滅菌インジケータの使用に関する勧告である（表5-9）。

①物理的インジケータ

滅菌器に付属する計器類の値、工程後に印字される工程チャートなどが該当する（図5-15）。記録された工程がバリデーション結果と同等であるかを毎回確認する。

表5-9　各種滅菌インジケータの使用に関する勧告

滅菌インジケータ	モニタリング頻度
物理的インジケータ	毎回
化学的インジケータ	
包装外部用	各包装
包装内部用	各包装
ボウィーディックテスト	毎日
生物学的インジケータ	
蒸気滅菌工程	1日1回以上
EO滅菌工程	毎回
過酸化水素ガスプラズマ滅菌工程	毎回
過酸化水素ガス滅菌工程	毎回
LTSF滅菌工程	毎回

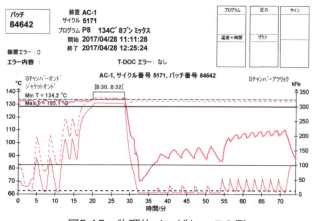

図5-15　物理的インジケータの例

②化学的インジケータ
（CI：Chemical Indicator）

滅菌剤などの重要条件に感応性を示す化学物質が印刷されたテープ、カード、シートなどが該当する。化学物質の変色あるいは変化によって滅菌工程への曝露を確認することができるが、CIの合格条件を満たしたことは確認できても、微生物への殺滅効果を直接確認することはできない[2]。

現在、さまざまな形態や性能のCIが販売されているが、CIの使用用途は主に包装外部用、包装内部用、ボウィーディックテスト用の3つに分類される。いずれのCIを使用する際にも、判定結果を正しく解釈できるように施設内全体で周知徹底しておく必要がある。

包装外部用CIは滅菌工程の通過の有無を確認するために使用され、テープやラベルなどがその例である（図5-16）。ガイドラインにおいて、各包装に使用することが勧告されている。紙／フィルムバッグのように内部が目視でき、包装内部用CIの視認が容易な場合は、使用しなくてもよい。

第Ⅴ章　医療機器と感染管理・安全管理

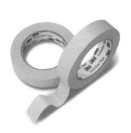
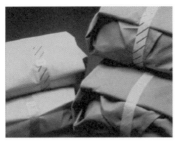

図5-16　包装外部用CIの例

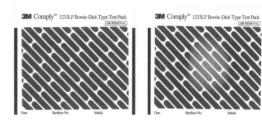

図5-18　ボウィーディックテストの試験結果例
（左：合格、右：不合格）

包装内部用CIは、包装内部のRMD近傍における重要条件を確認するために使用される（図5-17）。バリデーションに基づき、確認されている包装の場合は除外できる。また、バリデーションに基づき、滅菌が困難と判断される場合には必ず使用する。

③ **生物学的インジケータ**
（BI：Biological Indicator）

指定された細菌芽胞を一定量含むインジケータである[3]。滅菌工程によって微生物の実際の死滅を確認できる。ただし、BIだけではSAL≦10^{-6}を保証することはできない。RMDの滅菌工程のモニタリングには培地一体型、紙片型と呼ばれるBIが使用されるが、医療施設では培養操作が容易で培養時間が短縮できる（30分弱〜48時間）培地一体型が特に適している（図5-19）。同時に処理するさまざまなRMDの無菌性の指標とするため、BIを使用する際は工程試験用具を作製する。

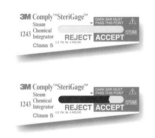

図5-17　包装内部用CIの例
（上：使用前、下：使用後）

ボウィーディックテストは、前真空式高圧蒸気滅菌器の空気排除機能及び蒸気浸透性を確認するために使用される。所定の試験条件（134℃　3.5〜4分間）で蒸気滅菌器を運転した際、空気排除が適切な状態ではインジケータシートが均一に変色するが、空気排除が不適切な場合は中心部分に「エアポケット」と呼ばれる変色不良箇所が発生する（図5-18）。簡便かつ有効な蒸気滅菌器の日常点検方法であり、医療現場における滅菌保証のガイドライン2021において、毎日実施することが勧告されている。

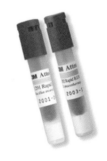

図5-19　BIの例（培地一体型）

BIはそれぞれの滅菌工程専用に設計されているため、異なる滅菌工程に使用することはできない。ならびに、BIの使用方法や培養方法を間違えてしまうと適切な結果が得られないため注意する。

医療現場における滅菌保証のガイドライン2021において、蒸気滅菌工程については1日1回以上（毎回を推奨）、低温滅菌であるエチレンオキシド滅菌工程、過酸化水素ガスプラズマ滅菌工程、過酸化水素ガス滅菌工程、LTSF滅菌工程については毎回の使用が勧告されている。イ

医療機器安全実践必携ガイド「臨床医学編」

ンプラントを滅菌する場合は、いずれの滅菌工程についても毎回使用する。

（4）リコール

バリデーションに基づき設定したプロセスから逸脱があった場合（洗浄器や滅菌器のエラー、インジケータの異常など）、滅菌処理したRMDのSAL≦10^{-6}は保証されない。患者の安全確保の観点からリコール事象を確認した時点でリコール責任者へ報告するなど、迅速に対応しなければならない。そのため、リコールの実施マニュアルを準備するべきである。払い出されたRMDのリコール実施マニュアルは、各医療施設の感染制御部門の責任者の承認を得るべきである。リコールマニュアルの作成に際しては、医療現場における滅菌保証のガイドライン2021を参考とし、各医療施設においてを文書化して管理するべきである。

【参考文献】
1) 日本医療機器学会. 医療現場における滅菌保証のガイドライン2021.
2) ISO. Sterilization of health care products - Chemical indicators - Part 1 General requirements - ISO 11140-1. 2014.
3) ISO. Sterilization of health care products - Biological indicators - Part 1 General requirements - ISO 11138-1. 2017.
4) ISO：Sterilization of health care products - General requirements for characterization of a sterilizing agent and the development, validation and routine control of a sterilization process for medical devices - ISO 14937. 2009.

（高階　雅紀/久保田　英雄）

4節 プリオン病二次感染防止のための手術器械の処理法

プリオン病は異常プリオン蛋白を因子とする人獣共通感染症であり、致死的な神経変性疾患である。細菌やウイルスといった微生物が感染因子ではないため、通常の洗浄・滅菌方法では感染力を完全に除去できない。医療現場における二次感染の予防を目的にガイドライン「プリオン病感染予防ガイドライン」が策定された。このガイドラインでは感染性を有する器官・臓器を扱うハイリスク手技を規定し、それらに対して、現場に過度な負担を与えない現実的な方法として推奨される処理方法が提示された[1]。さらに現場に即した内容としたものが「手術医療の実践ガイドライン」に掲載されており、以下に示す[2]。

● CJDと判明している症例に対する手術

可能な限り単回使用医療機器を使用する。再使用せざるを得ないRMDは、図5-20の洗浄滅菌を行う。

● CJDプリオンの感染性不活化に有効な臨床的処理方法

①アルカリ洗剤ウォッシャーディスインフェクター洗浄
　＋真空脱気プリバキューム式高圧蒸気滅菌
　　134℃、8〜10分
②適切な洗剤による十分な洗浄
　＋真空脱気プリバキューム式高圧蒸気滅菌
　　134℃、18分
③アルカリ洗剤洗浄（メーカー推奨の条件）
　＋過酸化水素低温ガスプラズマ滅菌

図5-20　CJDプリオンの感染性不活化に有効な臨床的処理方法

【参考文献】
1) 日本神経学会 プリオン病のサーベイランスと感染予防に関する調査研究班. プリオン病感染予防ガイドライン2020.
2) 日本手術医学会. 手術医療の実践ガイドライン. 2019.

（高階　雅紀/久保田　英雄）

第VI章

臓器と疾患

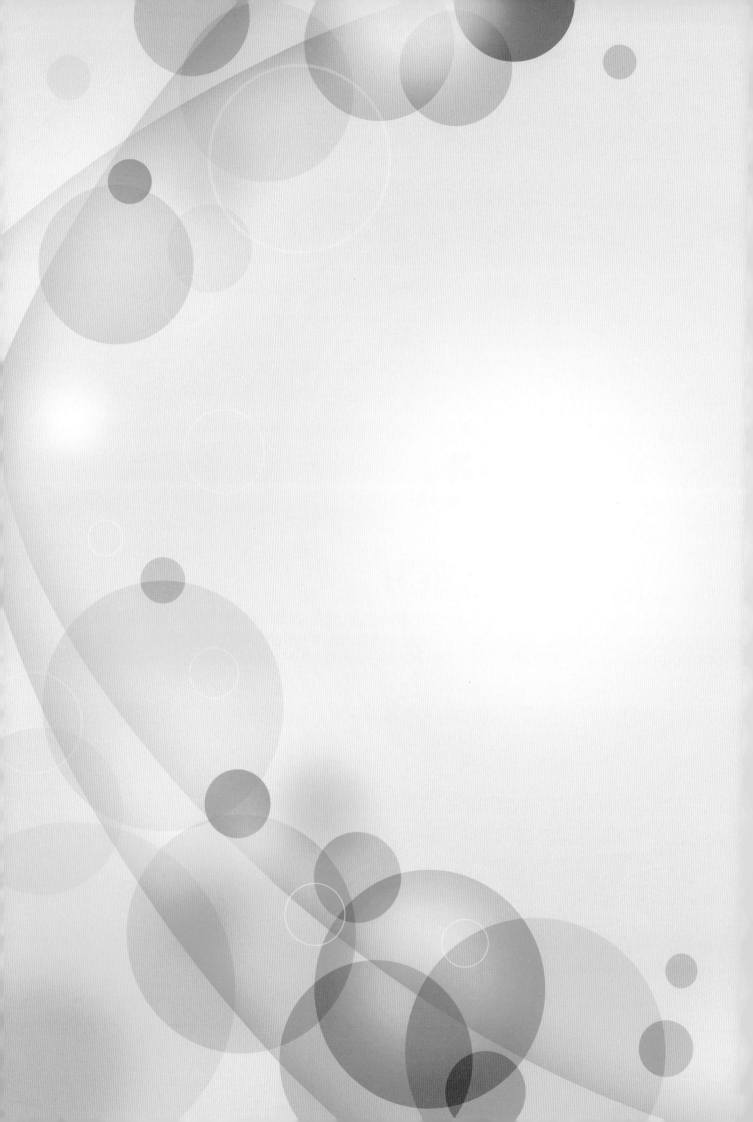

1節 神経系

1 解剖と機能

(1) 神経系の構成（図6-1）

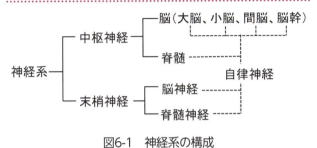

図6-1　神経系の構成

(2) 中枢神経

大脳、小脳、間脳（視床、視床下部）、脳幹（中脳、橋、延髄）、脊髄で構成される。

①大脳

局在する機能として、運動野・感覚野・言語野などがある（図6-2）。

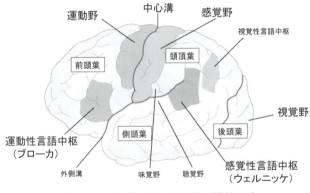

図6-2　大脳（左側）の区分と機能局在

- 運動野：随意運動を支配する。反対側の上下肢、顔面等の運動を司る
- 感覚野：反対側の体表感覚や深部感覚を司る
- 言語野：運動性・感覚性・視覚性言語中枢
- 嗅覚・視覚・味覚・聴覚野

②小脳

平衡感覚、筋緊張、巧緻運動調節（運動系の統合）を担う（図6-3）。

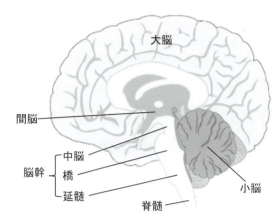

図6-3　中枢神経系区分（正中矢状断面）

③間脳

嗅覚を除く全ての感覚線維を中継。体温・食欲などの自律神経の統合中枢である。

④脳幹

意識の中枢、循環・呼吸調節、自律神経中枢。運動・感覚神経を中継する。

⑤脊髄

脳から連続する円柱状の神経束で、頚髄、胸髄、腰髄、仙尾髄より構成される。運動・知覚神経および自律神経が走行する。

(3) 末梢神経

①脳神経

嗅・視・動眼・滑車・三叉・外転・顔面・内耳・舌咽・迷走・副・舌下神経の12対。嗅覚、視覚、眼球運動、顔面運動、味覚、聴覚、咽頭・舌運動、などを司る。

②脊髄神経

頚8、胸12、腰5、仙骨5、尾骨神経1の計31対。運動・知覚神経の中継、および自律神経を形成する。

(4) 自律神経

- ほとんどの中枢神経と末梢神経間に張り巡らされ、神経ネットワークを形成している（図6-1）。
- 交感神経と副交感神経に分類され、相反する作

用を有する。
・不随意筋の運動や腺の分泌を司り、無意識のうちに身体（臓器）の機能を調節する。

(5) 外来での主な検査・診断機器

神経学的診察、脳・脊髄・脊椎のCTやMRI、簡易認知機能評価スケール（長谷川式など）、脳波、筋電図、神経伝導速度検査がある。

2 脳疾患と治療

(1) 脳血管障害

①脳梗塞
血管の閉塞によって脳実質が壊死に陥ったものである（図6-4）。原因として、脳動脈の粥状硬化による血栓や心腔・内頚動脈の剥離血栓などがある。必要に応じて血行再建術、血管内手術などを行う。

②脳内出血
脳実質内の血管が破れて血腫を形成する。原因の多くは高血圧症とされる。状況に応じて血腫除去術を行う（図6-5）。

③くも膜下出血
多くは脳動脈瘤の破裂によるもので、くも膜下腔に出血する。治療は開頭による脳動脈瘤クリッピング術（図6-6）、あるいは血管内治療（コイル塞栓術など）を行う。

④脳動静脈奇形
脳血管に生じる先天性疾患の一つで、脳出血を起こすことがある。治療は開頭手術、血管内治療、定位放射線照射などを組み合わせて行う。

⑤もやもや病（ウィリス動脈輪閉塞症）
両側の内頚動脈が進行性に狭窄し、最終的には閉塞する疾患。脆弱な血管網が形成され（もやもや血管）、脳出血や脳梗塞を起こすことがある。治療対症療法、適応があればバイパス手術を行う。

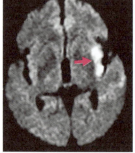
新鮮な脳梗塞
MRI（拡散強調画像）

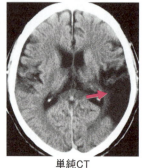
陳旧性脳梗塞
単純CT

図6-4　脳梗塞の画像

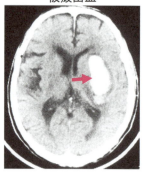
被殻出血

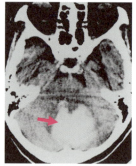
小脳出血

図6-5　脳内出血の単純CT画像

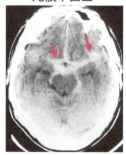
くも膜下出血
単純CT

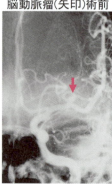
脳動脈瘤（矢印）術前

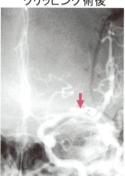
クリッピング術後
脳血管撮影

図6-6　くも膜下出血と脳動脈瘤のクリッピング術

第Ⅵ章　臓器と疾患

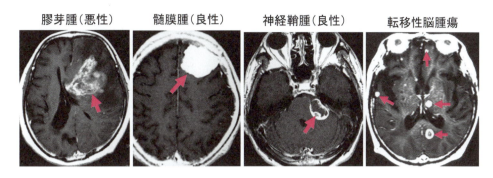

図6-7　脳腫瘍の造影MRI画像（赤矢印が腫瘍）

（2）脳腫瘍

神経膠腫は神経膠細胞に由来し、星細胞腫、膠芽腫（最も悪性）などがある。髄膜腫はくも膜細胞由来の代表的な良性腫瘍である。その他、下垂体腺腫、転移性脳腫瘍など多くの種類がある。治療としては主に腫瘍摘出手術を行うが、悪性腫瘍に対してはさらに放射線照射や化学療法を行うことが多い（図6-7）。

（3）頭部外傷

頭皮・軟部組織損傷、頭蓋骨骨折、硬膜外・硬膜下血腫、脳挫傷などがある（図6-8）。

①頭蓋骨骨折
線状骨折、陥没骨折、頭蓋底骨折などがある。

②急性硬膜外血腫
頭蓋骨と硬膜の間に形成された血腫で、必要に応じて血腫除去術を行う。

③急性硬膜下血腫
硬膜と脳の間に形成された血腫で、必要に応じて血腫除去術を行う。

④脳挫傷
脳の挫滅により形成された血腫で、必要に応じて血腫除去術を行う。

⑤慢性硬膜下血腫
外傷より2～3週間以後に好発する。硬膜と脳の間に形成された血腫で、穿頭による血腫除去術を行う。

（4）先天奇形・水頭症、他

二分脊椎、髄膜瘤、狭頭症、キアリ奇形、特発性正常圧水頭症などがある。水頭症に対しては脳室腹腔短絡術を行うことが多い。

（5）変性・脱髄疾患、他

アルツハイマー病（認知症の中で最も多い）、パーキンソン病、筋萎縮性側索硬化症（ALS）、多発性硬化症（脱髄疾患の中で最も多い）、クロイツフェルト・ヤコブ病（プリオン病）などがある。

（佐藤一史）

2節　耳鼻咽喉系

1　耳

（1）解剖と機能

外耳（耳介、外耳道）、鼓膜（外耳と内耳の境界）、

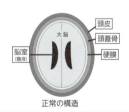
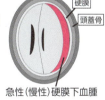
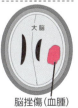

図6-8　頭蓋の構造と頭部外傷による血腫

中耳（鼓室、耳小骨、耳管）、内耳（蝸牛、三半規管、内耳神経）より構成される。聴覚や平衡感覚を司る（図6-9）。

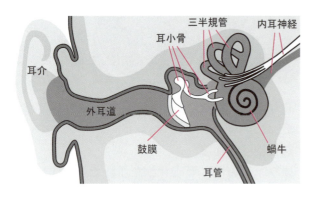

図6-9　耳の構造（冠状断）

（2）外来での主な検査・診断機器

聴力検査、平衡機能検査、温度刺激検査(カロリックテスト)、眼振検査、耳管機能検査、味覚・嗅覚検査、内視鏡検査。

（3）耳の疾患と治療

①外耳道炎
多くは細菌性、まれに真菌性があり、抗菌薬投与を行う。

②中耳炎
●急性中耳炎
　乳幼児に多く、細菌性が多い。抗菌薬やステロイド剤投与、鼓膜切開、鼓膜チューブ挿入を行う。
●滲出性中耳炎
　小児に多く、種々の原因により中耳に滲出液が貯留する。耳管通気、鼓膜切開、鼓膜チューブ挿入などを行う。
●慢性中耳炎
　中耳に慢性的な炎症がある疾患で、様々な病態が含まれる。通常、抗菌薬投与や点耳を行う。根治的治療は鼓室形成術である。

③内耳疾患
●メニエール病
　回転性めまい発作を反復し、難聴や耳鳴りを伴う。保存的療法（浸透圧利尿剤など）を行う。
●突発性難聴
　急激な片側の難聴を呈する。ステロイド大量療法を行う。
●良性発作性頭位めまい症
　めまいの中で最も高頻度で、多くは自然軽快する。抗めまい薬投与、浮遊耳石置換法、リハビリ体操（積極的な頭位変換）などを行う。

2 鼻、咽頭・喉頭

（1）解剖と機能
鼻（鼻甲介、耳管咽頭口、副鼻腔など）、上・中・下咽頭（咽頭扁桃、口蓋垂、口蓋扁桃など）、喉頭（舌骨より下、気管より上の部分の気道で、声帯や喉頭蓋を含む）。鼻は嗅覚や呼吸を司り、咽頭は呼吸と嚥下、喉頭は呼吸や発声に関わる（図6-10）。

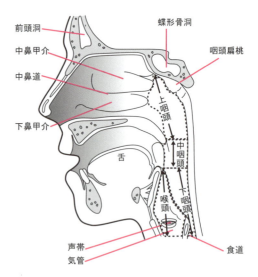

図6-10　鼻、咽頭・喉頭の構造（矢状断）

（2）鼻の疾患と治療

①アレルギー性鼻炎
抗ヒスタミン薬内服や点鼻、脱感作療法などを行う。

②副鼻腔炎（蓄膿症）

急性副鼻腔炎は急性上気道炎（ウイルス感染）から移行した細菌感染が多い。慢性副鼻腔炎は急性副鼻腔炎が慢性化したもので、細菌感染が多い。抗菌薬内服、難治性では手術（内視鏡手術が主流）を行う。

（3）咽頭・喉頭の疾患と治療

①扁桃炎

急性では抗菌薬投与、切開排膿等を行う。慢性では扁桃摘出術を行うことがある。

②喉頭炎

急性ではウイルス性が多く、消炎鎮痛剤を投与する。慢性は喫煙や大気汚染等が多く、原因除去が重要。アレルギー性では抗ヒスタミン薬やステロイド投与を行う。

③咽頭がん、喉頭がん

腫瘍摘出術後に化学療法や放射線照射を行うことが多い。

(佐藤一史)

3節　眼

（1）解剖と機能

眼は、**眼球**（外壁は脈絡膜・網膜・強膜で形成される。屈折や調節は**角膜・虹彩・水晶体・毛様体・**

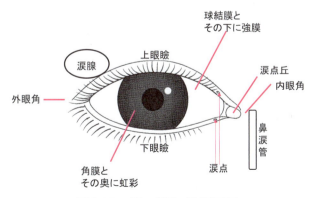

図6-11　眼の構造（右眼正面）

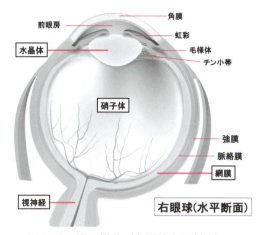

図6-12　眼の構造（右眼球水平断面）

チン小帯、内容物は**硝子体・房水**）、付属器（眼瞼・睫毛・眉毛・**結膜・涙器・外眼筋**）、視神経より成る（図6-11、図6-12）。**角膜**から入った光は、**水晶体**で屈折し、**網膜**で電気信号に変換され、**視神経**から大脳皮質（後頭葉）の視覚野に伝達される。

（2）外来での主な検査・診断機器

視力・視野検査、細隙灯顕微鏡による角膜・水晶体・眼底検査、眼圧測定。光干渉断層（OCT）による網膜検査、光干渉断層血管撮影（OCTA）による網膜毛細血管検査、蛍光眼底造影による網膜血管検査。

（3）眼の疾患と治療

①結膜炎、角膜炎、ドライアイ他

結膜炎は結膜に起きた炎症で、細菌、ウイルス、クラミジアなどの感染、花粉等のアレルギーにより発生する。**角膜炎**は角膜に起きた炎症や潰瘍で、細菌、ウイルス、真菌などの感染によるものが多い。治療は、原因に応じて抗生物質、抗ウイルス薬、ステロイドなどの点眼薬や眼軟膏を使用する。

ドライアイでは、涙の量や質の変化により角膜が乾燥して疲れ目や痛み等を呈する。治療は、角膜乾燥をきたす生活習慣の改善、点眼薬、涙点プラグなどによる。

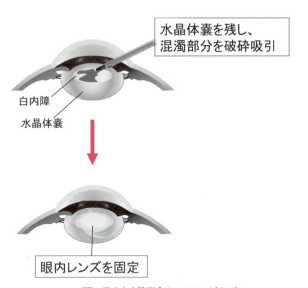

図6-13 水晶体乳化吸引術＋眼内レンズ挿入術

②白内障（水晶体の混濁）

保存的には点眼（ピレノキシン、グルタチオン）が行われる。手術は、水晶体乳化吸引術＋眼内レンズ挿入（図6-13）が広く行われている。

③緑内障

視神経の病的変化により視野狭窄・欠損が起きる。通常、眼圧を十分に下げると視神経障害が改善、抑制される。原発性と続発性（原因疾患による）があり、治療もさまざまである。点眼（縮瞳剤ピロカルピン等）やレーザ治療（虹彩切開、線維柱帯形成）で効果が得られなければ手術療法（線維柱帯切開術＝トラベクロトミー、周辺虹彩切除術）を考慮する。

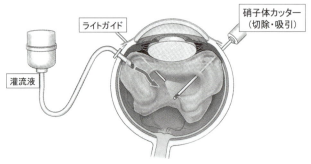

図6-14 網膜硝子体手術

④網膜剥離、硝子体出血、糖尿病網膜症

保存的治療、網膜レーザ凝固、網膜硝子体手術などを行う。

⑤加齢黄斑変性

加齢により黄斑部の細胞が変性し、視野の中心部に障害を生じる。萎縮型と滲出型があり、後者では抗VEGF薬投与、光凝固法などを行う。

（佐藤一史）

4節 循環器系

1 解剖

（1）心臓

- 大きさ：手拳大よりやや大きめ
- 重量：250〜300g
- ほぼ正中、やや左よりに位置
- 壁構造：基本は横紋筋から成り、内面は心内膜、外面は心外膜で被われるので3層構造となる。
- 肺に血液を送る右心系（右心室と、その前室である右心房）（右前に位置する）、全身に血液を送る左心系（左心室と、その前室である左心房）（左後に位置する）があり、右心系と左心系を隔てる壁を中隔という（心房中隔、心室中隔）（図6-15）。

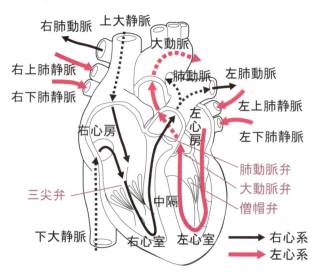

図6-15 心臓の構造と血液の流れ

- 弁（弁尖の数）：右心室の入口に三尖弁（3）、出

口に**肺動脈弁**（3）、左心室の入口に**僧帽弁**（2）、左心室の出口に**大動脈弁**（3）がある。
・**刺激伝導系**：刺激は**洞房結節→房室結節→ヒス束→プルキンエ繊維→心室筋細胞**へと伝わる。心室筋細胞が収縮する前に、心室内には洞房結節からの刺激で心房筋が収縮して送られた血液が充満するようにできている（図6-16）。
・**冠動脈**：絶え間なく収縮を反復している心筋には、**右冠動脈、左冠動脈**（さらに前下行枝・回旋枝の2枝に分枝する）の3枝の血流によって酸素供給されている（図6-17）[1]。

(2) 血管

・**動脈**：大・中・小・細動脈があり、血管内面を覆っている内膜、弾性組織や平滑筋から成る中膜、血管の外面を保護している外膜から成る。厚い中膜によって動脈の高圧系が保たれている。
・**毛細血管**：内皮細胞と外側の基底膜から成る。
・**静脈**：大・中・小・細静脈がある。動脈と同じく3層があるが、低圧系のため中膜は薄い。中・小静脈は逆流防止のために弁を有する（図6-18）。

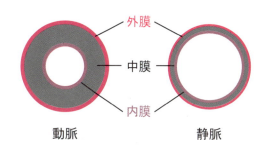

図6-18　血管の壁構造（断面）

2 機能

　心臓から血液を送り出すことによって、全身の組織に酸素を供給している。心機能の指標には下記のようなものがある[2)3)]。

・**1回拍出量**（SV：Stroke Volume）：約70mL。
・**心拍出量**（CO：Cardiac Output）：1分間の拍出量＝1回拍出量×心拍数、成人で約4～5L。
・**心係数**（CI：Cardiac Index）：心拍出量／体表面積1m^2、心不全では2.2 L/m^{2}より低値となる。
・**駆出率**（EF：Ejection Fraction）：（左室拡張期容積－左室収縮期容積）／左室拡張期容積×100（％）。正常値は55％以上。
・**左室内径短縮率**（FS：Fractional Shortening）：（左室拡張末期径－左室収縮末期径）／左室拡張末期径×100（％）。正常値は30～50％。
・**各臓器への血流量**：脳15％、肝臓25～30％、腎臓25％、冠動脈5％。
・心臓は交感神経（心拍数・心収縮力の上昇）、副交感神経（心拍数・心収縮力の低下）の支配を受けて調節されている。

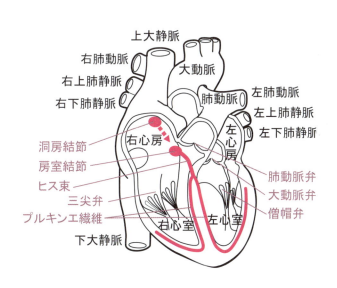

図6-16　刺激伝導系

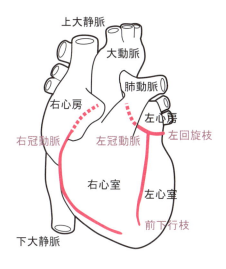

図6-17　冠動脈

③ 循環器系の疾患と治療

　心臓ならびに血管系の疾患は、循環器内科・外科（心臓血管外科）において診療される。

　胸部痛、動悸、労作時の息苦しさ、空咳などの症状、心電図検査、負荷心電図、Holter心電図、心臓超音波検査、核医学検査（シンチグラフィー）、胸部X-P、CT、MRI、心臓カテーテル検査などを用いて診断し、治療方針を決定する[5) 6)]。

（1）先天性心疾患

①心房中隔欠損症（ASD：Atrial Septal Defect）

　多くは2次孔欠損型（欠損孔が卵円孔（母親の胎内（胎児循環）では肺に血液が流れていないので心房中隔に孔があいており、右心房から左心房に血液がシャント（短絡）している。生後、肺に空気が入り、肺循環が開始されると、すぐに閉鎖する）に一致し、心房上部にある）。欠損孔が心房下部で房室弁や心室上部におよぶものは、より重症である。

②心室中隔欠損症

（VSD：Ventricular Septal Defect）

　圧力の高い左心室から低い右心室へと左－右シャントが生じるために、肺高血圧症を呈する。

③動脈管開存症

（PDA：Patent Ductus Arteriosus）

　大動脈・肺動脈の交通路が開存したままの状態のため、大動脈から肺動脈への左－右シャントが起こる。

④ファロー四徴症（TOF：Tetralogy of Fallot）

　肺動脈狭窄・高位心室中隔欠損症・大動脈起始部の右方偏位・右室肥大の四徴を持つ。右－左シャントを生じ、チアノーゼを呈する。

●検査

　心電図、心臓超音波検査、心臓カテーテルによる圧測定・Qp/Qs（Qp：肺血流量、Qs：体血流量）算出、造影検査などが行われる。

●治療

　ASDやVSDではQp/Qs≧1.5が手術適応となる。孔の大きさにより直接、あるいはパッチによる閉鎖術が行われるが、ASDでは開心術なしでカテーテル操作による閉鎖も行われる。PDAに対しては、大動脈と肺動脈の交通路の結さつ術やコイル塞栓術が行われる。**ファロー四徴症**に対しては、根治術ができない場合はBlalock－Taussig手術（鎖骨下動脈・肺動脈間の短絡術）が行われる。

（2）虚血性心疾患

①狭心症（AP：Angina Pectoris）

　冠動脈狭窄による。心筋の酸素需要増加によるものを労作性（安定）**狭心症**、安静時にも起きるものを異型（不安定）**狭心症**という。発作的な胸痛が起こる。

②心筋梗塞（MI：Myocardial Infarction）

　冠動脈の閉塞によって発症し、心筋が壊死に陥る。閉塞部位によっては致死的である。原因の多くは、冠動脈の粥状硬化症。合併症として不整脈、急性心不全、心破裂、心室中隔穿孔、心室瘤などがある。

●検査

　冠動脈造影が主であるが、MDCT（第Ⅲ章参照）の導入により、CTによる詳細な検査も可能になってきた。

●治療

　冠動脈の拡張や開通、血栓の予防や溶解、心筋酸素消費量低減、心機能補助などを目的とする。薬物治療として冠拡張薬の硝酸薬、カルシウム拮抗薬、ヘパリンなどの抗凝固薬、血小板凝集抑制剤、β遮断薬などを投与する。症状によって、心不全治療のため大動脈内バルーンパンピング（IABP：Intra-Aortic Balloon Pumping）や、血行再建のために**経皮的冠動脈インターベンション**（PCI：Percutaneous Coronary Intervention／以前は経皮的冠動脈形成術、PTCA：Percutaneous Transluminal Coronary Angioplastyと呼ばれていた）、狭窄

部位や狭窄の数によって**冠動脈バイパス術**（CABG：Coronary Artery Bypass Grafting）が行われる。**PCI**では、バルーン拡張術やステント留置術が行われる。バイパス術には、人工心肺を使用しない小切開の低侵襲冠動脈バイパス手術（MIDCAB：Minimally Invasive Direct Coronary Artery Bypass）や通常の正中切開で心拍動下冠動脈バイパス手術（OPCAB：Off-Pump Coronary Artery Bypass）が行われる。（第Ⅳ章4節④①参照）

（3）炎症

①感染性心内膜炎
（IE：Infective Endocarditis）

黄色ブドウ球菌やβ溶連菌などの毒性の強い菌（急性）、緑色連鎖球菌のように毒性の弱い菌（亜急性）、真菌などによる弁膜の炎症。弁膜に疣贅（ゆうぜい：いぼ）の付着を伴う。

②リウマチ性心内膜炎・心筋炎

リウマチ熱による炎症。**弁膜症**の原因となるが、抗生物質治療の発達により、最近はリウマチ性弁膜症は減ってきている。

③ウイルス性心筋炎

コクサッキーB群ウイルスなどによる。

● **検査**

理学的所見や炎症性の血液反応、心臓超音波検査などがある。

● **治療**

血液培養によって判明した起炎菌に対して感受性のある抗生物質を投与する。

（4）弁膜症

①僧帽弁閉鎖不全症
（MR：Mitral Regurgitation）

僧帽弁が収縮期に十分閉鎖できず、逆流して肺うっ血→右心負荷→右心室肥大→うっ血性心不全となる。左心房拡大、左心室の肥大・拡張を伴う。

②僧帽弁狭窄症　（MS：Mitral Stenosis）

僧帽弁口面積の減少で、拡張期に血液が左心房から左心室に流出できず、左心房が拡張してしまう。肺うっ血→右心負荷→右心室肥大、左心室萎縮となる。原因は**リウマチ性心内膜炎**が多い。

③大動脈弁閉鎖不全症
（AR：Aortic Regurgitation）

拡張期に大動脈から左心室への逆流で、左心室は拡張し、うっ血性心不全へと移行する。原因は**リウマチ性心内膜炎**、先天奇形などがある。

④大動脈弁狭窄症（AS：Aortic Stenosis）

収縮期に左心室から大動脈への流出ができず、圧負荷のために左心室肥大が起きる。肺うっ血からうっ血性心不全へと進行する。原因としては先天性二弁性大動脈弁、退行変性が多い。

● **検査**

心電図、心臓超音波検査、心臓カテーテル検査が中心である。

● **治療**

MRに対しては**弁形成術**（MVP：Mitral Valvuloplasty）、**弁置換術**（MVR：Mitral Valve Replacement）、MSに対しては狭窄の程度により直視下僧帽弁交連切開術（OMC：Open Mitral Commissurotomy）やMVRが行われる。ARやASに対しては、弁置換術（AVR：Aortic Valve Replacement）が行われる。最近ASに対して経カテーテル大動脈弁置換術（TAVR：Transcatheter Aortic Valve Replacement）や経カテーテル的大動脈弁植え込み術（TAVI：Transcatheter Aortic Valve Implantation）と呼ばれる方法が行われるが、設備として**ハイブリッド手術室**（開心術も可能な手術室で設置型透視装置を備えているもの）が必要である。

（5）心筋症

①拡張型心筋症
（DCM：Dilated Cardiomyopathy）

心筋の変性・消失・線維化によって全ての心房・

心室は拡張し、心筋壁は薄くなる。収縮力の低下から慢性うっ血性心不全へと移行する。原因不明で、男性に多い。

②肥大型心筋症
（HCM：Hypertrophic Cardiomyopathy ）

左心室・心室中隔が肥大し、心室の拡張障害から流入が減少し、駆出率が低下する。駆出路を閉鎖する閉塞性肥大型心筋症（HOCM：Hypertrophic Obstructive Cardiomyopathy）は、突然死の頻度が高い。原因不明である。

③拘束型心筋症
（RCM：Restrictive Cardiomyopathy）

心筋組織が線維化や異物の沈着（アミロイドなど）によって硬くなる。左心室の拡張障害により、心不全や肺高血圧になる。

● **検査**

心電図、心臓超音波検査、核医学検査、心臓カテーテル検査などが行われる。

● **治療**

心不全と同様の薬物療法が行われるが、重症型心不全患者に対しては補助循環（IABP、PCPS、人工心臓）の装着や心臓移植などが行われる。

（6）大血管疾患

病態によって、真性大動脈瘤、大動脈解離、特殊型に分類される。

①真性大動脈瘤

大動脈が正常血管径の約1.5倍以上に病的拡大したもの。腹部大動脈瘤が最も多く、全体の60～70％を占める。原因は動脈硬化が主で、その他、外傷性・炎症性・ベーチェット病・マルファン症候群などもある。胸部大動脈瘤は部位によって上行・弓部・下行・胸腹部に分けられ、原因は動脈硬化が主である。

②大動脈解離

大動脈内膜の亀裂により中膜内に血流が入り込んで、血管腔が真腔と偽腔に分かれたもの。

DeBakeyの分類（亀裂の部位と解離の範囲によって、Ⅰ型：上行から下行大動脈までおよんだもの、Ⅱ型：上行大動脈のみに認められるもの、Ⅲa：下行大動脈で横隔膜上までのもの、Ⅲb：下行大動脈で横隔膜より遠位部までおよんだもの）や、Stanford分類（亀裂の部位に関係なく解離の部位によって、A型：上行大動脈におよぶもの、B型：上行大動脈におよばないもの）が使用される。DeBakey Ⅲ型の頻度が高い。原因の大部分は動脈硬化であるが、先天性や外傷によるものなどがある。

③特殊型

大動脈弁輪拡張症はマルファン症候群に合併することが多く、ARを伴う。

④その他

その他の血管病変として、静脈瘤（静脈内腔が限局して拡張したもので下肢・女性に多い）や血管腫、リンパ管腫などがある。

● **検査**

胸部X-P、腹部超音波検査、経食道心臓超音波検査（TEE：Transesophageal Echocardiography）、CT、MRI、血管造影などが行われる。

● **治療**

腹部大動脈瘤では低侵襲治療としてのステントグラフト内挿術（EVAR：Endovascular Aortic Repair）、瘤径が5cm以上の場合は開腹によるY字グラフトを用いた人工血管置換術が行われる。胸部大動脈瘤も瘤径が5～6cmを超えた場合は人工血管置換術となるが、瘤の部位によっては血管分枝の再建も必要となる。また、胸部大動脈瘤でも部位によってはステントグラフト内挿術（TEVAR：Thoracic Endovascular Aortic Repair）が行われる。大動脈解離では冠血管拡張薬、降圧薬、βブロッカー、利尿薬などの薬物治療で症状の安定を図るが、切迫破裂・心タンポナーデ・ARによる心不全・重要臓器の血流不全などが出現した場合は、手術適応となる。

（7）静脈血栓塞栓症
　　　（VTE：Venous Thromboëmbolism）

塞栓子（ほとんどが血栓）が静脈内に形成された状態。VTEが深部静脈に生じたものを深部静脈血栓症（DVT：Deep Vein Thrombosis）と呼び、この血栓が遊離して肺に到達し、肺動脈を閉塞すると肺血栓塞栓症（PTE：Pulmonary Thromboëmbolism）を発症する。

血栓形成の要因は、血管壁の変化（手術による血管損傷、薬物や血管内留置針やカテーテルなどによる刺激、炎症性内皮細胞の変化など）や血流の変化（長期臥床、心不全など）、血液成分の変化（脱水、炎症反応、血小板の活性化など）がある。

周術期はDVTが発生しやすく、65歳以上の高齢者はリスクが高い。術式では整形外科の人工関節置換術や外科・婦人科・泌尿器科などの下腹部開腹術後の発生率が高い。

PTEでは早期の対応いかんによって予後が決定されるので、意識下では胸痛・呼吸困難など、麻酔下では血圧低下やpCO_2・pO_2の低下に注意が必要である。

● 検査

　DVTでは超音波検査、静脈造影、血管シンチグラフィ、プレチスモグラフィ（脈波法）などを行う。PTEでは胸部X-P、心電図、心臓超音波検査、動脈血ガス分析、肺シンチグラフィ、肺血管造影、CT、MRIなどを行う。その他凝固・線溶系の検査がある。

● 治療

　抗凝固療法、血栓溶解療法、血栓除去手術など。現在では積極的なDVT対策が推奨され、飛行機内では下肢の運動、脱水対策、周術期には患者のリスク（低・中・高・最高）に応じて弾性ストッキング、フットポンプ、抗凝固療法が用いられる。

（8）不整脈

刺激伝道系の異常により起こる除脈・頻脈・期外収縮。心房細動は血栓による脳梗塞の原因にも成り得る。

● 検査

　心電図、胸部X-P、ホルター心電図、運動負荷心電図、心臓超音波検査などが行われる。よくみられる重要な異常心電図の中から、2つを提示する（図6-19）。

● 治療

　種々の抗不整脈薬が用いられる他、除脈や頻脈に対するペーシング法や、頻脈に対するカテーテルアブレーションなどが行われる。心房細動には脳梗塞の予防として抗血栓療法が行われる。ペーシング法には、ペースメーカー本体を体外に置く一時的ペーシングと、体内に植え込む永久的ペーシングがある。ペースメーカーの機能を示すICHDコードは3つのアルファベットで示され、第1文字はペーシング刺激部位（A：心房、V：心室、D：心房+心室、O：いずれでもない）、第2文字は自己心拍検知部位（A：心房、V：心室、D：心房+心室、O：いずれでもない）、第3文字は自己心拍を検知した場合の応答様式（T：同期型、I：抑制型、D：同期+抑制、O：いずれでもない）を示す。最近は4つ目の文字で、付加的な高機能を示すものもある。また、心室頻拍や心室細動などの致死的不整脈の危険性が高い場合には植込み型除細動器（ICD：Implantable Cardioverter Defibrillator）が用いられる。

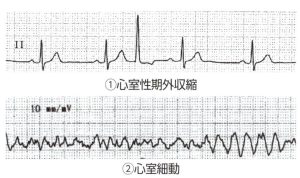

①心室性期外収縮
②心室細動
図6-19　異常心電図

（9）高血圧症

腎性、動脈硬化性などが多いが、遺伝的要素もある疾患である。また、褐色細胞腫などの昇圧作用を持つホルモンを分泌する腫瘍が原因の場合もある。

● 検査

　血圧測定の他、昇圧ホルモンの測定などが行われる。

● 治療

　食事療法、投薬などが行われるが、血圧の日内変動、起立性低血圧の発症に注意が必要である。

（南　正人）

5節 呼吸器系

1 解剖

（1）上気道
鼻腔→咽頭→喉頭までをいう。

（2）気管・気管支
気管から肺胞までは、気管（0）→気管支（1、2）→膜性細気管支（3～16）→呼吸細気管支（17～19）→肺胞管（20～22）→肺胞（23）へと約23分枝する（図6-20）。2次気管支までは軟骨輪が存在する。

ガス交換は、呼吸細気管支から肺胞までが関与する。鼻腔から終末細気管支まで（約150mL）は、通り道のみでありガス交換は行われないので、（解剖学的）死腔という。

（3）肺胞
約3億個あり、表面積は60～80 m^2。

肺胞壁はガス交換に関与するⅠ型肺胞上皮で覆われ、肺胞表面にはサーファクタント（界面活性物質）を産生するⅡ型肺胞上皮が分布している。

（4）肺
右：上葉（3）・中葉（2）・下葉（5）の3葉、10区域、左：上葉（4）・下葉（4）の2葉、8区域から成る（区域数）。

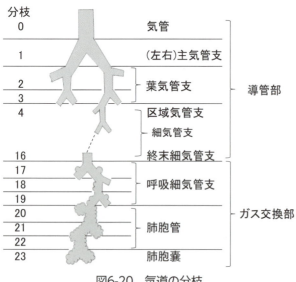

図6-20　気道の分枝

（5）縦隔
胸郭入口部から横隔膜、左右の胸膜腔に囲まれた（左右の肺を縦に隔てている）領域を指す。**縦隔**内には心臓、血管、食道、胸腺などがある（図6-21）[1]。

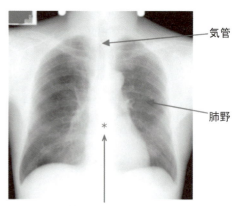

（左右の肺を）縦(に)隔(てる)

図6-21　胸部X-Pでみる肺野と縦隔

2 機能

（1）呼吸の調節
呼吸中枢は延髄と橋にある。

化学的調節は、頸動脈小体や大動脈弓に化学受容器があり、pO_2（酸素分圧）やpH（水素イオン濃度）の低下、pCO_2（二酸化炭素分圧）の上昇の刺激が中枢に伝えられ、呼吸が促進される。

（2）肺気量（標準的な量）
肺気量について図6-22に示す[4]。
・1回換気量：500mL、呼吸数：12～16回/分
・肺活量：3～4L
・残気量：1～1.5L
・機能的残気量：2～3L

（3）酸素・二酸化炭素の運搬
呼吸運動により大気中から吸入された空気から、肺胞で**ガス交換**が行われる。すなわち肺胞気から血液に酸素が拡散し、動脈血によって組織に運ばれ、酸素が供給される。組織から拡散された二酸化炭素は静脈血で肺に運ばれ、血液から肺胞気に拡散し、大気中に排出される。

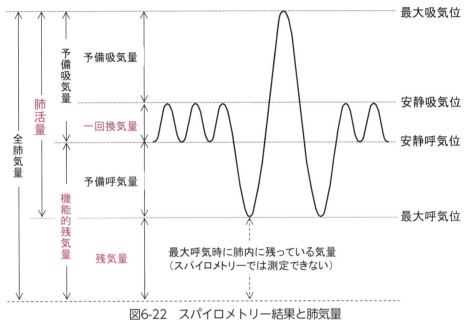

図6-22 スパイロメトリー結果と肺気量

各部位のガス分圧を示す（表6-1）[2)][3)]。

表6-1 各部位のガス分圧（mmHg）

	吸入気	肺胞	動脈血	組織	混合静脈血
O_2	158	100	95	20〜45	40
CO_2	0.3	40	40	50〜60	46
H_2O	5.7	47	47		47
N_2	596	573	573		573

3 呼吸器系の疾患と治療

　気管・気管支、肺、縦隔の疾患は、呼吸器内科・外科において診療される。喘息、咳、痰、発熱、呼吸困難などの症状がある。胸部X-P、胸部CT、呼吸機能測定、アレルゲンテスト、気管支鏡などを行って診断し、治療方針を決定する[5)][6)]。

（1）無気肺・気胸

・無気肺は肺胞が十分拡張しない状態。
・気胸は胸膜腔に空気が入った状態で、その結果として無気肺を伴うことも多い。

●検査
　胸部X-P、胸部CT、動脈血ガス分析、気管支鏡などが行われる。

●治療
　肺理学的療法、気胸に対してはドレナージや胸腔鏡下手術が行われる。

（2）循環障害

①**肺うっ血**
　左心不全によって起こる。

②**肺水腫**
　肺胞内に血漿成分が漏出・貯留した状態。同時に肺胞隔壁にも浮腫を伴う。ガス交換が障害されて低酸素血症となる。

③**肺塞栓症**
　静脈系を流れてきた塞栓子が肺動脈に詰まって起きる（第6章4節3項7を参照）。重篤になると右心不全を起こす。

④**肺梗塞**
　肺動脈の閉塞によって起きる。

●検査
　胸部X-P、心臓超音波検査による心機能の評価、血栓検索として静脈造影や超音波検査（特にカラードップラー法）、胸膜部造影CTが有効である。

●治療
　肺うっ血や肺水腫に対しては、利尿薬や酸素療法などの内科的治療に加えて、重症の場合は、人工呼吸器による管理が必要となる。

血栓症の予防としては、弾性ストッキングや間欠的下肢圧迫装置が有効とされているが、ハイリスク症例ではヘパリンによる抗凝固療法が必要。血栓症の患者に対しては下大静脈へフィルタを留置する。

（3）炎症

肺炎は、主に細菌による肺胞の感染性炎症を指す。病変の広がりにより次の①②がある[7]。一般的肺炎と異なるものとして、次の③④⑤がある。

①気管支肺炎

一本の気管支を中心とした一定の区域の炎症。連鎖球菌やブドウ球菌が主な原因菌である。

②大葉性肺炎

肺葉単位の肺炎。肺炎球菌が主な起炎菌である。

③間質性肺炎

肺胞ではなく、肺胞隔壁や結合組織を主とする炎症で、ウイルス感染（新型コロナやインフルエンザなど）や膠原病、アレルギーなどによって起きるが、原因不明のものもある。

④非定型肺炎

原因が非細菌性のもの。マイコプラズマが原因として多い。

⑤肺結核

結核菌の空気感染によって起きる。

● 検査

胸部X-P、胸部CTなどが行われる。結核に対しては、喀痰による塗抹や培養検査、PCR法検査、喀痰が出ない場合は胃液培養が行われる。クォンティフェロン検査は、感度・特異度とも高い血液検査法である。

● 治療

抗菌薬を投与する。重症例では人工呼吸管理が必要になる。より重症例では、ECMOの適応も考慮される。結核に対しては、長期の化学療法（ストレプトマイシン＋リファンピシン＋エタンプトール＋ピラジナミドによる

多剤併用療法など）が必要である。

（4）閉塞性肺疾患

呼気が障害され、次の②、③のような慢性のものの一部は、肺が過膨張する。

①気管支喘息

気管支壁平滑筋の攣縮と粘液の過剰分泌による。可逆性である。

②肺気腫

肺実質の構造が破壊され、呼吸細気管支・肺胞壁が恒久的に拡張したものである。

③慢性気管支炎

咳が長期間（1年のうち3ヵ月以上、2年以上連続）続いているものである。

④気管支拡張症

慢性の感染による、気管支・細気管支の恒久的な拡張のことである。分泌物（痰）が貯留し、二次感染を起こしやすい。

● 検査

胸部X-P、胸部CT、呼吸機能検査などで診断される。

● 治療

外来では、症状改善のための投薬が治療の中心となるが、気管支喘息では症状は突発的に現れるため、救急患者として来院することも少なくない。肺理学療法と抗コリン剤、β2刺激剤、テオフィリン製剤、ステロイド製剤などの薬物療法が行われる。気管支喘息の重積発作では、入院により薬物療法を行う。ステロイドは非常に有効な治療薬であるが、副作用も多く、慎重に投与する必要がある。慢性の呼吸不全患者では、在宅酸素療法（HOT：home oxygen therapy）が行われている。

（5）拘束性肺疾患

肺のコンプライアンス（弾性）が低下する。

— 166 —

①急性呼吸窮迫症候群（ARDS：Acute Respiratory Distress Syndrome）

肺胞上皮と肺毛細血管内皮細胞の障害による。

②間質性肺炎

肺胞隔壁内や気管支・細気管支周囲の結合組織の炎症のことである。

③過敏性肺臓炎

Ⅳ型アレルギーによる。

●検査

胸部X-P、胸部CT、呼吸機能検査が主である。

●治療

抗菌薬、サーファクタントの投与、人工呼吸管理などが行われる。慢性の呼吸不全患者では、在宅酸素療法が行われている。前出の慢性閉塞性肺疾患や肺動脈性肺高血圧症などとともに、慢性の間質性肺炎などで内科的治療が奏功せず生命予後が期待できない場合には肺移植術も行われるが、脳死臓器提供者が少ないことが社会的に問題となっている。

（6）肺がん

①扁平上皮がん

肺門部の太い気管支から発生する。男性喫煙者に多く、肺がんの40％を占める。近年は減少している。

② 腺がん

肺の末梢に発生する。女性に多く、肺がんの50％以上を占める。近年増加している。

③小細胞がん

肺の末梢に発生する。喫煙者に多く、肺がんの10％程度を占める。それ以外の肺がん（非小細胞肺がん。腺がんや扁平上皮がんなどのこと。）に比べて比較的抗がん剤が効きやすいので、化学療法が治療の第一選択となる。

④転移性肺がん

悪性腫瘍が血行性に運ばれ、肺動脈の末梢や肺毛細血管を塞栓して、そこで発育する。

●検査

胸部X-P、胸部CT、腫瘍マーカーが主であり、可能ならば気管支鏡で生検が行われる。転移の有無を確認するために、腹部CT、頭部CT、頭部MRI、骨シンチ、PET／CTなどが組み合わせて行われる。手術が可能な場合は、摘出標本による病理組織学的検査が行われる。

●治療

局所療法として、手術や放射線治療が行われる。完全切除が可能ならば手術が第一選択である。標準手術は、葉切除であるが、腫瘍の大きさ、進展度によって片肺全摘や、区域切除や部分切除術などの縮小手術が行われる。近年は、肋骨を開排して直視下に行う開胸手術に代えて、胸腔鏡のビデオモニタ画像を見ながら行うvideo-assisted thorac(oscop)ic surgery（VATS）、すなわち小切開を加えた胸腔鏡補助下手術や完全胸腔鏡手術が行われる割合が増えている。すでに遠隔転移があるなど完全切除が不能な場合には、全身治療として化学療法（抗がん剤治療）や、分子標的治療（がん細胞の持つ特異的な分子を標的とする薬剤〈分子標的薬〉による治療）、さらに近年は免疫チェックポイント阻害薬（がんが免疫を抑制している分子機構を抑える薬剤）による免疫療法が注目されている。放射線治療は、単独または化学療法と組み合わせて行われる。化学療法や放射線治療は手術前の導入治療や手術後の補助治療としても用いられることがある。

（7）胸膜・縦隔

①胸膜炎

胸膜の炎症であり、貯留した水分が胸水で、漏出液（タンパク成分の少ない）と滲出液（タンパク成分が多い）とがある。

②胸膜中皮腫

中皮細胞由来の腫瘍のことで、発生には石綿（アスベスト）曝露が関与している。

③縦隔腫瘍

前縦隔には胸腺腫（重症筋無力症を合併する頻度が高い）、悪性リンパ腫などが多く、後縦隔

医療機器安全実践必携ガイド「臨床医学編」

は神経原性腫瘍が多いなど、部位によって種類に特色がある。

● **検査**

胸部X-P、胸部CT、MRIなどの画像診断が重要。ホルモンや腫瘍マーカーの測定が補助となることがある。吸引細胞診や針生検あるいは縦隔鏡により、病理診断が可能な場合もある。

● **治療**

手術による摘出術が原則であり、良性腫瘍の大部分は胸腔鏡手術で行われる。悪性腫瘍では、化学療法や放射線療法も行われる。

（8）循環器系・呼吸器系で使用されるインプラント

循環器系で使用される医療材料のうち、**インプラント**（体内に埋め込む医療機器や材料）としては、前述したペースメーカやICDの他にも下記のものがある。

・人工心臓弁：機械弁と、生体弁（化学処理された生体材料を用いている）がある。機械弁は耐久性があるが、抗凝固療法が必要である。生体弁は、抗凝固療法は不要であるが耐久性に劣り、長期的には再手術が必要になる。最近では、TAVR/TAVI用生体弁が開発されている。

・人工血管：ダクロンや、expanded polytetrafluoroethylene（ePTFE）製のものがある。

・冠動脈ステント、動脈ステント：冠動脈ステントでは、カテーテルの先端のバルーンにステントを搭載し、経皮的にカテーテルを動脈内に進め、狭窄部でバルーンを膨らませることによって広がったステントを留置する。金属ステントbare metal stent（BMS）と、再狭窄を予防するための薬剤が溶出する薬剤溶出性ステントdrug eluting stent（DES）がある。後者ではより長期間の抗血小板療法が必要である。カテーテルに内挿して、病変部まで進める自己拡張型のステントも動脈で用いられる。

・ステントグラフト：ステントと人工血管を一体化したもので、大動脈瘤の治療に用いられる。

・下大静脈フィルタ：下肢の深部静脈血栓が肺塞栓を起こさないように用いる。

呼吸器系で用いられるインプラントとしては、

下記のものがある。

・気道ステント：自己拡張型金属ステント、あらかじめ拡張した部位に留置するシリコンステントなどがある。

・気管支充填剤：外科手術による治療が困難な難治性気胸などで、空気漏れの原因になっている責任気管支内に留置して閉塞を図るもの。

・金属コイル：肺感染症や肺がんなどでの喀血の治療である気管支動脈塞栓術において、血管内カテーテルを介して留置する。

【参考文献】

1) 金子丑之助. 日本人体解剖学（第19版）. 東京, 南山堂, 2000.
2) 本間研一・ほか編. 小澤瀞司・福田康一郎監修. 標準生理学（第8版）. 東京, 医学書院, 2014.
3) 二宮石雄ほか編. スタンダード生理学（第3版）. 東京, 文光堂, 2013.
4) 日本呼吸器学会肺生理専門委員会編. 呼吸機能検査ガイドライン. 札幌, 日本呼吸器学会, 2004.
5) 北野正剛・田邉 稔・池田徳彦編. 畠山勝義監修. 標準外科学（第14版）. 東京, 医学書院, 2016.
6) 矢崎義雄ほか編. 内科学（第10版）. 東京, 朝倉書店, 2013.
7) 日本呼吸器学会編. 新呼吸器専門医テキスト（改訂第2版）. 東京, 南江堂, 2020.

（南　正人）

6節 消化器系

消化器系は、食物が通過する消化管と、これに付属する消化腺で構成される。外部から体内に栄養を取り入れる役割を果たしている。

1 解剖

消化管は、食物が摂取される口腔から、栄養分が吸収されて排泄される肛門まで続く中空の管で、外界に開かれている。その位置により、口側から「口腔」→「咽頭」→「食道」→「胃（食道から胃に入る部位を『噴門』、十二指腸に出る部位を『幽門』と呼ぶ）」→「小腸（十二指腸・空腸・回腸）」→「大腸」→「肛門」に区別される。消化腺には消化管の壁内に存在する小型の腺と、消化管から独立している大型の腺（唾液腺・肝臓・膵臓）があり、大型の

— 168 —

腺は消化液が通る導管で消化管と連絡している。胆道（肝管等）は肝臓の導管である（図6-23）。

2 機能

（1）消化管

①口腔
咀嚼（そしゃく）により食物を砕き、唾液中のプチアリン（唾液アミラーゼ）等と混和されることで消化が開始される。

②食道
蠕動運動で食物を胃へ運搬する。運搬中も唾液中の消化酵素による消化が続く。

③胃
食物を撹拌し、一時貯留するとともに、胃液中のペプシン・リパーゼによるタンパク質・脂肪の消化が起きる。

④小腸
蠕動運動により、内容物を肛門側に移送する。十二指腸で分泌される膵液・胆汁、腸腺からの腸液は内容物と混和される。エンテロキナーゼ、ペプターゼ、マルターゼ、ラクターゼ、スクラーゼ、リパーゼなどにより、内容物の消化が進むとともに、栄養が吸収されながら肛門側へ運搬される。

⑤大腸
小腸から移送された液状の内容物から水分を吸収し、固形便を形成する。

（2）消化腺と胆道

①唾液腺（耳下腺・顎下腺・舌下腺）
消化酵素やムチンを含んだ唾液を分泌する。ムチンは食物の通過を容易にする働きをする。

②膵臓
外分泌腺として膵液（トリプシン、カルボキシペプチダーゼ、膵アミラーゼ、ヌクレアーゼなどの消化酵素）を消化管に分泌する。一方、内分泌腺としての機能も持ち、インスリン、グルカゴンを血中に分泌、血糖調整にも関与する。

③肝臓
外分泌腺として胆汁を生成する。胆汁は胆道を通り、膵液とともにVater乳頭から十二指腸に分泌される。一方、糖やタンパク質の合成・分解・貯蔵、そして解毒の役割も持っている。

3 消化器系の主な疾患と診断・治療

消化器系の疾患は、歯科口腔外科・耳鼻咽喉科・消化器内科・消化器外科などで診療される。口腔内や唾液腺の疾患は主に口腔外科・耳鼻咽喉科、食道から胃、十二指腸、小腸、虫垂（盲腸）、結腸、直腸まで及び肝臓、膵臓、胆のうなどについては、その疾患により消化器内科あるいは消化器外科において診療される。なお、脾臓は血液造血器系の臓器ではあるが、手術が必要な場合は消化器外科が主として担当する。

なお、いずれの領域でも多くの医療機器が診療

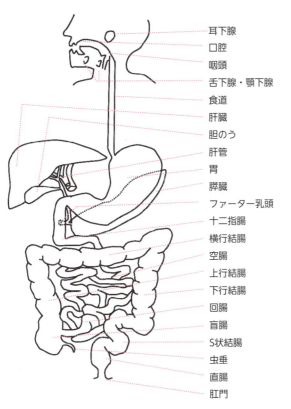

図6-23　消化器系

に用いられ、手術には極めて多種類の**鋼製器具（手術器械）**を必要とする。歯科領域では外来でも多くの**鋼製器具**が使用されるが、これらについては洗浄・滅菌に関して院内感染予防策の観点から種々の課題が指摘されている。

（1）口腔内（歯科領域）の疾患

①虫歯（う歯）

歯垢に含まれる細菌産生の酸によって歯牙が破壊された状態。

● 検査

X線、レーザ検査などが行われる。

● 治療

人工歯や充填用の素材が修復に用いられ、歯と人工の材質を接着させるセメントなどの医療機器が用いられている。

②歯周病

歯周囲組織の炎症。組織の破壊・浸食を起こす。

● 検査

X線、噛み合わせ検査などが行われる。

● 治療

薬物療法、抜歯などが行われる。抜歯の際に用いられる**鋼製器具**についても適正な洗浄・滅菌が必要である。

③口内炎

口腔粘膜にできた小潰瘍。原因はウイルス感染やアレルギーなどである。

● 検査

全身疾患の関連を念頭に置いた検査などが行われる。

● 治療

軟膏、貼り薬、経口剤投与などが行われる。

④嚢胞

歯肉嚢胞や粘液嚢胞（ガマ腫）がある。

● 検査

X線検査などが行われる。

● 治療

嚢胞の摘出術などが行われる。

⑤唾石

耳下腺や顎下腺などで作られた唾液が口腔内に排出される管に石灰化物ができることがあり、これを唾石という。痛みを伴う場合があり、時に感染を来す。

● 検査

CT検査などが行われる。

● 治療

極めて細径の内視鏡を用いた内視鏡下摘出術や唾液腺の摘出術が行われる。

（2）頭頸部の疾患

①口腔がん・咽頭がん

舌がん、口腔底がんなど口腔内に発生するがんで、その大部分は**扁平上皮**がんである。男性に多く、**喫煙**が危険因子となる。**舌がん**は側辺部に好発し、潰瘍を形成する。咽頭は**消化器系**、**呼吸器系**の両方に属しているが、ここに発生する癌も口腔がんと類似の性格を持っている。

● 検査

理学的所見に加え、病理学的に診断、進行度の診断にはX線検査、CT、MRIが用いられる。

● 治療

手術による摘出や化学療法、放射線療法が行われる。切除は口腔外科や耳鼻咽喉科により行われ、局所切除で終える場合もあるが、摘出後に皮弁等を用いた再建術を併施することもあり、形成外科が協力することも多い。手術には多種類の**鋼製器具（手術器械）**を必要とするが、形成外科で**血管吻合**が行われる場合は**手術用顕微鏡**が使用される。

②唾液腺腫瘍

耳下腺、顎下腺等に発生する腫瘍で耳下腺に多く、良性・悪性ともにさまざまな組織像を呈する。

● 検査

超音波検査、CT、MRI、細胞診などが行われる。

● 治療

良性では摘出、経過観察が行われ、悪性では摘出術、化学療法、放射線療法が行われる。

耳下腺の手術では、**顔面神経麻痺**の可能性がある。

(3) 食道の疾患

①先天性食道閉鎖
妊娠初期の食道形成異常で、食道気管ろうの合併が多い。肺炎を起こしやすい。
- 診断

  妊娠中、超音波で羊水過多として診断される場合もある。
- 治療

  出産後すぐに、栄養摂取のために**胃ろう**（本項⑤を参照）が造設され、患児の成長を待って吻合術が行われる。

②食道静脈瘤
肝硬変等に伴う**門脈圧亢進症**では、食道周囲・胃上部の静脈が門脈血の側副血行路となり、血流の増加・血圧の上昇から、静脈瘤を形成する。
- 検査

  食道造影、内視鏡検査、CTが行われる。
- 治療

  消化管内視鏡を用いた硬化療法や結紮術が治療の中心であるが（第Ⅳ章５節②を参照）、**脾機能亢進**を伴う場合には手術も選択肢となる。

③逆流性食道炎
胃液が逆流して起こる食道の炎症で、**食道裂孔ヘルニア**（本節（9）③を参照）がしばしば関与し、時にびらんを伴う（図6-24）。

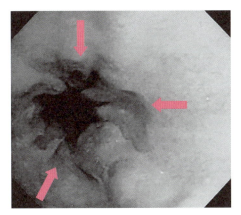

図6-24 逆流性食道炎の内視鏡所見

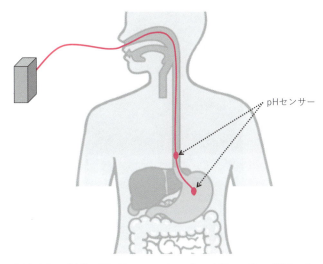

図6-25 食道・胃pHモニタリング：pHセンサーが付いた装置を経鼻的に挿入し、24時間のpHの推移を測定、記録する。

- 検査

  内視鏡検査や、小型のpHセンサーが付いたカテーテルを鼻から挿入して行われる食道内**pHモニタリング**が行われる（図6-25）。
- 治療

  食生活の改善とプロトンポンプ阻害薬（PPI製剤）の投与が行われる。食道裂孔ヘルニアを伴う場合は、手術も選択肢になる。

④食道異物
小児による小さな磁石の誤嚥、高齢者による義歯の誤嚥はしばしば見られるが、時に魚骨が食道壁を貫き大動脈に刺入する場合もある。食道から胃を経由し小腸内に複数の磁石が別々に入った場合は磁石同士が引き寄せ合うことで腸管壁が血流障害から壊死に陥り、腹膜炎を来す場合もある。
- 検査

  X線検査、CT検査などが行われる。
- 治療

  内視鏡を用いた**異物除去**（第Ⅳ章５節①③を参照）が優先されるが、大動脈に刺入した異物についてはそれを除去することで大量出血を来す場合があり、開胸術を余儀なくされる。

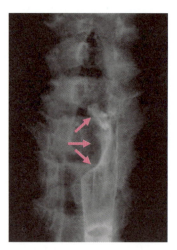

図6-26　食道がんの消化管造影－欠損像を認める（→）

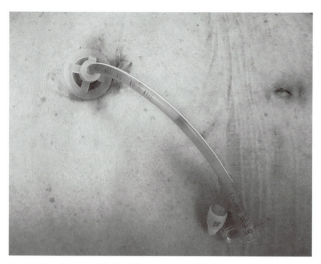

図6-27　胃瘻：栄養供給のために留置された胃瘻：栄養剤注入時に自身での操作が容易なチューブ式が選択されている。

⑤食道がん

- **扁平上皮がん**

  日本人では食道がんの大部分を占め、胸部中部に多い。原因として、喫煙・飲酒の関与が挙げられる（図6-26）。

- **バレット食道腺がん**

  胃食道逆流症が関与するバレット食道から発生する**腺がん**で、下部食道に多い。欧米で多いが、近年、日本でも増加傾向にある。

- **検査**

  消化管造影時の二重造影法、内視鏡による生検組織診を行う。ルゴールを用いた**色素内視鏡**（第Ⅲ章6節⑤⑥を参照）は、早期がんの発見に有用である。

- **治療**

  リンパ節郭清を伴う食道亜全摘術と、主に胃管による再建を行う。化学放射線療法の効果も高く、これらはしばしば組み合わせて実施される。病期によっては術前化学療法の後に根治術が行われる。**胸腔鏡下手術**も広く行われており、縦隔鏡下手術・**ロボット支援手術**も行われるようになってきた。他臓器に対する手術と同様、鏡視下手術の際に有用な**超音波凝固切開装置**（臨床工学Ⅳ章4節3（2）②を参照）やシーリングデバイスなどの**エネルギーデバイス**が多用されるようになって来た。一方、進行がんの場合は切除術が不可能な場合も多く、その際の栄養供給路確保には主に**胃ろう**（図6-27）が造設される。

（4）胃の疾患

①胃炎

ヘリコバクター・ピロリ菌が関与する胃粘膜の炎症で、急性ではストレス、薬剤も関与し、時に消化管出血を伴う。慢性では固有胃腺の委縮を伴う。

- **検査**

  内視鏡検査が中心である。

- **治療**

  食生活の改善やストレス対策、H_2ブロッカーなどの投与が行われる。

　胃ろうには、腹壁から外に出ている部分が短いボタン式と長いチューブ式、また腹壁への固定方法もバルーンによる固定法とバンパーによる固定法があり、状況により使い分けられている。また、挿入法にも留置カテーテルを口から食道を通過させて挿入し、胃内から腹壁への経路で造設する方法と、通過させず腹壁外から胃内へと挿入する方法がある。

　食道がんの際に用いられる胃ろうは主な栄養補給が目的であり、開腹手術の際に入れられる腸ろうと同様の意味を持つが、胃より肛門側の腸管に不可逆性の閉塞がある場合は胃内容を排出することが目的となる場合もある。

（第Ⅳ章5節③④を参照）

② 胃・十二指腸潰瘍

十二指腸は解剖学的には小腸に含まれるが、消化性潰瘍として類似の機序を持つことから、ここでは合わせて記載する。**ピロリ菌**、抗炎症剤などの薬剤、胃液、ストレスなどが関与し、胃粘膜や胃壁が破壊された状態を胃潰瘍（図6-28）、これが十二指腸に起こった場合を十二指腸潰瘍という。上腹部痛等の症状があるほか、動脈性の出血や穿孔を来すこともある。

● 検査
上部消化管造影、内視鏡検査が行われる。ピロリ菌は尿素呼気テストや血液などを用いたヘリコバクター・ピロリ抗体の検索が行われるほか、組織検査で菌体が確認されることもある。

● 治療
ピロリ菌の除菌、H₂ブロッカーやPPI製剤などの抗潰瘍薬が用いられる。出血の多くは内視鏡的に止血されるようになってきたが（第Ⅳ章5節②を参照）、時に緊急手術が必要なこともある。穿孔に対する幽門側切除も行われてきたが、近年では保存的治療や穿孔部への大網充填術が多く選択されるようになった。

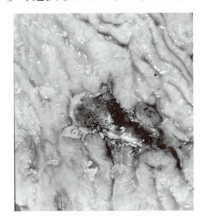

図6-28　胃潰瘍

③ 胃がん

ピロリ菌、塩分摂取等が関与し、欧米に比して日本で多いが、現在、死亡者数は減少傾向にある（図-6-29）。

● 検査
上部消化管造影、**内視鏡検査**（図3-63を参照）、**生検**、腹部CTなどが行われる。

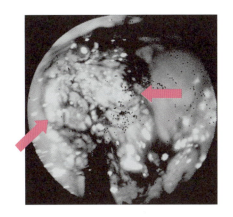

図6-29　噴門に発生した胃がんの内視鏡像

● 治療
早期がんでは**内視鏡的粘膜切除術**（EMR：Endoscopic Mucosal Resection）、**内視鏡的粘膜下層剥離術**（ESD：Endoscopic Submucosal Dissection）等の内視鏡治療が行われるが（図4-34、図4-35を参照）、切除後の病理所見によっては手術が追加されることもある。より進行したものでは、鏡視下や開腹下の胃全摘、幽門側切除、噴門側切除が行われ、**リンパ節郭清**が付加される。胃を切離する際には**自動縫合器**（図6-30）がしばしば使用され、胃全摘後の食道-空腸吻合には**自動吻合器**（図6-31）が用いられる。がんの進行度によっては術後に抗がん剤による補助療法が行なわれ、切除不能の場合や再発時には、抗がん剤や分子標的治療薬が使用される。

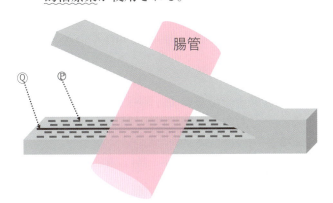

図6-30　自動縫合器先端のカートリッジ部分：図のように腸管を挟んだ後にカートリッジを閉じて縫合器を稼働させると、Ⓟの溝一つ一つに入っているステープル（ホッチキスの玉のようなもの）が閉じると共にⒶの溝を刃が走り、腸管の切離とその両端の閉鎖が同時に完遂する。

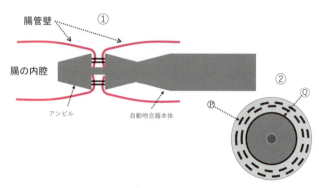

図6-31 自動吻合器（①は横から見た様子、②は本体のアンビルと接する面）：吻合しようとする一方の腸管にアンビルを挿入してその腸管の断端を閉じ、もう一方の腸管から吻合器の本体を挿入して芯を連結させる。その後、適度な幅にアンビルと本体を寄せ、本体のⓅの溝一つ一つに入れられているステイプラー（ホッチキスの玉のようなもの）を閉じさせ、同時にⓆの部分の円形の刃で、両方の腸管断端を切り取り、吻合する。

（5）小腸・大腸の疾患

①クローン病

多発性潰瘍を形成する原因不明の<u>炎症性腸疾患</u>で、若年者での発症が多く、腹痛・下痢が多い。「小腸型」「大腸型」「小腸大腸型」に分けられる。

● 検査

血液検査や消化管造影、内視鏡検査が行われる。

● 治療

食事療法や<u>分子標的治療薬</u>などの薬物療法、狭窄が強い場合は手術が行われる。

②虫垂炎

細菌感染や糞石による閉塞などによって起こる炎症である。

● 検査

理学的診断のほか、血液検査や超音波検査、時には腹部CT検査が行われる。

● 治療

保存的治療としては抗菌剤投与が行われるが、症状や検査でより強い炎症所見・膿瘍形成などが認められれば手術が行われる。

③大腸がん

遺伝的要因、食生活、喫煙が関与し、国内で増加しており、分化型腺がんが多い（図6-32）。根治術後の予後は、他の消化器がんより良好である。

● 検査

健診などの際には<u>便潜血反応</u>が行われ、肛門に近い部分の腫瘍が疑われる場合は、直腸指診が行われる。精密検査としては下部消化管造影、内視鏡検査、CT、MRI、血液検査が行われる。

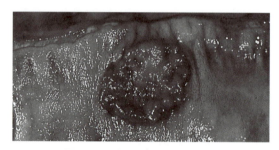

図6-32 大腸がんの切除標本

● 治療

早期にはEMR、ESD（図4-34、図4-35を参照）が、進行例には鏡視下、開腹下での結腸切除、低位前方切除、人工肛門造設を伴うマイルス手術などが行われる。直腸がん切除後の再建には<u>自動吻合器</u>が用いられるが、結腸切除後の腸管–腸管吻合には<u>自動縫合器</u>を用いた**機能的端々吻合**（図6-33）も多く行なわれるようになった。また、下部直腸がんに対し、腹腔鏡手術に加え肛門からもカメラと鉗子を挿入して行う<u>経肛門的直腸間膜切除術</u>も行われるようになっている。なお、手術後は病期により

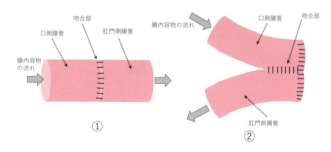

図6-33 通常の端々吻合①と機能的端々吻合②：通常の端々吻合は手縫いあるいは自動吻合器で行われるが、機能的端々吻合は自動縫合器を用いて2つの腸管の吻合部をまず縫い合わせ、その後両腸管の断端を同じく自動縫合器で閉じるという手順で行われる。

抗がん剤による補助療法が行なわれ、切除不能例、再発例には、抗がん剤や分子標的治療薬が使用されている。

④潰瘍性大腸炎

大腸を主体として潰瘍を形成する炎症性疾患で、大腸がんの合併頻度が高い。主に直腸から口側へ進展する。

● 検査

炎症の程度や全身状態を確認するために血液検査が行われる。内視鏡検査では粘膜の異常が確認され、生検組織を用いた病理検査が行われる。

● 治療

食事療法、分子標的治療薬などの薬物療法、がん化例等には大腸全摘等の手術が行われるが、この手術についても鏡視下手術が広く応用されるようになって来た。

(6) 肝臓の疾患

①肝炎

主にウイルス感染で発症する急性肝炎は、大部分が1～2ヵ月で治癒する。しかし、劇症化する（劇症肝炎）と短期間に大量の肝細胞が破壊され、肝性昏睡から肝不全となり、死に至る確率も高くなる。慢性肝炎は6ヵ月以上にわたり炎症が持続するものを指す。ウイルスの種類により臨床経過も異なるが、A型は経口感染で急性肝炎を呈す。B型はHBs抗原が陽性であれば感染を示し、治癒にてHBs抗体が陽性となる。肝がんを発症することもある。C型はHCV抗体が陽性であれば感染、慢性化→肝硬変→肝がんを発症することが多い。

● 検査

血液生化学検査、経過観察に腹部エコー、CTが行われる。

● 治療

肝庇護剤やインターフェロンによる薬物治療が行われる。

②肝硬変

ウイルス性肝炎やアルコールの多量摂取等により、肝小葉構造の広範な破壊が起きる恒久的な病変である。肝不全や食道静脈瘤、肝細胞がんを発症する。

● 検査

血液凝固能検査、超音波、CT、肝生検のほか、静脈瘤検査のために内視鏡が行われる。

● 治療

食事療法等の肝庇護や対症療法が行なわれるが、食道静脈瘤や肝細胞がんを発症した場合はそれぞれに対する治療が行われる。そして、状況によっては、生体・脳死肝移植術も選択肢の1つとなる。

③肝がん

肝がんには原発性肝がんと転移性肝がんがあり、原発性肝がんには肝細胞から発生する肝細胞がん、肝内胆管から発生する胆管細胞がんがある（図6-34）。転移性肝がんでは消化器がんから門脈血流を介して転移してくるものが多い。

● 検査

血液凝固能検査やαフェトプロテインの測定、超音波、CT、MRI、血管造影が行われる。

● 治療

肝動脈塞栓療法（第Ⅳ章4節④②参照）、ラジオ波焼灼療法（電気メスと同様の高周波電流を、経皮的に刺入した電極針に通電させて針の周囲の腫瘍を焼灼する方法）（図6-35）、同様の手技によるマイクロ波凝固療法、腫瘍に穿刺した針からエタノールを注入するエタノール注入療法（図6-36）が行なわれる。また、肝葉・区域等の切除も行われており、その際には超音波吸引装置（臨床工学第Ⅳ章4節③

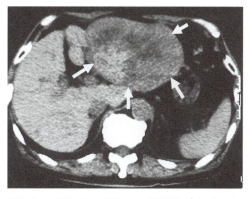

図6-34 肝左葉に発生した肝細胞がん（CT）

(2) ①を参照）が用いられる。肝臓は血流の豊富な臓器であることから、止血にはアルゴンガスを用いた凝固装置や布状・綿状に調製された止血剤が用いられる。

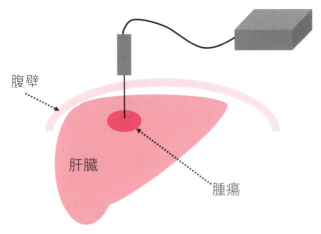

図6-35　ラジオ波焼灼療法：経皮的に電極針を腫瘍に刺入し、そこに高周波電流を流すことで肝内の腫瘍を焼灼する。

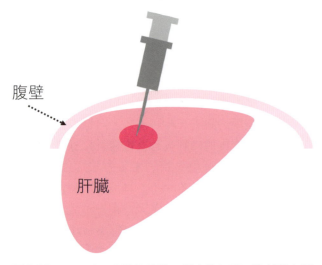

図6-36　エタノール注入療法：経皮的に長い注射針を腫瘍に刺入し、エタノールを注入することで腫瘍を壊死に導く。

（7）胆道の疾患

①先天性胆道閉鎖症

先天性疾患の1つで、肝外胆管が閉鎖した状態である。

● 検査

血液検査、超音波、便中のビリルビン検査が行われる。

● 治療

生後60日以内の手術が推奨される。

②胆嚢炎

胆石症、細菌感染等が原因となる胆嚢の炎症で、右上腹部の腹痛や吐き気、発熱がある。胆嚢壁が壊死に陥いる壊死性胆嚢炎を来す場合もある。

● 検査

血液検査、超音波、CT、MRIが行われる。

● 治療

抗菌剤の投与、切除術が行われる。**壊死性胆嚢炎に対しては救命目的の緊急手術を必要**とする。高度の炎症により止血に難渋することも多く、通常の胆嚢摘出術では用いない**超音波凝固切開装置**（「臨床工学」編第Ⅳ章4節③（2）②を参照）等の使用を余儀なくされる場合もある。

③胆石症

胆嚢内や胆道内に結石ができる疾患で、右上腹部痛を来す場合が多く、しばしば胆嚢炎を併発するが、無症候性のものもある（図6-37）。

● 検査

超音波検査が第一に選択される。CT、胆道造影なども行われる。

● 治療

胆嚢結石に対しては**腹腔鏡下胆嚢摘出術**が広く行われているが、胆管内の結石に対しては**内視鏡的切除術**（多くの場合、**内視鏡的乳頭括約筋切開術**（第Ⅳ章5節③③を参照）を併施）が行われる。

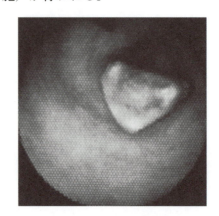

図6-37　胆道内の結石

④胆道がん

胆嚢、胆管に発生する腺がんで、時に黄疸を呈す。

- ●検査

血液検査、超音波、超音波内視鏡、CT、MRI、ERCPが行われる。

- ●治療

手術療法が治療の中心である。がんの進行度により、リンパ節郭清を伴った胆嚢切除術や、がんの占居部位によっては肝臓の一部をも含めた切除、膵頭十二指腸切除の併施などが実施される。

（8）膵臓の疾患

①膵炎

アルコールの暴飲等が原因の膵酵素による自己消化が起きた状態で、急性と慢性があり、重症例の致死率は高い。

- ●検査

血液検査、超音波、CT、MRIが行われる。

- ●治療

絶飲絶食の上で輸液と蛋白分解酵素阻害薬や抗菌薬の投与が行われる。重症例では**集中治療室**（ICU：intensive care unit）での管理が必要となり、感染性膵壊死を来した場合には手術等による経皮的な、あるいは内視鏡による経胃的なドレナージが行われる。

②膵がん

主に膵管から発生する腺がんで、早期発見が困難であること、進行が早いことなどから予後は臓器別がんの中で最も悪い。

- ●検査

腫瘍マーカーの測定、超音波、CT、MRI、ERCP等が行われる。超音波検査は腹壁から行われる方法以外に、胃壁を介して行われる**超音波内視鏡**が有用であり、確定診断のためには穿刺細胞診も行われる（第Ⅲ章6節⑥⑦および図3-65を参照）。

- ●治療

膵頭部のがんに対しては**膵頭十二指腸切除**が、尾側のがんに対しては**膵体尾部切除**が行

われるが、後者の手術では**自動縫合器**がしばしば用いられ、その際には**吸収性縫合補強材**が併用されることも多い。手術後の補助療法としてあるいは切除のできないがんに対しては抗がん剤が投与される。

③膵島細胞腫瘍

インスリンなど膵のホルモンを産生する膵島細胞から発生した腫瘍で、ホルモンを産生して症状を起こす機能性腫瘍と非機能性腫瘍がある。

- ●検査

血液生化学検査、超音波、CT、MRI、血管造影、シンチグラフィ等が行われる。

- ●治療

腫瘍の性格や占居部位に応じて、膵がんに準じた手術が行われる。

（9）ヘルニア

本項で述べる内容は消化器とは異なるが、しばしば消化器の障害に関与するため消化器外科が主にその治療を担当する。

ヘルニアとは臓器が本来あるべき位置から脱出してしまった状態を示すが、それが起こり得る状態（臓器を囲む外壁が弱くなり、あるいは欠失して中の臓器が脱出し得る状態）についても治療の対象となる。この脱出する壁の穴を**ヘルニア門**と言う。

①鼠径部ヘルニア

鼠径部に発生する発症頻度が高いヘルニアで、間接（外）鼠径ヘルニア・直接（内）ソケイヘルニア・大腿ヘルニアがあり、それぞれヘルニア門の位置が異なる。成人のヘルニアは主に同部の壁が脆弱となって発症するが、小児のヘルニアは腹腔内から鼠径管に延びる胎児期の**腹膜鞘状突起**が遺残したものである。

- ●検査

多くは症状と身体診察で診断可能であるが、治療法を検討するためにCT等を行う場合もある。

- ●治療

手術が行われる。小児のヘルニアは鞘状突

— 177 —

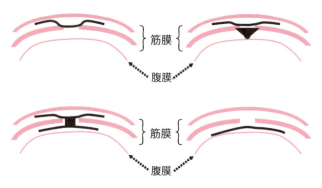

図6-38　各種の人工補強材：ヘルニアに対する人工補強材としては様々な形状の物が開発されている。（黒色のものが人工補強材）

起の根部を結紮する方法と鏡視下に腹腔内から同部を縫縮する方法が行われている。成人のヘルニアには脆弱な部分を補強する手術が行われ、様々に工夫された形状の**人工補強材**が用いられる。（図6-38）

②腹壁瘢痕ヘルニア

開腹手術後の腹壁で筋膜の縫合部が脆弱になって起きるのが**腹壁瘢痕ヘルニア**である。

● 検査

病歴と身体診察で容易に診断されるが、治療法を決定するためにCT等が行われる。

● 治療

手術療法が基本である。**ヘルニア門**が小さな場合は周囲の筋膜を直接縫合するが、多くの場合は縫縮できず、あるいは適応とならず**人工補強材**が用いられる。基本的には腹膜の外に補強材を逢着するが、それが出来ず腹膜内に逢着する場合は補強材の腹腔側となる面に直接腸管と接触し続けでもトラブルが起きない工夫（特殊な加工）がなされている。腹腔鏡下で行われることもある。

③食道裂孔ヘルニア

腹腔内臓器が横隔膜を超えて胸腔側に脱出する「横隔膜ヘルニア」の一つで成人に多い。多くは胃の脱出であるが横行結腸が脱出することもある。同じ横隔膜ヘルニアでも、他の部位の多くは先天性である（本章11節①①を参照）。

● 検査

胸部のX線検査で胃内の空気が横隔膜より上に写り診断される場合もある。その他、上部消化管造影、CT等が行われる。

● 治療

胃が捻転して脱出し摂食ができない場合等には内視鏡を用いた整復が行われる。根治的な治療法は手術で、脱出した胃を腹腔内に戻して固定し、横隔膜の**ヘルニア門**を修復する等が行われるが、**人工補強材**が用いられることも多い。

④ヘルニア嵌頓

ヘルニア門から小腸等が脱出し腹腔内に戻らなくなった状態を**嵌頓**と言う。放置すると脱出した部分が**血流障害**を起こして**壊死**に陥る場合もある。

● 検査

血液検査、CT等が行われる。

● 治療

鼠径部ヘルニア等では、嵌頓後の早期であれば、用手的還納も可能であるが、時間が経つと脱出部が腫脹することで還納は困難になる。緊急手術が行われるが、脱出部分が壊死に陥っている場合は、その部分の切除を余儀なくされる。同時にヘルニア門の修復が行われるが、小腸切除等が行われた場合はSSIの観点から**人工補強材を用いることができない**。

（臼杵尚志）

7節　泌尿器系（腎・尿路系）

1　解剖

腎臓から**尿管**・**膀胱**・**尿道**までが泌尿器系である（図6-39）。

（1）腎臓

腎臓は後腹膜腔（腹腔の背側）に位置し、左右一対の臓器である。糸球体と尿細管から成るネフロンの集合体であり、この集合体は片方の腎臓に約100万個ある（図6-40）。

第Ⅵ章 臓器と疾患

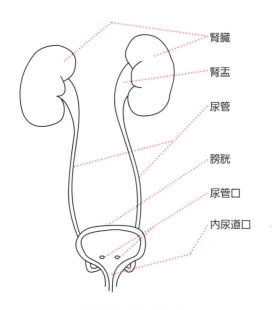

図6-39　腎・尿路系

（2）尿路

尿路は、腎臓と膀胱をつなぐ尿管と膀胱及び外界に開かれる尿道で構成される。

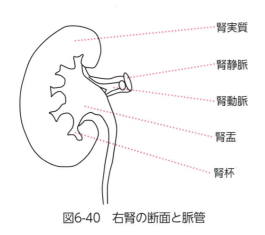

図6-40　右腎の断面と脈管

2 機能

（1）腎臓

腎臓は、体液量を保持し、電解質バランスや酸塩基平衡を調整する働きを持ち、血圧の上昇、エリスロポエチンを分泌することで造血にも関与している。ネフロンの各部の働きは、下記の通りである。

①糸球体

水や老廃物（尿素や尿酸など）とともに、ブドウ糖、無機イオンなどをろ過し、尿として排出する。

②近位尿細管

水、電解質、ブドウ糖、アミノ酸などを再吸収し、クレアチニン、尿酸、アンモニアなどを分泌する。

③遠位尿細管

水、電解質を再吸収し、K^+（カリウムイオン）、H^+（水素イオン）、アンモニアなどを尿中に分泌する。副腎から分泌されるアルドステロンは、Na^+（ナトリウムイオン）の再吸収を促進させる。

④集合管

水、NaClを再吸収し、K^+、H^+を分泌する。アルドステロンは水、NaClの再吸収を促進させ、抗利尿ホルモン（バゾプレシン）は水の再吸収を促進させる。ここを通って生成された尿は、腎盂に集められる。

（2）尿路

尿は腎盂から尿管に送られ、尿管は蠕動運動により尿を膀胱に送る。膀胱はその尿を一時的に貯留し、尿道を通して排出させる。

3 腎・尿路系の主な疾患と診断・治療

（1）腎臓

①ネフローゼ症候群

糸球体毛細血管のタンパクに対する透過性が亢進した状態で、タンパク尿、低アルブミン血症、浮腫を伴う。

- 検査

血液生化学・尿・腎機能検査（腎血漿流量、糸球体濾過量、腎血流シンチグラフィ）、生検などが行われる。

- 治療

たんぱく・塩分制限、薬物療法が行われる。

②糸球体腎炎

A群β溶血性レンサ球菌の上気道感染後に起こる。

- ●検査
    尿・血液生化学・細菌検査などが行われる。
- ●治療
    たんぱく・塩分・水分制限などが行われる。

③腎盂腎炎
腎実質及び腎盂の炎症で、細菌の上行性感染と、敗血症による血行性感染がある。
- ●検査
    血液・尿・細菌検査、CTなどが行われる。
- ●治療
    抗菌剤投与が中心である。

④腎腫瘍
成人では尿細管上皮由来の腎細胞がんが最も多く、小児ではがん抑制遺伝子が関与する**腎芽腫（ウィルムス腫瘍）**などがある。
- ●検査
    血液・尿検査、超音波、CT、MRIなどが行われる。
- ●治療
    腫瘍の大きさや部位により部分切除、片腎摘除が行われ、**ロボット支援手術**も行われるようになっている。病期に応じて抗がん剤・インターフェロン・分子標的治療薬などが投与される。

⑤腎硬化症
本態性高血圧症に起因する良性腎硬化症と、悪性高血圧症に合併する悪性腎硬化症がある。
- ●検査
    尿・血液・腎機能検査、超音波、CTなどが行われる。
- ●治療
    高血圧の治療や腎不全に対しては、透析が行われる。

⑥嚢胞腎
先天性の疾患で、無数の嚢胞ができ腎機能が障害される。臨床的には嚢胞自体よりも腎機能障害の方がしばしば問題になり、手術など腎臓への負担がかかる際には慎重に対応する必要がある。また、脳動脈瘤の合併も多くみられる。

- ●検査
    超音波、CT、MRIなどが行われる。
- ●治療
    嚢胞からの出血（血尿）には安静と輸液などの保存療法が、嚢胞への感染には抗菌剤投与が行われる。高血圧を伴う場合は降圧療法が、腎不全を来した場合には透析などが行われる。

（2）尿路

①尿路結石
尿路に結石を形成した状態で、嵌頓（かんとん）すると疝痛発作を起こす。
- ●検査
    尿・血液検査、超音波、単純X線、CTなどが行われる。
- ●治療
    排石促進剤・鎮痛剤・水分の投与により排石を促す治療が行われるが、結石破砕装置を用いた**体外衝撃波結石破砕術**（Extracorporeal Shock Wave Lithotripsy）などが行われる（図6-41）。

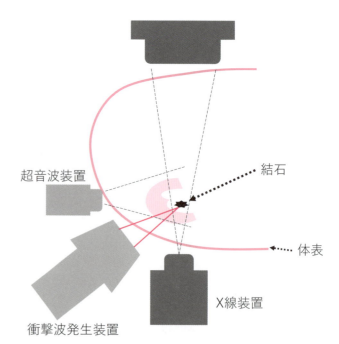

図6-41　体外衝撃波結石破砕術：X線装置や超音波装置を用いて結石の位置を特定し衝撃波を照射することで結石を破砕する。破砕された結石は尿と共に体外に排出される。

②水腎症

尿管や腎盂の出口が何らかの原因で狭窄すると、それより上部の尿管や腎盂が拡張してくる。先天性と後天性があるが、後天性としては、結石の嵌頓や尿管の腫瘍、尿管の外部からの圧迫などがある。胃がんの腹膜播種などで後腹膜が硬化した場合もこの状況が惹起され、継続すると腎実質は萎縮する。また、うっ滞した尿への**感染**を起こしやすくなる。

● 検査

超音波、CT、尿路造影などが行われる。

● 治療

原因により、手術や**尿管ステント**の留置（図6-42）などが行われる。不可逆性で高度の尿管狭窄（閉塞）に対しては、皮膚から腎盂に直接カテーテルを挿入して尿を体外に誘導する**腎ろうカテーテル**が留置される場合もある。

③膀胱がん

移行上皮由来の悪性腫瘍で、乳頭状に増殖する。

● 検査

尿検査、尿路造影、膀胱鏡（第Ⅲ章図3-57参照）などが行われる。

● 治療

筋層に達していないがんには**経尿道的膀胱腫瘍切除術**や抗がん剤の膀胱内注入などが選択され、筋層浸潤を認める場合は膀胱全摘＋尿路変更、抗がん剤の全身投与などが行われる。

④膀胱炎

主に大腸菌が起炎菌である膀胱の炎症で、排尿痛、残尿感、頻尿があり、発熱は少ない。女性に多い。

● 検査

尿検査、尿の細菌検査などが行われる。

● 治療

抗菌剤の投与が行われる。

⑤神経因性膀胱

膀胱を支配している神経の異常が原因となり排尿に障害が起きた状態で、排尿困難・残尿・膀胱内圧の上昇を起こす。骨盤内臓器に対する手術の際に、神経が損傷されて起こることもある。

● 検査

尿検査、X線、MRI、排尿後の超音波などが行われる。

● 治療

原因に対する治療、薬物療法、間欠的自己導尿などが行われる。

（臼杵尚志）

8節 男性生殖器

1 解剖

男性生殖器には**精巣、精巣上体、精管、精囊、前立腺、陰茎**などがある（図6-43）。

2 機能

精巣は**男性ホルモン（テストステロン）**を分泌し、2次性徴を発現、タンパク同化作用により筋・骨格を発達させる。

精巣内の精細管で形成された精子は、精管を経て、精囊・前立腺からの分泌物とともに尿道に移

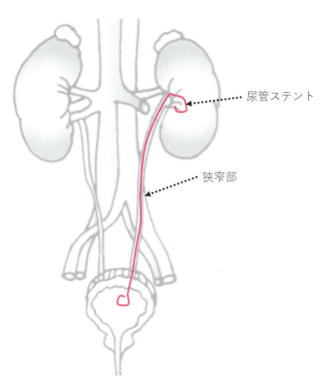

図6-42　尿管ステント：尿管狭窄による水腎に対してステント（両端に開口部を持つ）の両端が腎盂と膀胱内に位置するよう留置する。

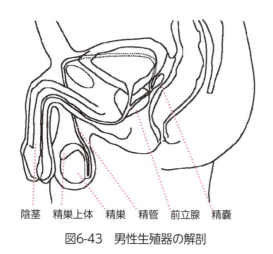

陰茎　精巣上体　精巣　精管　前立腺　精囊

図6-43　男性生殖器の解剖

送され、射精に至る。

3 男性生殖器の主な疾患と診断・治療

①停留精巣（停留睾丸）

胎生期には腹腔内にあった精巣は出生までに陰嚢内に下降するが、出生においても下降せず、停留している状態をいう。精子形成の障害や悪性腫瘍の発生原因となる。

●検査

理学的診断が中心だが、CTやMRI、超音波検査が行われることもある。

●治療

生後2歳までに陰嚢内に固定する手術が行われる。

②精巣腫瘍

大部分は精母細胞から発生する進行の早い悪性腫瘍である。比較的若年（20歳代後半から30歳代）に多く発症する。

●検査

血液検査、超音波などが行われる。針生検は行わない。

●治療

腫瘍の種類や病期により、高位精巣摘除術、抗がん剤投与、放射線療法などが行われる。

③前立腺肥大症

前立腺内側の腺組織・間質が過形成を起こした状態で、尿道の圧迫・狭窄から排尿困難・頻尿、時に尿閉を起こす。

●検査

尿検査、超音波、尿流量・残尿測定などが行われる。

●治療

薬物療法、各種の経尿道的治療が行われるが、肥大の程度によっては開腹術も選択される。

④前立腺がん

前立腺の外側から発生する腺がんで、腫瘍細胞は**前立腺特異抗原**（PSA：Prostate-Specific Antigen）を産生・分泌する。

●検査

PSA、PAP（Prostatic Acid Phosphatase）検査、針生検、CT、MRIなどが行われる。

●治療

手術、内分泌・化学・放射線療法などが行われる。本邦で**ロボット支援手術**（第Ⅳ章6節⑤⑧を参照）が最も多く実施されている疾患である。

（臼杵尚志）

9節 女性生殖器

1 解剖

女性生殖器には、内生殖器として卵巣、卵管、子宮、膣など、外生殖器（外陰部）として**大陰唇・小陰唇**などがある（図6-44、図6-45）。乳腺を生殖器に含める場合もある（乳腺については、本章16節を参照）。

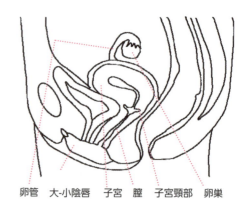

卵管　大・小陰唇　子宮　膣　子宮頸部　卵巣

図6-44　女性生殖器の解剖

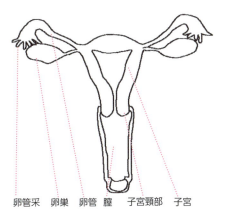

図6-45 女性生殖器の解剖（正面）

2 機能

① 卵巣

卵胞ホルモン（エストロゲン）を分泌し、これにより女性としての2次性徴が発現する。卵子が受精すると、黄体ホルモンが分泌される。

また、卵子を形成し、腹腔内に放出するが（排卵）、その後、卵子は卵管采から卵管に入る。

② 子宮

子宮は受精卵を養育する働きを持つ。その粘膜は、**性周期**に合わせて増殖・脱落という変化を繰り返している。卵子が受精しなければ、脱落した粘膜が体外に出るが、これが月経である。

一方、卵管内で卵子が受精すると、**受精卵は子宮内膜に着床する**。270日間、ここで養育された後に出産となる。

3 女性生殖器（産科・婦人科）の主な疾患と診断・治療

①卵巣腫瘍

卵巣腫瘍には非常に多くの種類があり、比較的症状が現れ難い。良性のものでは囊胞性の腫瘍が多く、時に茎捻転を起こして腹痛で受診する。悪性腫瘍としては卵巣原発の**卵巣がん**が挙げられるが、卵巣は他臓器のがんが転移しやすい臓器で、転移性の腫瘍も多い。胃がんから転移したものは**クルッケンベルグ腫瘍**と呼ばれる。

● 検査
　血液検査、超音波、CT、MRIなどが行われる。
● 治療
　卵巣囊腫の茎捻転に対しては、緊急手術が行われる。悪性腫瘍には手術、抗がん剤投与が行われる。

②子宮外妊娠

妊卵が子宮体部内膜以外の部位に着床することを指す。卵管への着床が多いが、前述のように卵子は腹腔内を通って卵管・子宮に至るため、腹膜に着床し、腹腔内出血で発症することもある。
● 検査
　妊娠検査、超音波、腹腔鏡などが行われる。
● 治療
　緊急開腹手術を必要とするが、腹腔鏡下手術の実施も増加している。

③胞状奇胎

受精卵から胎盤に分化する絨毛細胞が異常増殖し、水疱状になったもので、絨毛がんが発生する危険性を持つ。
● 検査
　超音波、絨毛から産生されるホルモン（hCG：human Chorionic Gonadotropin）の測定を行う。
● 治療
　子宮内容の除去を行うことが多い。その後の挙児希望がなければ、子宮全摘を行う。

④子宮筋腫

子宮筋層から発生する**平滑筋腫**で、時に貧血を伴う。膀胱の圧排により頻尿を来すこともある。
● 検査
　超音波、CT、MRIなどが行われる。
● 治療
　大きさ、症状、挙児希望の有無により、経過観察、筋腫核出術、子宮全摘が行われる。

⑤子宮頸がん

子宮頸部に発症する扁平上皮がんで、子宮がんの8割を占める。**ヒトパピローマウイルス**（HPV：Human Papilloma Virus）の関与が指摘されている。

医療機器安全実践必携ガイド「臨床医学編」

● 検査

細胞診、HPV検査、組織診などが行われる。

● 治療

病期、挙児希望の有無により、円錐切除術、子宮全摘、化学療法、放射線療法が行われる。

⑥子宮体がん

子宮内膜から発症するがんで、多く（80％）は腺がんである。未婚・未産の女性に多い。

● 検査

子宮内膜の組織診、CTなどが行われる。

● 治療

病期、挙児希望の有無により、ホルモン療法、子宮全摘、化学療法、放射線療法が行われる。

⑦乳房外パジェット病

外陰のびらんを伴った湿疹様の病変である。

● 検査

理学的診断の他、生検が行われる。

● 治療

広範囲切除術などが行われる。

⑧外陰がん

高齢者に多発する扁平上皮がんで、比較的まれな疾患である。

● 検査

理学的診断の他、生検が行われる。

● 治療

広範囲切除、抗がん剤投与、放射線などが行われる。

⑨外陰・膣の炎症

性感染症関連疾患（梅毒、ウイルスなど）などが原因となる。

● 検査

問診、理学的診断、細菌検査などにより判断される。

● 治療

抗菌剤投与が中心である。

⑩分娩時の異常

胎盤の異常などにより、経膣分娩が不可能、あるいは母体・胎児に生命の危険がある場合が

ある。

● 検査

胎児心音の聴取、超音波などが行われる。

● 治療

予定あるいは緊急で帝王切開が行われる。

（臼杵尚志）

10節 新生児

新生児とは生後4週までの児を指し、小児に含まれるが、出生時から形態・機能などの異常を認める場合があり、それを先天異常（先天性疾患）という。

1 新生児疾患、先天異常

新生児疾患の特性は小児の特性にも一致するが、出生時2,500g以下の低体重児や重度の心奇形を合併している場合には、直ちに循環・呼吸などの全身管理が必要となる。また、遺伝子疾患では多種の奇形を合併していることが多く、それぞれの特性を理解することが必要である。

（1）先天異常の要因

先天性の疾患には、形態の異状や代謝異常など非常に多種類の疾患が含まれる。原因としては染色体の異常や環境要因などがあり、ここではその主なものを挙げる。

①常染色体異常

・ダウン症候群：21番目の染色体が1つ多い21-トリゾミーである。扁平な顔貌、知的障害、先天性心疾患を合併することが多い。発症は1,000人当たり15人の頻度である。

②性染色体異常

・ターナー症候群：女性の性染色体「XX」のうち、一方の「X」が欠失しているか、構造が異状であるために起こる状態で、低身長、第二次性徴の欠如等の症状が現れる。

③環境に起因する先天異常

・風疹：妊娠初期に感染すると発症する。児が白内障、聴力障害、心奇形などを合併する。

・サリドマイド：妊婦が妊娠初期にサリドマイドを服用し胎児に副作用が起きた状況で、四肢の長骨が短いか欠失しており、アザラシ肢症と呼ばれる。

(2) 各臓器の先天異常

以下に、各臓器の先天異常を列記するが、主要なものは各臓器の項、あるいは次の小児の項に詳記する。

①循環器
・心房中隔欠損症・心室中隔欠損症・動脈管開存症などがある（参照：Ⅵ章4.循環器系）。

②消化器
・食道閉塞症は食道が途中で途切れている状態で、多くは気管との間に瘻孔を認める（本章6節 (3) 1を参照）。胆道閉鎖症は胆道の一部または全てが閉塞した状態で、出生時より黄疸を認める（本章6節3 (7) ①を参照）。鎖肛は肛門の形成が不良な状態で、直腸と膀胱や膣との間に瘻孔を認めることもある。肥厚性幽門狭窄・巨大結腸症については次項で述べる。

③頭蓋
・唇が割れている口唇裂・口蓋が裂けており口腔と鼻腔がつながっている口蓋裂、風疹、白内障などがある。

④泌尿器
・尿道下裂などがある（次項を参照）。

⑤腹壁
・腹壁の一部が欠損し、臍帯（へその緒）内に腸管が出た状態の臍帯ヘルニアなどがある。（鼠径部ヘルニアについては本章6節3 (9) ①を参照）

⑥横隔膜
・横隔膜ヘルニアなどがある（次項第11節を参照）。

● 検査

遺伝子検査、羊水出生前診断、エコーによる出生前診断、足底穿刺による血液採取などが行われる。

● 治療

外科的治療としてそれぞれの疾患に対して、機能的・形成的観点からさまざまな手術が行われる。先天性心疾患に対しては根治術、口唇・口蓋裂には形成術などが行われる。

（臼杵尚志）

11節　小児

小児は新生児（生後4週まで）、乳児（4週〜1歳）、幼児（1歳〜6歳）、児童（6歳以上）に分類される。小児は成人とは異なった種々の特徴を持っており、臓器機能も発達の途上で、年齢によりその度合いも異なっている。また、同じ年齢でも個人差が大きいことから、成人用の医療機器が必ずしもそのまま使用できない。例えば電気メスでは小児用の対極板が用意されており、その貼付の際にも大人とは別の注意が求められている。また、機器を単に小さくしただけは不十分な場合もあり、安全を考慮した、あるいは小児の心理に配慮した様々な工夫がなされている（図6-46）。

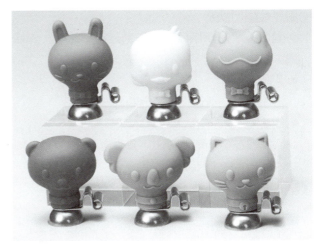

図6-46　心電図の小児用電極：小児がなじみやすいように動物を模るなどの工夫がなされている。

1 小児の疾患

小児は各臓器の機能が未熟で、さまざまな状況に対する反応が急激に変化するため、特性を十分理解しておく必要がある。また、小児では、検査の際に鎮静が必要で、検査であっても全身麻酔が

必要となることが多い。また、全ての手術に対して全身麻酔が必要で、術中管理には成人と違った細心の注意が必要である。

①横隔膜ヘルニア

腹腔内臓器が横隔膜を超えて胸腔内へ入った状態を指す（図6-47）。

- ●検査

    単純X線検査などが行われる。

- ●治療

    外科的な修復手術が行われる。

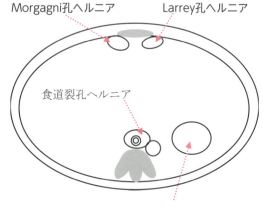

図6-47　横隔膜ヘルニア

②肥厚性幽門狭窄

幽門輪状筋が肥厚して通過障害を起こした状態を指す。

- ●検査

    超音波、造影検査が行われる。

- ●治療

    幽門部の筋肉を切開する手術が行われる。

③巨大結腸症（ヒルシュスプルング病）

結腸が巨大になった疾患で、肛門側狭小部の腸壁内神経叢の神経細胞の欠如が原因である。

- ●検査

    単純X線、直腸内圧測定、直腸の生検などが行われる。

- ●治療

    一時的人工肛門造設後、根治手術を行う。

④尿道下裂

外尿道口が亀頭先端に開いていない状態を指す。

- ●検査

    家族内発生では染色体・ホルモン検査などが行われる。

- ●治療

    形成手術などが行われる。

⑤腎腫瘍

腎芽腫（ウィルムス腫瘍）（本章7節③（1）④を参照）。

（臼杵尚志）

12節　皮膚

1 解剖

皮膚は**表皮、真皮、皮下組織**で構成され、毛細血管や知覚神経の神経終末は真皮に多く存在する。皮膚の付属器として毛、爪、皮脂腺、汗腺などがある（図6-48）。

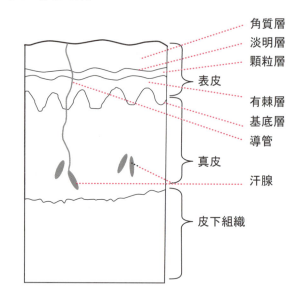

図6-48　皮膚の構造

2 機能

皮膚は生体のバリアとして水分の喪失を防ぎ、発汗や血管の収縮などにより**体温調節機能**を持つ。また、弱酸性で抗菌作用も有する。

3 皮膚の主な疾患と診断・治療

①アトピー性皮膚炎

表皮の異常に起因する湿疹・皮膚炎群の1疾患で、かゆみ、特徴的皮疹を呈し、慢性反復性の経過を持つ。

- **●検査**
  好酸球、IgEなどの血液検査などが行われる。
- **●治療**
  ステロイド、抗ヒスタミン剤の外用などが行われる。

②蕁麻疹

肥満細胞からのヒスタミン分泌による疾患で、灼熱感、かゆみを伴い出現消退を反復する膨疹を認める。

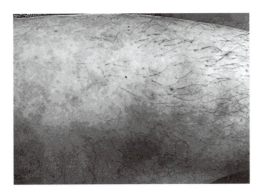

図6-49　蕁麻疹を発症した皮膚
（地図状の発赤と膨隆を認める）

- **●検査**
  血液検査での特異的IgEの測定などが行われる。
- **●治療**
  抗ヒスタミン剤の経口、外用などが行われる。

③白癬

真菌の一種である白癬菌による感染症である。

- **●検査**
  皮膚表面の落屑を顕微鏡で見て診断する。
- **●治療**
  抗真菌薬の外用、部位により内服薬を使用する。

④熱傷

火、高熱物質、低温物質、化学物質などによって起こる皮膚の損傷で、血管の透過性の亢進や炎症反応、浮腫、水疱から潰瘍へと進展する。熱傷の面積、重症度によって対応は異なる。顔面の熱傷ではしばしば気道熱傷を伴う。重度の場合は以下に示すような全身状態への影響がある。

```
深度　　：Ⅰ度（表皮）
　　　　：Ⅱ度（真皮浅層）
　　　　：Ⅱ度（真皮深層）
　　　　：Ⅲ度（皮下損傷）
```

［受傷時期による病態］
- 直後からは血管の透過性亢進による循環血漿量の低下があり、ショック（重症別）、組織の浮腫、炎症反応が起きる。
- 受傷48～72時間後に浮腫液が循環系へ戻り、血液量の増大、肺うっ血や心不全が起きる。
- 創閉鎖時期に創感染が起き、敗血症の危険性が高まる。

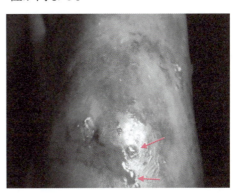

図6-50　Ⅱ度の熱傷（発赤・浮腫・水疱（→）を認める

- **●検査**
  緊急一般血液検査、胸部X-P、感染症検査などが行われる。
- **●治療**
  受傷時期によって異なる。急性期は局所の冷却、ショック対応、輸液療法が主で、気道熱傷がある場合は呼吸管理が必要である。感染対策も同時期に並行して行われる。浮腫などが高度になった場合は、皮膚・筋肉などの減張切開が必要となることもある。

⑤接触性皮膚炎

皮膚に触れたものが原因で起こる炎症や湿疹で、強い刺激や毒性を持つ物質に触れた時に発症する。特定の人がアレルギー反応を起こす物

質に触れた時などにも起きる。
- ●検査
原因物質を特定するためにパッチテストが行われる。
- ●治療
軟膏による処置等が行われるが、原因物質が特定されればその原因物質を回避することが重要である。

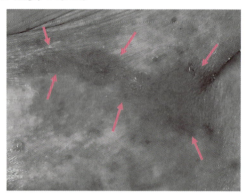

図6-51　テープによる接触性皮膚炎(→部に発赤を認める)

⑥悪性黒色腫
皮膚基底層のメラノサイトががん化した悪性腫瘍である。
- ●検査
視診で診断し、病理診が必要だが、一部の生検は禁忌である。
- ●治療
周囲を含めた全摘で、抗がん剤も用いられる。

⑦褥瘡（床ずれ）
寝たきりなどの状態において、体重で圧迫されている身体の一部分への血流が悪くなることで起きる。初期症状は皮膚の発赤であるが、進行すると潰瘍を来す。仰臥位の場合は仙骨部や踵など、横臥位では下になる側の腸骨部や大転子部などで起こり易い。何らかの理由により医療機器が長く同一部位を圧迫していたり、長時間手術の際に同じ部位に長く体圧がかかっていたりすることで発症する場合もある。
- ●検査
局所の診断は視診で行われるが、皮膚が受けている損傷の程度を判定することが大切である。同時に本症の経過には栄養状態や併存症の有無など全身の状態が大きく影響するた

め、それらを判定するための検査が行われる。
- ●予防
治療以上に予防が大切で、褥瘡が起こり易い部位に長時間の圧迫が続かないよう十分に注意する。頻回に体位変換を行う、クッション材を用いる、皮膚を清潔に保つなどの局所に対する対応と、栄養状態改善などの全身的な対処が行われる。
- ●治療
外用剤やドレッシング材（表6-3）などによる局所療法とともに栄養改善などの全身管理が行われる。感染を伴う場合や壊死組織がある場合、周囲の皮下が空洞のようになるポケット形成がある場合には外科的な処置が必要になる。時には有茎皮弁や筋皮弁を用いた手術が行われる場合もある（図6-52）。

(臼杵尚志)

表6-3　褥瘡に使用されるドレッシング材の機能と種類

機能	種類
創面の保護	ポリウレタンフィルム
創面の閉鎖と湿潤環境保持	ハイドロコロイド
乾燥した創の湿潤	ハイドロジェル
滲出液の吸収作用	ポリウレタンフォーム、アルギン酸塩 アルギン酸フォーム、ハイドロファイバー　など
感染抑制作用	銀含有ドレッシング材
疼痛の緩和	ハイドロコロイド、ハイドロファイバー キチン、ハイドロジェル　など

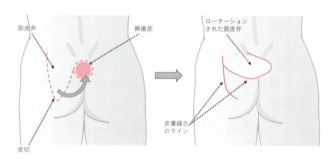

図6-52　褥瘡に対する筋皮弁の一例：左図の赤い点線のように皮膚を切開して褥瘡部周囲の傷んだ皮膚を切除した後、皮膚を皮膚の栄養血管が通っている深部の筋肉と共に、右図のようにローテーションすることで創を被覆する。

13節 運動器

1 解剖

（1）骨

人体を支え、内臓を保護する硬組織であり、成人は206個の骨で構成されている（図6-53）。

（2）筋肉

筋肉には骨格筋、心筋、平滑筋がある（表6-4）。

表6-4　筋肉の種類と特徴

	骨格筋	心筋	平滑筋
存在場所	骨格の周囲	心臓	内臓、血管壁
横紋	あり	あり	なし
支配神経	運動神経 （随意）	自律神経 （不随意）	自律神経 （不随意）

（3）関節

関節は、可動性の大きさと関節腔の有無によって、可動関節と不動関節に分けられる。可動関節は、関節軟骨（硝子軟骨）と関節包で構成されるが、恥骨結合や肩鎖関節には関節軟骨はなく、線維軟骨で緩く結合しているため、若干の動きを有するが、可動域は極端に少ない。

（4）軟部組織

骨格以外の非上皮組織（結合組織・筋肉・脂肪・血管）、中枢神経（脊髄）と末梢神経が含まれる。

2 機能

骨は人体を支え、カルシウムをリン酸カルシウムとして貯蔵しカルシウム代謝を担い、骨髄が造血の場を与えるという3つの機能を有している。関節は四肢に可動性と支持性を与え、筋肉は四肢運動の力源となる。神経は四肢随意運動の動きの方向や大きさを調整している。そのため、これらの筋・骨格系の組織、臓器を運動器と呼んでいる。

3 運動器の疾患と診断・治療

筋・骨格系の疾患は、主に神経内科・整形外科

等で治療される。神経内科は、糖尿病性末梢神経炎などの末梢神経疾患、パーキンソン病や脊髄小脳変性症、筋萎縮性側索硬化症（ALS：Amyotrophic Lateral Sclerosis）などの中枢神経疾患による運動器障害、筋疾患では進行性筋ジストロフィーなどの筋変性疾患を扱う。整形外科は、圧迫性神経障害、脊椎や関節の変性疾患、関節リウマチや感染症による炎症性疾患、痛風や骨粗鬆症、フェニルケトン尿症などの代謝異常、内反足などの先天奇形、骨形成不全症や軟骨無形成症などの遺伝子疾患、骨肉腫などの腫瘍を扱っている。高齢化に伴い、変性疾患症例数が増加している。

①進行性筋ジストロフィー

骨格筋の変性によって、筋萎縮を呈する遺伝性疾患で、遺伝子異常が原因である。

● 検査

遺伝子検査、筋電図、筋生検などがある。

● 治療

根治療法はなく、対症療法が行われる。

②筋緊張性ジストロフィー

常染色体顕性（優性）遺伝で進行性の筋強直・委縮がある。遺伝子異常が原因である。

● 検査

遺伝子検査、筋電図、心電図などがある。

● 治療

根治療法はなく、対症療法のみが行われる。

③重症筋無力症

抗アセチルコリン受容体抗体による自己免疫性疾患。しばしば、胸腺腫を合併する。

● 検査

血液検査、誘発筋電図などが行われる。

● 治療

コリンエステラーゼ阻害薬やステロイドの投与、胸腺摘出術などが行われる。

④骨祖鬆症

骨量が減少してもろくなった状態。アパタイトの不足による骨軟化症（くる病）とは異なる。老化、ステロイド剤の使用、エストロゲンの欠乏などによる。

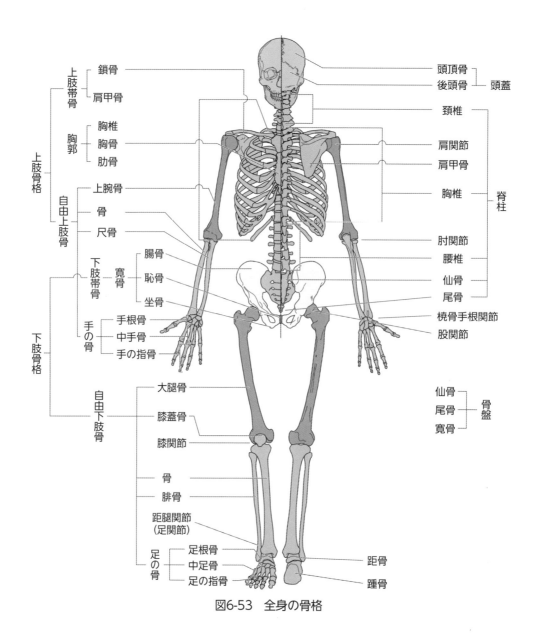

図6-53 全身の骨格

●検査
血液検査、エックス線を用いた**骨塩定量**（DEXA：Dual-Energy X-ray Absorptiometry）などによる骨塩定量検査が行われる。

●治療
性別などを考慮した薬物療法（ビタミンD、ビスフォスフォネート、合成副甲状腺ホルモン）が行われる。

⑤**特発性大腿骨頭壊死**
無菌での骨組織の壊死を指す。ステロイド剤使用やアルコール中毒などが原因で起こる。

●検査
単純X線、MRIなどが行われる。

●治療
保存療法、人工股関節全置換術などが行われる。

⑥**変形性関節症**
関節軟骨の磨耗や変性で、体重のかかるところに発症しやすく、加齢によるものが多い（図6-54）（図6-55）。

●検査
単純X線、MRI、関節鏡、関節液検査などが行われる。

●治療
薬物療法、装具装着や関節面の摩擦軽減と可動域の増加を目的に、人工関節全置換術が

行われる。

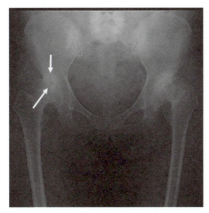

図6-54　変形性股関節症
X線像で関節裂隙の狭小化と大腿骨頭の扁平化がみられる

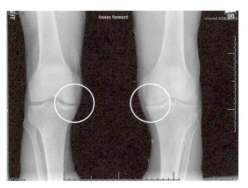

図6-55　変形性膝関節症
X線像で内側関節裂隙の狭小化がみられる
関節軟骨が菲薄化している

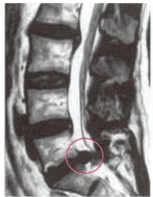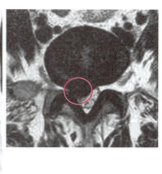

図6-56　腰椎椎間板ヘルニア
MRI画像矢状断で第5腰椎と第1仙椎間の椎間板の髄核が後方に突出し神経根を圧迫している

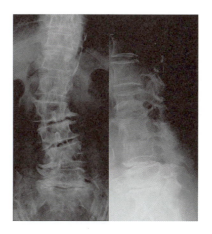

図6-57　変形性腰椎症
X線正面像（左）で変性側彎と骨棘を認め、側面像（右）では腰椎の正常な前彎が失われている

⑦椎間板ヘルニア

椎体間に繊維輪から髄核が出てきた状態で、神経根を圧迫して痛みが出る（図6-56）。

●検査

X線検査、MRIなどが行われる。

●治療

鎮痛剤の投与、神経ブロック、髄核摘出術、固定術、椎弓切除術などが行われる。

⑧腰部脊柱管狭窄症

加齢による脊柱管の変化である。前方からの椎間板の膨隆と、後方からの黄色靭帯の肥厚により脊柱管が狭くなり、間欠性跛行を呈する（図6-58）。

●検査

X線検査、MRIなどが行われる。

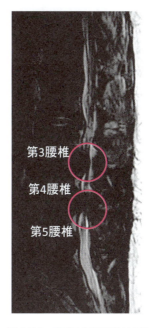

図6-58　腰部脊柱管狭窄症
MRI矢状断で多椎間に椎間板の膨隆と後方からの黄色靭帯の肥厚による圧迫を認める

- 治療
  鎮痛剤の投与、神経ブロック、除圧術、固定術などが行われる。

⑨ 関節リウマチ
関節の痛み・腫れを伴う自己免疫性疾患である（図6-59）。
- 検査
  血中の炎症反応、リウマチ因子の測定、単純X線、CT、MRIなどが行われる。
- 治療
  免疫調節薬や**分子標的治療薬**（炎症性サイトカインの抗体）が中心である。

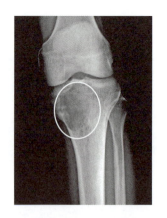

図6-60　転移性骨腫瘍
X線で左脛骨内側に骨透亮像がみられる腎がんの転移である

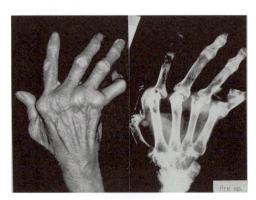

図6-59　関節リウマチ
リウマチの関節炎による典型的な変形

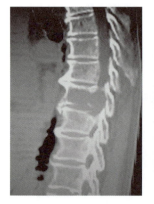 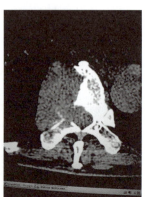

図6-61　転移性脊椎腫瘍
左はCTの再構築像、右はCTの横断像である。溶骨性病変による脊椎破壊がみられる。肝臓がんの転移である

⑩ 転移性骨腫瘍
他臓器原発の悪性腫瘍が血行性に転移したもので、病的骨折を起こす。骨腫瘍の中で最も頻度が高い（図6-60）（図6-61）。
- 検査
  単純X線、CT、MRI、シンチグラフィなどが行われる。
- 治療
  抗がん剤やビスフォスフォネート製剤の投与、除痛目的の放射線療法が中心で生活の質を改善させることを目的に、手術が行われることもある。

4 整形外科（運動器）領域における治療材料

治療材料はギプスなどの外固定材料、インプラント及び生体材料がある。体内埋め込み型の材料をインプラントと呼ぶ。インプラントの素材は金属やプラスティックであり、生体と親和性はあるが、置き換わることはない。一方、生体材料は人工骨など生体組織と置き換わる材料である。

（1）人工関節

人工関節手術は、関節変形などによる疼痛や機能障害を改善する目的で、インプラントによる関節再建を行う手術である。実際に使用されている人工関節は肩、肘、手指、股関節、膝関節、足関節、足趾であるが、中でも人工膝関節（図6-63）と人工股関節（図6-64）の手術が圧倒的に多い。

人工関節手術を行う手術室は感染のリスクを下げるためクリーンルーム（NASAクラス100または1,000）で行い、術者も特別なガウンやヘルメットを装着する。

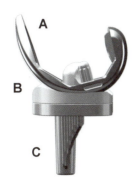

A：大腿骨コンポーネント（金属、コバルトクロム合金など）
B：脛骨インサート（ポリエチレン）
C：脛骨コンポーネント（チタン合金）

図6-63　人工膝関節、側面から見た図

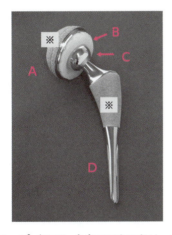

A：臼蓋金属カップ（チタン合金でできており、臼蓋に
　　プレスフィットさせスクリューで固定する）
B：臼蓋カップ（ポリエチレン）
C：骨頭ボール（チタン合金）
D：大腿骨ステム
※：ハイドロキシアパタイトコーティング部

図6-64　人工股関節

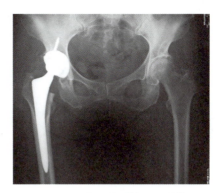

図6-65　人工股関節のX線像

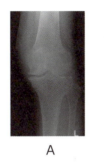 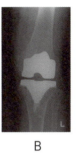 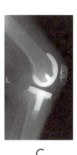

A　　　　　B　　　　　C

A：術前X線
B：人工関節正面像
C：人工関節側面像

図6-66　変形性膝関節症に対する人工膝関節手術

術後は、翌日から歩行練習を開始し、人工股関節、人工膝関節ともに2週間程度で退院可能である。術後のX線画像を図6-65、図6-66で示す。

人工関節は種類が多く標準化されていないため、手術器具も統一されておらず、貸し出し器械（LI）に頼っているのが現状である。LIは洗浄、滅菌が問題となっている。

インプラントを使用する手術では、ドリル、リーマー、オシレーターなど様々なパワーツールを使用する。これらは動力源が機種により異なり、パワーツールの構造がそれぞれ異なるため、使用する際、洗浄、滅菌の際には、取扱説明書を確認あるいはメーカに確認して適切に扱う必要がある。

（2）脊椎インプラント

種々の原因で脊髄や神経根が圧迫を受けると、麻痺、四肢のしびれ、痛みを引き起こすため、神経の除圧が必要となる。また、脊椎の不安定性により神経の障害や腰痛を来す場合は、脊椎の可動性を犠牲にして脊椎を固定する必要がある（図6-67）。材質はほとんどチタン合金である。ケージではカーボンのものもある。

インプラントには極めて多くの種類があり、脊椎インプラントも標準化がなされておらず、手術器械が統一できないため、術者も看護師も器械の扱いに習熟するために時間を要し、人工関節同様LIの洗浄滅菌の問題もクローズアップされている。

5 生体材料の代表としての人工骨

人工骨は骨のミネラル成分と近似しており、骨に置き換わるβ-TCP（β-3リン酸カルシウム）と、親和性はあるが置換されないハイドロキシアパタ

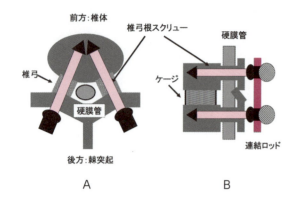

A 水平断の模式図。後方から脊椎の椎弓を展開し、X線透視下、または、ナビゲーションを用いて椎弓内に椎弓根スクリューを刺入する。スクリューは脊椎に強固に固定される。

B 矢状断の模式図。後方、または、前方から椎間板を切除してケージで固定し、さらに椎弓根スクリュー同士をロッドで連結する。固定が強固のため、早期に離床できる。

図6-67 椎弓根スクリュー

イト（HA：Hydroxy Apatite）がある。強度や形状に多くのバリエーションがある。

（小久保安朗）

14節 外傷・異物

1 外傷

外傷には、打撲傷（打撲創ではない）、切創・挫創（圧座された開放創）・挫滅創（一部皮膚や軟部組織の壊死を伴う開放創）、頭部外傷（頭蓋骨骨折・脳挫傷・脳内出血）、胸部外傷（心破裂・心タンポナーデ・肋骨骨折・血胸・肺挫傷・刺創）、腹部外傷（肝破裂・消化管穿孔）、骨折などがある。臓器や骨に達する開放創は重篤な感染の原因となるため、緊急の処置が必要となる。また、動脈損傷、臓器破裂、心タンポナーデ、脳損傷を伴う頭部外傷、多発外傷、骨盤外傷、開放骨折などは、緊急の手術や処置が必要となる事が多い。これらは生命維持が困難となる場合も多く、輸血や全身的サポートが必要となる。

● 検査

X線、全身CT、エコー検査、頭部MRI、血液検体検査、血液ガス検査

● 治療

動脈損傷は動脈吻合手術、臓器破裂は手術による止血、頭部外傷は薬物療法や手術による血腫の除去が行われる。開放骨折では出血と疼痛軽減のため、整復・固定術が行われるが、感染防止のため、軟部組織の修復も行われる。

骨折の手術治療では、様々なインプラントが用いられるが、プレートと髄内釘（ずいないてい）がその代表である（図6-68、同69、同70）。

プレートおよび髄内釘の材質は、かつてはステンレス製が主流であったが、近年はチタン合金製が多い。チタン製のインプラントは、

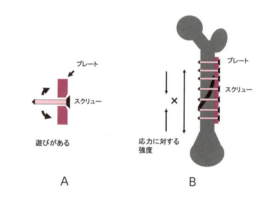

A: スクリューとプレートの間には遊びがあり固定されていない。

B: プレートは、曲げの応力に対して抵抗する。プレートはスクリューで骨に押し付けられ、骨折部が曲がろうとする力には対応するが、骨折部が伸び縮みする力には抵抗できない。

図6-68 古典的なプレート

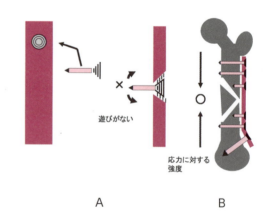

A: スクリューヘッドとプレートのスクリューホールの両方に溝が切ってあるため、スクリューはプレートに固定される。

B: 骨に打ち込んだスクリューをプレートが支える構造のため、プレートは骨に接していなくともよい。短縮する力に抵抗できるため、粉砕骨折に有用である。

図6-69 ロッキングプレート

第Ⅵ章　臓器と疾患

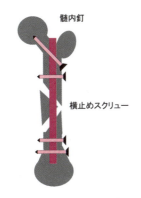

骨髄内に直接円筒形のロッドを打ち込み、上下にスクリューを貫通させる。ロッドの刺入は大腿骨近位部から行うため、切開は数センチでよい。

図6-70　髄内釘

ステンレス製のインプラントに比べMRI撮影時のハレーションが少なく、磁力による発熱量が少ないといった利点がある。プレートの種類やサイズは非常に多いため、本邦では挿入器械はLIとなることが多く、それらの器械の洗浄・滅菌などの管理が問題となっている。

2 異物

異物は感染の原因となり、異物反応（炎症）を引き起こす。異物の材質、形状や位置によっては、重要臓器に損傷を与えて生命に影響を及ぼす場合もある。遺残物の種類としては、消化管や気管に迷入した異物や、外傷、手術操作などによる医原性の異物が挙げられる。医原性のものでは、カテーテル操作機器の折損による異物、手術器具やガーゼの置き忘れ、鋼線の折損による迷入などが挙げられる。

異物を除去するための手段として、内視鏡（食道異物など）や気管支鏡（気管支異物）による摘出術が行われる。医原性の体内遺残物は手術による摘出術が必要となることもある。

（小久保安朗）

15節　内分泌系

1 解剖

ホルモン（以下Hとする）を分泌する部位は、下垂体（成長H、甲状腺刺激Hなど）、視床下部（成長H、放出H、甲状腺刺激H、放出Hなど）、松果体（メラトニン）、甲状腺（サイロキシンなど）、副甲状腺（パラソルモン）、心臓（心房性Na利尿H）、膵臓（インスリンなど）、消化管（消化管H）、副腎（電解質コルチコイド、アドレナリンなど）、腎臓（レニンなど）、卵巣（エストロゲンなど）、精巣（アンドロゲン）、胎盤（ゴナドトロピン）などがある。

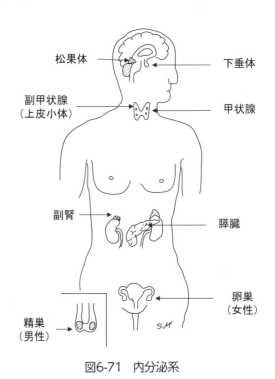

図6-71　内分泌系

2 機能

ホルモンは血管系を通じて標的細胞へ運搬されて作用を発揮するが、反対に標的細胞で産生されたホルモンが上位の内分泌細胞に作用して産生調節を行う**ネガティブフィードバック**機構も働く。フィードバックの範囲を超えると機能亢進、反対に欠乏すると機能低下を起こす。

3 内分泌系の疾患

内分泌系の疾患は各種のホルモンを測定し、異常に対してホルモン値の調節を行う。また、腫瘍病変に対しては外科的治療も行うことがある。

— 195 —

（1）下垂体腫瘍

①巨人症や末端肥大症

成長ホルモン（GH）の産生細胞の腺腫が原因。機能亢進を呈する。

②クッシング病

下垂体腺腫から副腎皮質刺激ホルモン（ACTH）が過剰分泌し、それが副腎皮質の過形成によるコーチゾールの過剰分泌をもたらした結果、機能亢進を呈する。

● 検査

GHやACTHの定量、頭部X線写真撮影、CT、MRIなどが行われる。

● 治療

産生されるホルモンにより、薬物療法や摘出術が行われる。

（2）下垂体機能の障害

①小人症

GH産生細胞やGH受容体異常により機能低下を来し、成長異常を呈する。

②中枢性尿崩症

視索上核や下垂体後葉経路の障害により抗利尿ホルモンが欠乏し、機能低下を起こす。多飲・多尿が症状の特徴である。

● 検査

GHや抗利尿ホルモンの定量、MRIなどが行われる。

● 治療

主に不足ホルモンの補充療法が行われる。

（3）甲状腺機能亢進症

甲状腺ホルモンの過剰分泌による。バセドウ病は自己免疫疾患で、甲状腺刺激ホルモンレセプタに対する異常な自己抗体により甲状腺ホルモンが上昇する。ホルモン産生腫瘍が原因の場合もある。

● 検査

甲状腺ホルモン、甲状腺刺激ホルモン、自己抗体の測定、超音波検査、CTなどが行われる。

● 治療

抗甲状腺薬の投与や手術が行われる。

（4）甲状腺機能低下症

甲状腺の慢性炎症である橋本病（自己免疫）などが原因でホルモン産生能が低下した状態。進行すると、全身に浮腫が出現する粘液水腫を来す。

● 検査

甲状腺ホルモン、甲状腺刺激ホルモン、自己抗体の測定などが行われる。

● 治療

甲状腺ホルモン剤の投与が行われる。

（5）甲状腺がん

組織型で分類すると、乳頭がんはリンパ行性、濾胞がんは血行性の転移を起こしやすい。髄様がんはカルシトニンを産生する。日本では低悪性度が多い。

● 検査

超音波検査、CT、シンチグラフィが行われる。

● 治療

葉切除や全摘＋リンパ節郭清術、放射線治療（内照射）、ホルモン療法が行われる。

（6）副甲状腺機能亢進症

発症原因には腫瘍などの原発性、透析中などの二次性がある。

● 検査

血液生化学検査、副甲状腺ホルモンの測定、CT、頚部超音波検査などが行われる。

● 治療

血液中のカルシウム濃度のコントロール、摘出術が行われる。過形成では、全腺切除+移植術が行われる。

（7）副甲状腺機能低下症

副甲状腺ホルモンの分泌や作用低下により、低カルシウム血症を来す。

● 検査

血液生化学検査、副甲状腺ホルモンの測定を行う。

第Ⅵ章 臓器と疾患

- 治療

　血液中のカルシウム濃度のコントロールが行われる。

(8) 原発性アルドステロン症

副腎皮質からアルドステロンが過剰に分泌されると起きる。ナトリウム貯留により高血圧を呈し、カリウム喪失によって筋力低下を起こす。

- 検査

　血液生化学検査、CT、超音波検査が行われる。

- 治療

　患側副腎摘除、抗アルドステロン薬投与、降圧剤の投与が行われる。

(9) クッシング症候群

副腎皮質の腺腫や下垂体腺腫を原因としたコルチゾールの過剰、異所性腫瘍により起きる。

- 検査

　血液生化学検査、コルチゾール、下垂体ホルモン測定、CT、シンチグラフィなどを行う。

- 治療

　原因により、副腎摘除、下垂体腫瘍摘除、異所性腫瘍の摘除などを行う。下垂体腫瘍摘除では鼻からの経蝶形骨洞手術（ハーデイー手術）があり、顕微鏡に加えて内視鏡を利用した手術も行われている。

(10) 褐色細胞腫

副腎髄質細胞からのカテコールアミンの過剰分泌が起き、発作性の高血圧を起こす（図6-72）。

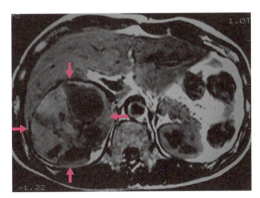

図6-72　右副腎に発生した褐色細胞腫（MRI）

- 検査

　血中・尿中のカテコールアミン測定、負荷試験、超音波検査、CT、MRI、シンチグラフィなどが行われる。

- 治療

　腫瘍摘出手術が第一選択である。

(11) アジソン病

自己免疫による特発性副腎皮質萎縮が原因で副腎皮質機能が低下し、低血圧、低血糖などを呈す。

- 検査

　血中・尿中ホルモンの測定などが行われる。

- 治療

　ステロイドの補充療法が行われる。

(12) 糖尿病

血中のブドウ糖濃度を調節するホルモンの異常で、血糖値が異常に増加した状態である。1型は自己免疫性疾患の1つで、膵臓のβ細胞が死滅するために発症する。一方、2型糖尿病は、遺伝的な要因に運動不足や過食などの生活習慣が加わって発症する。糖尿病患者の95%以上が2型といわれ、中高年に多く発症する。2型は、インスリンは分泌されているものの、働きが悪くて血糖値が下がらない（インスリン抵抗性）場合や、分泌そのものが減っている（インスリン分泌低下）場合がある。

- 検査

　血糖値、ヘモグロビンA1c（HbA1c）、自己抗体の測定、糖負荷試験などが行われる。血糖自己測定は、血糖値を下げるインスリン自己注射の患者や妊婦が家庭で測定し、その結果を記録し主治医と治療方針を決定する際の重要なデータとなる。

- 治療

　1型はインスリン投与が中心である（第6章19節を参照）。2型の場合はまずは運動療法や食事療法による治療が優先されるが、高血糖が改善できないときは、薬やインスリン注射による治療を行う。

（平田　哲）

16節 乳腺

1 解剖

乳腺には乳腺小葉と乳管があり、乳管は合流して乳頭に達する。支持組織、周囲の脂肪及び皮膚とともに乳房を形成する。乳腺小葉と乳管から発生した乳がんは、しこりを形成し、皮膚に対しえくぼ症状、潰瘍形成を作ったり、乳管内からは血性異常分泌を起こしたりする。

2 機能

女性では出産に伴い乳腺小葉で乳汁が作られ、乳管を通って乳頭から分泌される。

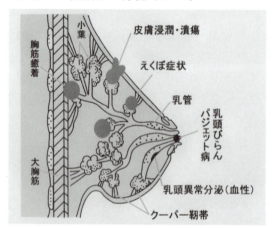

図6-73　乳がんの組織学的発生部位と症状

3 乳腺疾患

乳腺疾患は主に乳腺外科において診断・治療がされる。

①乳腺症

ホルモンバランスの失調等に起因する乳腺組織の増殖性反応をいう。

● 検査

触診、マンモグラフィ（乳房X線撮影）、超音波検査などがある。

● 治療

治療対象にならない。経過観察は必要である。

②乳がん

導管由来の乳管がん、小葉由来の小葉がんなどがあり、大部分は腺がん。乳房外側上部が好発部位である（図6-74）。

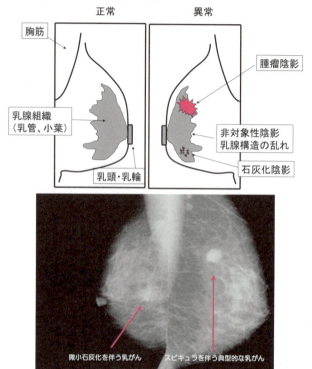

図6-74　マンモグラフィ画像

● 検査

視触診、マンモグラフィ、超音波、MRI、乳管造影、細胞診、組織診などがある。**マンモグラフィの検査**では乳房を2枚の板で挟み薄く伸ばした状態でX線撮影を行う検査で、乳がんの早期発見に欠かすことのできない、有効な画像診断の1つであり、しこりや石灰化像等を診断に活用する（図6-75）。ただし、豊胸手術をしている方やペースメーカーを使っている方は検査で乳房を挟んだ際にシリコンパッドやペースメーカーリードなどが破損したり、ずれたりする可能性があり、撮影に関しては専門医と相談する必要がある。

乳腺の超音波検査は乳房に超音波を当て、その反射波を画像に映し出すことで乳房内部の状態を知ることができる。乳房内の病変の有無、しこりの大きさ、腋窩リンパ節への転移の有無などを調べる。表在の組織を見る場合の超音波プローブは周波数が高いほど分解能は向上するが、診断距離は短くなって深部の観

第Ⅵ章　臓器と疾患

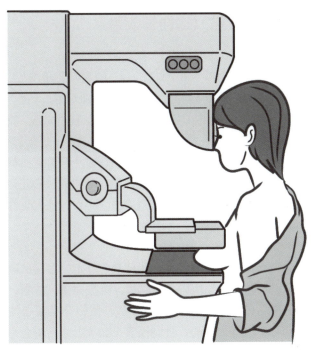

図6-75　マンモグラフィ検査

察が困難になる。したがって、乳腺のような表在組織は高周波プローブ（図6-76）、腹部など深部組織は低周波プローブで観察する。

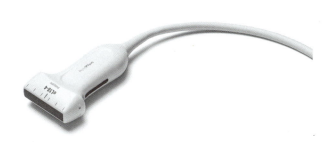

図6-76　高周波プローブ

乳腺MRI検査は、乳腺専用コイルが出現し、高分解能の画像が得られるようになり、超音波とマンモグラフィよりも感度がよく腫瘍の存在、大きさや広がりを正確に把握することができる。造影剤を用い検査する。造影剤アレルギーや喘息の方はリスクがあり、強い磁石の中で検査を行うのでペースメーカーを装着されている方、脳動脈瘤クリップ等、体内に金属を埋め込んでいる方・妊娠中の方は、検査が出来ない場合もあり専門家と相談が必要である。

精密検査では病変部の**細胞診**（図6-77）や**組織診**（図6-78）をおこなう。細胞診は採血で使う針で陰圧をかけて細胞を吸い出し、組織診では局所麻酔をして細胞診より太い針で病変部の組織を取り出し、病変部についてより多くの情報が得られる。

●治療

病期、部位により、乳房切除術、乳房温存術などに、センチネルリンパ節生検やリンパ節郭清を組み合わせて行う。その他、ホルモン療法、放射線療法、化学療法を多様に組み合わせて治療される。

（平田　哲）

〈写真提供〉
図6-76：株式会社フィリップス・ジャパン

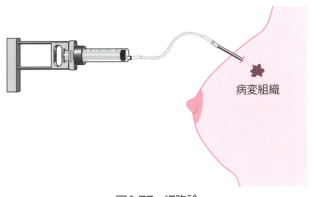

図6-77　細胞診

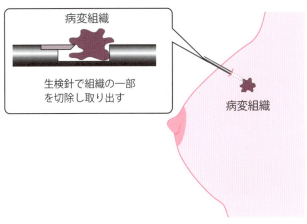

図6-78　組織診

医療機器安全実践必携ガイド「臨床医学編」

17節 造血器

1 解剖

造血器官として、骨髄、脾臓、胸腺、リンパ節がある。なお、胎生期には骨髄以外の組織（肝臓・脾臓など）で造血が行われるが、成人では骨髄が造血器官となる。成人で、何らかの病的状態において骨髄以外で造血が営まれることを、髄外造血という。

2 機能

①骨髄

造血を担う主臓器である。赤血球、白血球、血小板の3系統全ての血球は、造血幹細胞に由来し、骨髄において産生される。また、血球産生を支持する間質細胞も存在する。造血機能を有している骨髄は赤色を呈するために赤色骨髄、造血機能を喪失して脂肪化している骨髄は黄色を呈するために黄色骨髄と称する。加齢とともに、赤色骨髄は黄色骨髄に置き換わっていく。

重大な血液疾患が疑われる時など、厳格な適応のもと、骨髄検査が実施される。目的に応じて、骨髄穿刺針・骨髄生検針が使い分けられる。

②脾臓

骨髄で造血が始まるまでの胎生期には、造血能を有する。生後は、むしろ、寿命を迎えた血球、特に赤血球の破壊・処理を行う。ただ、生後も、骨髄の造血能が抑制されている状況下では、造血がなされる。他に、血球の貯蔵や免疫機能も有する。

③胸腺

胸腔の中、胸骨の後ろに存在する。（一次）リンパ器官として、細胞性免疫に関わるT細胞の分化、成熟に関与する。

④リンパ組織

全身のリンパ管系の途中に存在する米粒大から大豆大の扁平な組織で、（二次）リンパ器官として、免疫応答に関与する。

3 血液疾患（造血器疾患）

①貧血

赤血球の中のヘモグロビンは、酸素の運搬役としての役割を果たす。したがって、赤血球もしくはヘモグロビンの産生障害により、貧血が発生する。貧血の原因として、鉄欠乏（鉄欠乏性貧血）、ビタミンB12や葉酸の不足（巨赤芽球性貧血）、骨髄造血機能の低下（再生不良性貧血）、赤血球の破壊の亢進（溶血性貧血）など種々のものがあるが、鉄欠乏性貧血が最も高頻度に認められる。

● 検査

貧血の存在自体は、血球数の算定で容易に確認できる。原因の確定には、医療面接、診察、さらには他の検査結果などの情報を必要とする。精査のため、骨髄検査を必要とする場合もある。また、鉄欠乏性貧血の場合は、出血の原因を探るため、消化管の検査を行うこともある。

● 治療

原因に対する治療が中心となる。例えば、鉄欠乏性貧血であれば、鉄を補充する。緊急的に輸血が必要な場合もある。

②白血病

造血細胞の悪性腫瘍である。血球としての分化・成熟能を失った幼若な細胞が増加する急性白血病と、分化・成熟し、ほぼ正常な形態を有する細胞が増殖する慢性白血病に分けられる。また、大きく骨髄性とリンパ性に分けられる。異常な白血病細胞が増え、各臓器に浸潤する症状と、正常な白血球・赤血球・血小板の産生が障害され、減少することによる症状が生じる。実際の診療においては、どのようなタイプの白血病かを見極める必要がある（図6-79）。

● 検査

血液検査、骨髄検査が診断の中心である。白血病の発症・進展と遺伝子変異は関係が深く、白血病の診療において、遺伝子検査も重要である。

● 治療

抗がん剤投与（化学療法）、骨髄移植などの造血幹細胞移植などが中心である。治療の進歩は目覚ましく、もはや不治の病ではない。

— 200 —

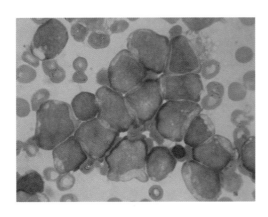

図6-79　顕微鏡で見た急性白血病細胞の集団

③骨髄異形成症候群

骨髄機能の異常により、正常血球が産生できず、末梢の血球が減少する状態である。急性白血病に移行する場合もあり、**前白血病状態**といえる。

● 検査

血液検査、骨髄検査を中心として診断がなされる。詳細な分類・評価のため、染色体検査等も施行される。

● 治療

病状により、つまり、リスク評価の結果に基づき、治療が行われる。新しい薬剤も導入されているが、根治療法としては、造血幹細胞移植が行われる。

④多発性骨髄腫

骨髄内の形質細胞が腫瘍性に増殖するもので、高齢者に多い。したがって、骨の病変が顕著になることが多い。異常な γ グロブリン（M 蛋白）が著増し、血液が粘稠になる。

● 検査

血液検査、血中・尿中異常蛋白などの存在で疑われ、骨髄検査における異常な形質細胞の増加により診断される。単純X線、骨シンチグラフィ、CTなどの画像検査も行われる。

● 治療

抗がん剤による治療（化学療法）が中心であるが、治療成績の向上が目覚ましい。また、適応があれば、自家造血幹細胞移植も行われる。

⑤悪性リンパ腫

全身に発症し得るリンパ系組織の悪性腫瘍が悪性リンパ腫である。ホジキンリンパ腫と非ホジキンリンパ腫に大別され、さらに、細分類される（図6-80）。

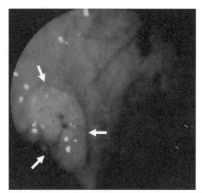

図6-80　胃壁に発生した悪性リンパ腫（胃内視鏡検査）

● 検査

血液検査、CTなどの画像検査などが施行される。消化管では、内視鏡検査が施行される。最終的には、生検により確定診断がなされる。

● 治療

抗がん剤による治療（化学療法）、放射線療法などが施行される。造血幹細胞移植も適応を選んで行われる。

⑥血小板減少症

血小板は止血の要となる細胞であり、血小板減少が起きると、出血傾向が生じる。種々の原因があるが、これを明らかにすることが重要である。

● 検査

血液検査を行えば、血小板減少の存在はすぐに確認できる。その原因究明のために種々の検査が施行され得るが、大筋として、骨髄での産生低下か末梢での消費・破壊亢進かを鑑別することが重要である。そのためには骨髄検査が有用であるが、適応を厳密に吟味する必要がある。

● 治療

原因に対する治療が中心となる。緊急的に血小板輸血が必要な場合もある。

（矢冨　裕）

18節 自己免疫性疾患

①全身性エリテマトーデス

種々の自己抗体により、全身の炎症性多臓器障害が生じる代表的自己免疫性疾患が**全身性エリテマトーデス**である。頬から鼻の**蝶形紅斑**を特徴とする。女性に多く、腎、中枢神経の症状とともに、関節炎・筋炎・胸膜炎なども合併し得る。

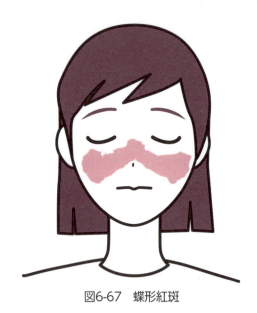

図6-67　蝶形紅斑

- ●検査

  血液検査、特に抗核抗体の検出が重要である。尿検査、さらには、画像検査も施行される。

- ●治療

  副腎皮質ステロイドを中心とした免疫抑制療法が主であるが、最近、新しい治療薬も導入されている。

②多発性筋炎・皮膚筋炎

多発性筋炎とは、筋肉が炎症により障害を受けた状態のことで、特徴的な皮膚症状がある場合は、**皮膚筋炎**と呼ばれる。筋肉・皮膚以外にも肺・関節に病変が起き得る。また、特に皮膚筋炎では悪性腫瘍の合併例が多い。

- ●検査

  血液検査における、筋由来の酵素の上昇、特徴的な自己抗体の検出が重要である。筋電図、筋生検も筋病変の評価に施行される。

- ●治療

  副腎皮質ステロイドを中心とした免疫抑制療法が主である。

③シェーグレン症候群

涙腺・唾液腺からの涙・唾液の分泌が障害される。他にも、腺外症状として、関節、腎臓、皮膚、筋、肺、消化管などに種々の症状を認める。

- ●検査

  血液検査、特に、特徴的な自己抗体の検出が有用である。眼・口腔の乾燥を測定する検査も施行される。

- ●治療

  人工唾液、含嗽剤の使用、合併症対策など。腺外症状に対して、副腎皮質ステロイドを中心とした免疫抑制療法が行われることもある。

④関節リウマチ

（本章13節③⑨を参照）

（矢冨　裕）

19節 代謝性疾患

①糖尿病

血中のブドウ糖濃度を調節する機構の異常で、血糖値が異常に増加した状態。血糖値を調節するホルモンである**インスリン**の作用不足が中心的に関係している。1型糖尿病では、膵臓のβ細胞からのインスリン分泌が低下する。その一方、2型糖尿病では、膵臓のβ細胞からのインスリン分泌低下とともに、インスリンに対する感受性が低下し、筋肉、脂肪組織などへのブドウ糖の取り込み能が低下する（インスリン抵抗性の増大）。2型糖尿病は体質（遺伝的要因）と生活習慣（肥満など）が関係し合って発症する生活習慣病で、我が国では糖尿病全体の大部分を占める。なお、糖尿病では、**細小血管障害**と呼ばれる3つの合併症（神経障害、網膜症、腎症）が特徴的であり、予後を大きく規定する。

- ●検査

  血液検査、特に**血糖値、ヘモグロビンA1c**

（HbA1c)の測定、糖負荷試験などが行われる。また、合併症の診断のために種々の検査が施行される。

●治療

重症度により、食事療法・運動療法、経口血糖降下剤、インスリン投与などが行われる。薬物療法は大きく進歩しているが、非薬物療法は非常に重要である。
（1型については第6章15節3項（12）を参照）

②脂質異常症

血中脂質の過剰・不足状態を指す。特に、動脈硬化・心血管リスクと相関する高LDL（悪玉）コレステロール血症が重要である。

●検査

血液検査、特に総／HDL／LDLコレステロール、中性脂肪、さらには、関連するリポ蛋白質の測定が重要である。

●治療

患者の生活に合わせた食事・運動療法、薬物療法が施行される。薬物の進歩が目覚ましい。

③高尿酸血症

血中の尿酸が高い状態で、体内に蓄積すると結晶化し、関節に析出すると痛風発作を起こす。また、尿路結石、腎障害も起こす。男性に多い。

●検査

血液検査での尿酸値の測定などが行われる。

●治療

食事療法、薬物療法により、血清尿酸値をコントロールする。痛風発作に対しては抗炎症薬を投与する。

（矢冨　裕）

20節 精神疾患・精神障害

精神科・心療内科において診療される。その治療に関しては第Ⅳ章8節を参照のこと。

①器質性精神障害

脳そのものの器質的な病変により生じる精神障害で、意識障害と認知症が主な症状である。

脳に障害をもたらす疾患全てが当てはまり、非常に多くの原因が存在する。

●検査

脳波検査、CT、MRI検査などが行われるが、原因疾患により、追加される。

●治療

原因疾患の治療が基本となる。例えば、脳腫瘍であれば手術、放射線療法、化学療法などである。

②精神作用物質による障害

アルコール、大麻、コカイン、カフェイン、覚せい剤、鎮静薬などの使用による精神及び行動の障害を指す。アルコール依存症、薬物中毒などが含まれる。

●検査

意識、感情に関するスクリーニングテストなどがあり、原因物質に関連する検査を行うこともある。

●治療

入院による原因物質からの隔離などが行われる。

③統合失調症

妄想や幻覚などで特徴づけられる陽性症状と無表情、感情鈍麻、活動低下などの陰性症状を来す精神障害であり、病因は完全には明らかになっていない。

●検査

血液検査やCT、MRI、SPECTなどの脳画像検査が施行され得るが、診断に決定的なものはない。

●治療

抗精神病薬を中心とする薬物療法、心理社会的治療などが行われる。

④感情障害

感情（気分）に関する障害を呈する精神障害の一群である。うつ病や双極性障害など広範囲なものが含まれる。

●治療

薬物療法、精神療法、行動療法などが行われる。

医療機器安全実践必携ガイド「臨床医学編」

⑤神経症性障害

心因から発症すると考えられる精神障害の総称で、恐怖や不安、ストレスなどによって引き起こされる。恐怖症、強迫症、パニック障害、ストレス障害などがある。

● 治療

薬物療法、認知行動療法などが行われる。

⑥生理的障害

摂食障害と睡眠障害が重要である。前者は神経性無食欲症（拒食症）と神経性大食症（過食症）に大別され、後者では不眠症が最も多いが、逆の過眠症、ナルコレプシーもある。

● 検査

診断に特異的な検査は少ないが、血液検査・尿検査で病状を知る。

● 治療

要因となる環境などの除去、薬物療法などが行われる。

⑦認知症

生後いったん正常に発達した精神機能が、後天的な脳の障害により低下し、日常生活・社会生活に支障が生じた状態のことである。認知症の原因には多くのものがあるが、アルツハイマー型認知症、脳血管型認知症、レビー小体型認知症、前頭側頭型認知症が主なものである。

● 検査

神経心理学的検査が主である。鑑別診断のために、脳波、画像検査、血液検査なども施行される。

● 治療

慢性硬膜下血腫に対する手術などにより、一部のものは治せるが、大部分のものに関しては、薬物療法、認知療法などが行われるも、決定的な治療法はない。

（矢冨　裕）

21節 感染症

1 感染症とは

感染とは病原体が体内へ侵入し定着や増殖をすることであり、増殖等への反応の結果、症状が発現した状態を感染症という。感染から発症までの期間を潜伏期という。

（1）感染経路

感染はどこから（感染源）、どのような経路（感染経路）で、どの場所から侵入したか（侵入門戸）を知ることで防御策を立てることができる。感染源としては食品・飲料、節足動物、動物、ヒトの4つがある。食品・飲料は口にすることで、消化管粘膜に定着したり、粘膜から血中へ侵入したりして感染する（経口感染）。病原体を媒介する節足動物（蚊やノミ、ダニ）はベクターと呼ばれており、病原体を保有している動物（リザーバー）を刺したりしたベクターがヒトを刺したりして皮膚から浸入することがある（経皮感染）。また、ヒトと動物の両方で感染症が見られる人獣共通感染症があり、噛まれたり、動物に触れたり、排泄物に接触したりして感染する（経皮感染）場合と、フンなどを吸入することで感染する場合がある（経気道感染）。

ヒト−ヒト間の感染にも様々な経路がある。くしゃみや咳による飛沫（飛沫感染）や飛沫核（空気感染）を吸入して感染する場合（経気道感染）、皮膚（経皮感染）や粘膜（経粘膜感染）に直接接触して感染する場合（接触感染）がある。また、母子間で感染することがある（母子感染または垂直感染）。胎盤や産道、母乳を介して感染する。母子感染以外の感染は水平感染という。

（2）日和見感染

生体防御機構の障害のため、弱毒菌によって引き起こされる。

● 検査

血液検査により感染症の診断が行われ、検体の培養検査などが行われる。

● 治療

感受性のある抗菌薬による薬物治療、外科

— 204 —

的には洗浄・ドレナージなどが行われる。

2 感染対策で重要な微生物

（1）メチシリン耐性黄色ブドウ球菌（MRSA）

MRSA（*Methicillin-Resistant Staphylococcus Aureus*）は、黄色ブドウ球菌の治療薬のメチシリンを始めとする多くの抗菌薬に耐性を獲得したものである。

MRSAは、医療関連感染対策の中心を占める細菌であり、接触感染である。

MRSAは、ほとんどの抗菌薬が効かないため、感染症は難治性である。病院内で感染が判明した場合、感染の伝播を防ぐことが重要である。ひとたび発症するとほとんどの抗生物質が効かないため、治療に難渋する。特に手術部位感染、骨髄炎、感染性心内膜炎、臓器腔内膿瘍は難治性である。

治療薬としては、バンコマイシン、テイコプラニン、アルベカシン、リネゾリドなどが抗MRSA薬として認可されている。

有効な消毒薬は、クロルヘキシジングルコン酸塩、ベンザルコニウム塩化物、ベンゼトニウム塩化物、両性界面活性剤、アルコール、次亜塩素酸ナトリウム、ポビドンヨード、グルタラールなどである。効果の持続性からはクロルヘキシジンが優れているが、速効性を期待する場合は消毒用エタノール、イソプロパノール、速乾性擦式アルコール製剤を選択する。また、80℃10分間の熱水消毒も有効である。

（2）バンコマイシン耐性腸球菌（VRE）

バンコマイシン耐性腸球菌（VRE：Vancomycin-Resistant Enterococci）が1996年に分離された。その後、VRE感染が報告されている。腸球菌は人の腸管の常在菌であり、健常人が保菌した場合には特に問題とならない。しかし、病院には免疫不全患者が入院しており、手術後の患者、カテーテル留置例では、尿路感染、手術部位感染、血流感染などを起こす可能性がある。感染は便から排出されたVREが保菌者の手からヒトへ、あるいは、医療従事者やトイレ、ベッド柵、ドアノブなどの環境を介して広がる（接触感染）。VREはバンコマイシ

ンのみならず、テイコプラニンや、その他各種の抗菌薬にも耐性を示す場合が多いため、医療関連感染防止において重要な細菌である。

消毒については低水準消毒薬が有効であり、MRSAと同様の消毒薬および熱水消毒でよい。

（3）多剤耐性緑膿菌（MDRP）

緑膿菌（*Pseudomonas Aeruginosa*）は、通常は無害な環境常在菌であるが、易感染患者においては手術部位感染、呼吸器感染、尿路感染、血流感染などの起炎菌となりやすい。環境からは、洗面台、浴槽、人工呼吸器関連器材など湿潤環境から頻繁に検出される。

緑膿菌は多くの抗菌薬に耐性を示し、ゲンタマイシンなど、抗緑膿菌薬に耐性を示す株があり、メタロβ-ラクタマーゼを産出してカルバペネムや第三世代セフェム薬に耐性を示す場合もある。

多剤耐性緑膿菌（MDRP：Multi‐Drug Resistant *Pseudomonas Aeruginosa*）は、内因性感染（易感染患者での敗血症）、外因性感染（カテーテル、熱傷、人工呼吸器関連感染）、患者の移動に伴う施設間感染が問題となっている。医療従事者の手指や医療器具を介した接触感染には十分注意が必要である。対策としては、「水場を介した感染経路に留意する」、「シンクからの水跳ねに注意する」、「トイレや蓄尿システムの見直しを行う」、「習慣的な蓄尿を廃止する」、「保菌患者の転棟時の申し送りを徹底する」、「清掃業者の便器洗浄手順の見直しを行う」などの方法がある。

消毒は基本的に低水準消毒薬も有効であるが、抵抗性を示す場合があるので、アルコールや次亜塩素酸ナトリウムを選択する。なお、熱水消毒（80℃、10分間）も有効である。

（4）多剤耐性アシネトバクター・バウマニ（MDRAB）

アシネトバクター属菌は環境常在菌で、通常は健常者には無害な細菌である。臨床的に多い菌種はアシネトバクター・バウマニであり、易感染患者においては手術部位感染、呼吸器感染、尿路感染、血流感染などの起炎菌となりやすい。

多剤耐性アシネトバクター（MDRAB：Multi-Drug Resistant *Acinetobacter Baumannii*）は、カ

— 205 —

ルバペネムや第3世代セファロスポリンなどの広域β-ラクタム薬、アミノ配糖体、フルオロキノロンの三系統の抗菌薬に耐性を獲得した多剤耐性株であり、近年は多剤耐性アシスネトバクターによる医療関連感染が問題となっている。人工呼吸器などの湿潤環境を好むが、乾燥にも強く医療機器や手すり、ドアノブなどの環境表面に数週間以上生存できるため接触感染対策のため、手指衛生や環境整備が重要である。

MDRPと同様、低水準消毒薬も有効であるが、アルコール、次亜塩素酸ナトリウム、熱水消毒が有効である。

（5）腸内細菌科カルバペネム耐性菌（CRE）

CREとは、「Carbapenem-Resistant Enterobacteriaceae」の略で、臨床上重要な抗菌薬とされているカルバペネム系抗菌薬に対し耐性を獲得した肺炎桿菌や大腸菌、さらにその仲間の腸内細菌科に属する細菌をさす。CREは腸内細菌科カルバペネマーゼ産生菌（CPE：Carbapenemase-Producing Enterobacteriaceae）と同義語ではなく、世界的に問題となっているのはカルバペネマーゼを産生する後者である。

CREは、多くの広域β-ラクタム系薬に対し耐性を獲得しているのみならず、他の系統であるフルオロキノロン系やアミノグリコシド系の薬剤にも耐性を獲得していることが多い。一方、CPEは高度耐性傾向が強く、問題となっているのはKPC型、NDM型であり、これら高度耐性のCPEに対して、治療薬として用いられるのは、コリスチン、チゲサイクリン、ホスホマイシン、アミノグリコシド系薬などである。コリスチンやチゲサイクリンを単剤で用いるのではなく、2～3種類の薬剤を併用で使用するほうが治療成績に優れている。

また、CREのグループはもともと腸内に棲息しやすい菌種であるため、ヒトの腸内に長く定着する性質を持つ。肺炎桿菌や大腸菌が多く、肺炎や尿路感染症などの原因となりやすい。また、術後の患者では、手術部位感染や腹膜炎、膿瘍および血流感染などを引き起すと、重篤化することが多く、注目すべき多剤耐性菌である。主な感染経路は接触感染である。

消毒はベンザルコニウム塩化物、両性界面活性剤などの低水準消毒薬でよい。

（6）セラチア（*Serratia marcescens*）

セラチアはグラム陰性桿菌で、*S. marcescens*を始め多くの菌種がある。水や土壌中に分布し、洗面台のシンクや風呂場などの湿潤環境に存在する。また、赤色の色素を産生するものがある。セラチアは栄養分のない水の中でも増殖できるため、輸液に関する汚染の原因となり、血流感染を起こす場合がある。消毒薬にも抵抗性を示すため、希釈した塩化ベンザルコニウムなどの低水準消毒薬中にも生存し、消毒薬を介して尿路感染などが多発することがある。消毒は消毒用エタノール、イソプロパノール、速乾性擦式アルコール製剤や次亜塩素酸ナトリウム、または、熱水消毒が有効である。

（7）大腸菌（O157、O101）

1996年、大阪府堺市を中心に腸管出血性大腸菌O157による集団感染が発生し、6,500人を超える患者が発生したことは広く知られている。腸管出血性大腸菌感染症は感染症法においては三類感染症であり、保健所への届出が義務付けられている。

（緑膿菌などと同様に）便を介した感染であることが多く、トイレの衛生的な管理と、手指消毒を遵守する必要がある。大腸菌は一般の消毒薬や熱水にて容易に死滅する。

（8）結核菌と多剤耐性結核菌（MDR-TB）

結核に対する標準的な治療は、抗結核薬のうち2～4剤を使った6ヵ月間の多剤併用療法である。

標準療法に使用される抗結核薬のうちリファンピシンとイソニアジドが最も強い抗結核作用を持っているので、これら2剤に耐性を持つ結核菌を多剤耐性結核菌（MDR-TB：Multi-Drug Resistant Tuberculosis）と呼ぶ。多剤耐性結核に罹ると、化学療法による治癒が非常に困難になる。

結核菌（*Mycobacterium tuberculosis*）はグラム陽性桿菌で、抗酸菌の一種である。結核菌に感染すると、初感染者の5%は2年以内に結核を発症する。

患者が結核と診断され、塗抹検査にて排菌が確認された場合には、保健所と協議して接触可能者をリストアップして下記の対応を行う。感染経路は空気感染であり、患者は陰圧個室で隔離する。

結核に対しては、2週間以上にわたって咳が続く者、若いころに肺結核を経験した者が呼吸器症状

を示した場合、持続する痰・胸痛・発熱などがある場合には、肺結核を念頭にした胸部レントゲン撮影、喀痰の検査などが必要である。

結核患者が退院した後の病室は、病室環境などのノンクリティカル器具や環境表面を介した結核伝播は特に報告がなく、喀痰などによる特別な汚染がなければ、換気を十分行った後に通常の清掃を行えばよい。なお、セミクリティカル器具の消毒では高水準消毒薬であるグルタラール、フタラール、過酢酸を用いる。

（9）血液媒介感染ウイルス

①B型肝炎ウイルス：HBV

HBVは血液が主な感染経路であり、血液媒介感染ウイルスの代表である。輸血、臓器移植、注射器による針刺し損傷などが原因となる。かつては輸血による感染が多かったが、現在では針刺し、麻薬注射の回し打ち、刺青などに感染原因が限定されてきた。

B型肝炎の母親から生まれた子供は、B型肝炎の持続感染者（キャリア）となる。最近は高HBIG（高力価HBs抗原ヒト免疫グロブリン）、HBワクチンにより、母子感染予防対策は大きな成果を示している。

感染すると発症率が高く、急性肝炎（一過性肝炎）の症状を呈する。その他、持続的にウイルス感染する場合もあり、この場合はC型肝炎と同様、慢性肝炎・肝硬変あるいは肝臓がんの転帰をたどる。ただし、無症候性キャリアとして持続感染していても発症しない人が80〜90％は存在する。

HBVに有効とされている消毒薬は、グルタラール、フタラール、過酢酸、次亜塩素酸ナトリウム、消毒用エタノール、イソプロパノールである。

②C型肝炎ウイルス：HCV

HCVに感染するとほぼ確実に抗体が産生されるので、抗体検査は診断上重要である。現在のところ、有効なワクチンは開発されていない。C型肝炎ウイルスに感染すると、慢性肝炎に移行しやすい。定期的な血液検査により、感染が

確認された場合にインターフェロン療法が行われる。

消毒薬としては、グルタラール、フタラール、過酢酸、アルコール類（消毒用エタノール、イソプロパノール、速乾性擦式アルコール製剤など）と次亜塩素酸ナトリウムが有効であることは確認されているが、感染性はHBVよりも弱く、HBVと同等の消毒法にて対応できる。

③ヒト免疫不全ウイルス：HIV

HIVは、ひとたび感染した場合、確実な治療法が確立していない。その対策は低水準消毒薬を含む多くの消毒薬が有効である。消毒用エタノール、イソプロパノール、次亜塩素酸ナトリウム、熱水（80℃10分間接触など）が適応される。グルタラールなどの高水準消毒薬も有効である。

手指が血液などで汚染した場合には、流水と石けんを使用して物理的に洗い流すことがまず第一であり、その後、速乾性擦式アルコール製剤やポビドンヨードスクラブ剤を使用する。

（10）インフルエンザウイルス

①病院におけるインフルエンザ集団感染（冬季に発生するインフルエンザ）

病院でのインフルエンザ集団感染は、特に急性期病棟、老人施設、精神科病棟などにおいて問題となる。

病院では医療従事者を介して、入院患者や入所者にインフルエンザを伝播する機会が多い。このため、医療従事者に対するワクチン接種が勧告されている。

インフルエンザウイルスの感染経路は、飛沫感染が主体である。院内ではインフルエンザ感染の疑われる症例について、個室隔離または集団隔離を行うか、ベッド間にパーティションを設置する。あるいは、1m以上ベッド間隔をとるなどの患者配置を行う。患者から1m以内に接近する時はサージカルマスクを着用し、患者が移動する場合には患者自身にサージカルマスクを着用させる。

②A型インフルエンザウイルス

エビアンウイルス（高病原性鳥インフルエンザウイルスA/H5N1）が、ヒト—ヒト感染することが確認され、2016年6月までに全世界で851例報告されて、そのうち450例が死亡している（WHO報告）。

H5N1によるヒト—ヒト感染が、一定の集団で発生した場合に「新型インフルエンザ」として対応されることになっている。世界各国にて、そのための行動計画ならびにガイドラインが検討されている。

なお、手指消毒には、速乾性擦式アルコール製剤が推奨される（15秒以内に乾かない十分量の製剤を使用する必要がある）。

（11）麻疹ウイルス

麻疹（はしか）は、エンベロープを有する*Measles virus*（麻疹ウイルス）による感染症であり、感染経路は空気感染、飛沫感染、接触感染と様々であり、極めて強い感染力を示す。自然界では人が宿主となり、乳児期に感染することが多い。潜伏期間は10日〜12日間で、その後、前駆期（カタル期）として38度前後の熱、咳嗽、鼻汁、くしゃみなどの上気道症状と結膜炎症状を2〜4日間発症し、その後2〜4日で発疹が顔面、体幹部、四肢に出現し、発熱も続く。発疹出現前後の頬粘膜にはKoplik斑がみられる。通常、発疹出現後4日で解熱して回復する。

成人や移植患者が麻疹に罹患した場合には、重症化する傾向がある。麻疹に一度罹患すると、終生免疫を獲得する。

消毒薬抵抗性は低く、熱水消毒、高水準消毒薬、中水準消毒薬が有効である。

（12）ノロウイルス

1968年、米国オハイオ州ノーウォークの小学校において集団発生した胃腸炎の患者から発見され、ノーウォーク様ウイルスと命名された。ウイルス粒子の形から小型球形ウイルス（SRSV：Small Round Structured Virus）とも呼ばれる。消毒薬抵抗性が強く、アルコール類は抵抗性である。消毒は熱を利用するか、次亜塩素酸ナトリウムで対応する。

主な症状は、嘔吐・下痢・発熱である。感染経路は、二枚貝などを食した場合の経口感染、おう吐物や患者の便の汚染による接触感染、糞口感染があり、最近では吐物などが舞い上がって感染する塵埃感染も指摘されている。これら感染源の処理を行う場合には、塵埃を巻き上げないような方法で拭き取り、マスクと手袋の着用を遵守する必要がある。

（13）コロナウイルス

①風邪を引き起こすコロナウイルス（Human Coronavirus：HCoV）

ヒトに日常的に感染するコロナウイルスは4種類（229E、OC43、NL63、HKU1）が知られており、風邪の10〜15%の原因と言われている。インフルエンザと同じ冬期に流行のピークが見られるが、一部、春や秋に見られることもある。

②重症急性呼吸器症候群コロナウイルス（SARS-CoV）

2002年末から2003年に中国で発生し、多くの国に拡大したSARS-CoVはキクガシラコウモリが自然宿主と考えられている。ヒト—ヒト間では咳や飛沫で感染する。死亡した多くは基礎疾患のある高齢者であった。

③中東呼吸器症候群コロナウイルス（MERS-CoV）

2012年にサウジアラビアで確認されたMERS-CoVはヒトコブラクダに風邪を引き起こすウイルスである。感染しても軽症の呼吸器症状か不顕性感染と考えられる。高齢者や基礎疾患を持つ人に重症例が見られる。病院内や家庭内において感染者からの飛沫により感染する。病院内で患者一人から数十人に感染を広げるスーパースプレッダーによる感染拡大がみられたが持続的なヒト—ヒト間の感染は起こっていない。

③新型コロナウイルス（SARS-CoV-2）

新型コロナウイルス感染症（COVID-19）を引き起こすSARS-CoV-2は2019年末に中国武漢で発見され、世界中に拡大した。2022年6月初旬までに全世界で感染者数は5億3千万人を超え、死亡

者は630万人を超えており、SARSやMERSと伝播性や病原性は異なると考えられる。ヒト－ヒト間は主に飛沫を介して起こり、いわゆる三密（密集、密閉、密接）空間での感染拡大が確認されており、会食などで頻繁に感染例がみられる。

症状は発熱、呼吸器症状、下痢、味覚障害など様々である。高齢者や基礎疾患のある人に重症の肺炎が多くみられ、人工呼吸器や人工肺とポンプを用いた体外循環式回路（ECMO）を用いた呼吸管理による治療がおこなわれる。また、子供への感染も多く見られるが軽症もしくは不顕性感染の場合が多く、子供から高齢者への感染が問題となる。COVID-19に対しては新しい技術によりmRNAワクチンが早期に開発され、世界中で接種が進んでおり、重症化を低減する効果が見られている。

感染対策としては手指衛生とマスク着用、三密回避が基本となる。エアロゾルが発生する処置等ではN95マスクを着用する。

コロナウイルスはエンベロープを有しており、消毒はアルコール類や次亜塩素酸ナトリウムが有効である。患者が使用した寝具類は熱水消毒が最も適している。

（14）レジオネラ属菌（*Legionella pneumophila*）

特に高齢者は肺炎、ポンティアック熱（風邪様症状）などのレジオネラ症を起こしやすい。レジオネラ属菌は水に生息する藻類、アメーバなどの細胞内に寄生するグラム陰性菌である。**エアロゾル**に含まれるレジオネラを吸入・吸引することにより感染する。循環式家庭風呂や温泉浴場での感染、病院での集団感染などが報告されている。

易感染患者宅や高齢者施設ではクーリングタワー、シャワー、加湿器、ネブライザー、入浴設備、特に渦流・気泡浴槽（ジャグジー）はエアロゾル中にレジオネラ属菌が含まれていることがある。クーリングタワーの消毒は、塩素や過酸化水素を2～3時間循環させる方法がある。シャワー設備が感染源の場合は65℃以上の温湯を5分間以上流す方法が推奨されている。加湿器やネブライザーは次亜塩素酸ナトリウムやアルコール類、熱水、高水準消毒薬が有効である。

（15）ヒゼンダニ（*Sarcoptes scabiei*）疥癬

ヒゼンダニは、ヒトの指間、陰茎、陰嚢、腹部など柔らかい皮膚に寄生し、その雌虫は角層内にトンネルを作り産卵する。卵は3～4日で孵化し、さらに2週間程で成虫となり、そのライフサイクルは30～60日といわれている。

患者が使用したリネン、布団、毛布、ベッドマットなどにはダニが存在する可能性があるため、直接触れた寝具類は50℃以上の温湯に10分以上浸漬、または乾燥機で20～30分処理すれば全て死滅させることができる。

（16）クロイツフェルト・ヤコブ病（CJD：Creutzfeldt-Jakob Disease）プリオン

CJDプリオンについては、変異型CJD（variant CJD：vCJD）が連合王国（イギリス：UK）において多発した時期がある。我が国を含め、世界各国の弧発性CJD有病率はほぼ同一で、人口100万人に1例とされている。日常の洗浄滅菌により、発症していない潜伏期のCJDによる交差感染は、防止できているものと推測される。

CJDプリオンは、消毒薬に対する抵抗性が特に強く、熱に対しても抵抗性があるため、特別な対応が求められている（第Ⅴ章4節を参照）。

・CJD及びその疑い症例に対する手術には、あらかじめ廃棄できる器械を使用することが基本である。

・プリオンの二次感染防止のために推奨される手術器械の処理法。

【参考文献】

1) Bond WW, Favero MS, Petersen NJ, Gravelle CR, Ebert JW, Maynard JE. Survival of hepatitis B virus after drying and storage for one week [Letter]. Lancet 1981, 1,550-551.

2) Lemmer K, et al. Decontamination of surgical instruments from prion proteins: in vitro studies on the detachment, destabilization and degradation of PrPSc bound steel surfaces. J Gen Viol, 2004, 85, 3805-16.

3) 厚生労働省. 新型インフルエンザに関するQ & A. http://www-bm.mhlw.go.jp/bunya/kenkou/kekkaku-kansenshou04/02.html

（大久保　憲、久保田　英雄）

医療機器安全実践必携ガイド「臨床医学編」

22節 中毒

1 中毒とは

　中毒とはガス、化学物質などの有害物質が体内に取り込まれときに生じる有害作用である。処方薬や市販薬、食品、動物、植物などでも生じることがある。

　中毒は家庭内で起きる非致死的なものが一般的であるが、有害な化学物質を取り扱う環境で作業をおこなう場合、中毒事故の危険性が高く、有害物質の管理や環境測定・整備を正しくおこなわなければならない。

（1）エチレンオキサイド（EO：ethylene oxide）

　エチレンオキサイド（別称：オキシラン、エチレンオキシド、エポキシエタン、酸化エチレン）は常温常圧で引火性の気体である。医療施設では微生物を殺滅する滅菌剤として利用されており、ボンベまたはカセットで提供されている。蒸気は眼や上気道の粘膜刺激が強く、吸入により頭痛や嘔吐などの症状を示す。水溶液は皮膚や粘膜に刺激が強く、発赤、角膜障害などが生じる。滅菌作業により断続的に曝露したことにより末梢神経障害や、女性では自然流産の発生率が高いことが報告されている。

　EOは特定化学物質障害予防規則（特化則）により特定化学物質の第2類物質に指定されており、労働者の曝露を防止するための措置を講ずる必要がある。排気装置、警報器の設置、作業主任者の設置、6ヶ月以内に1回以上の作業環境測定、特定業務従事者健康診断などである。EOの管理濃度は1ppmであるが700ppmという高濃度にならないとヒトは匂いを感知できないため、警報器の設置は必須であり、また、ボンベやカセット交換などの作業時

には防毒マスク、ゴーグル、手袋を着用する。

（2）ホルムアルデヒド（FA：formaldehyde）

　FAは常温では気体であり、空気よりやや重く水によく溶ける。通常、ホルマリン（37%ホルムアルデヒド水溶液）として販売されている。

　目、呼吸器を刺激し、高濃度になると呼吸困難となる。皮膚を硬化させ、ひび割れ、潰瘍を生じる。慢性症状では肝臓、腎臓に障害が起こる。2008年に特化則特定化学物質の第3類物質から第2類物質に変更され、EOと同様に防護具の利用、作業環境測定を含めた対策を講じる必要がある。管理濃度は0.1ppmであるが、厚生労働省「職域における屋内空気中のホルムアルデヒド濃度低減のためのガイドライン」指針値である0.08ppm以下になるように努める。

　医療施設では病理診断・検査時の臓器・組織固定や器具・器械などの消毒や滅菌に使用される。病理部門ではFA作製・排液場所、切り出し台、写真撮影装置周辺、シンク周辺などにプッシュプル型換気装置や局所排気装置内作業を実施するなどの対策が必要である。

　一方、消毒や滅菌で使用する場合、密閉方式の装置で、かつ装置内での自動中和処理により、滅菌対象器具を滅菌後に取り出す際にホルムアルデヒドが別の化学物質に変化するなど残存しない状態になっている場合は特化則から除外され、発散抑制装置、作業主任者、作業環境測定、健康診断、作業記録が不要となる。ただし、消毒器、滅菌器の定期点検は必ず実施し、正常に動作、処理されていることを確認するとともに、作業環境における空気中のホルムアルデヒド濃度を測定し、基準値以下であることを確認する。

（久保田　英雄）

索 引

※ページの太文字表示は、表題及び本文内の用語解説または重要箇所を示す。

〈記号〉

$a1$グロブリン	34
$a2$グロブリン	34
β-Dグルカン	34
βグロブリン	34
γ-グルタミントランスペプチダーゼ	33
γグロブリン	34

〈数字〉

1回拍出量	159
2重手袋	104

〈アルファベット〉

A

ABO血液型	35
AEP（Auditory Evoked Potential）	40
Ai（Autopsy imaging）	65
AP（Angina Pectoris）	160
AR（Aortic Regurgitation）	161
ARDS（Acute Respiratory Distress Syndrome）	167
AS（Aortic Stenosis）	161
ASD（Atrial Septal Defect）	160
ASO	34
AST（Antimicrobial Stewardship Team）	117
atrophy	17
A型インフルエンザウイルス	208
Aモード	43

B

BI（Biological Indicator）	140,148
B型肝炎ウイルス	119,207
B細胞	19
Bモード	43

C

CABG	161
cardiac failure	18
CBCT撮影	49
CCDカメラ	59
CDC	102,118,146
CDCの隔離予防策ガイドライン2007	118
CI（Chemical Indicator）	141,148
CJD（Creutzfeldt-Jakob Disease）	209
Class I Clean	100
Class II Clean-Contaminated	100
Class III Contaminated	100
Class IV Dirty-Infected	100
CNIC（Certified Nurse Infection Control）	117
cone-beam CT	48

congestion	18
CRE	206
CRP	34
CSSD	121,122,134
CT装置	50,51,54
Cアームタイプ	49,50
C型肝炎ウイルス	119,207
C反応性タンパク	34

D

day surgery	101
DA撮影	49
DCM（Dilated Cardiomyopathy）	161
degeneration	17
DIC（Disseminated Intravascular Coagulation）	18
Digital Angiography	48
Digital Subtraction Angiography	48,90
DNA	13,37,76
DPC	113
DSA撮影	49
Dual Energy CT	51
Dual Source CT	51
DVT	163

E

ECG（Electrocardiograph）	37
ECMO	166,209
ECT（Electro Convulsive Therapy）	109
edema	18
EIS（Endoscopic Injection Sclerotherapy）	93
embolus	18
EMR（Endoscopic Mucosal Resection）	92,173,174
ENBD	94
endoscope	58
endoscopy	58
EO（ethylene oxide）	210
ERBD（Endoscopic Retrograde Biliary Drainage）	93
ERCP（Endoscopic Retrograde Cholangiopancreatography）	62
ERP（Event Related Potential）	41
ERSM	146
ESD（Endoscopic Submucosal Dissection）	92,173,174
ESDデバイス	92
EST（Endoscopic Sphincterotomy）	94
EST用ナイフ	94
EVAR	162
EVL（Endoscopic Variceal Ligation）	92,93

F

FA（formaldehyde）	210
FPD	55,83,85,86

— 211 —

医療機器安全実践必携ガイド「臨床医学編」

H

HbA1c	33,197,**203**
HBV	119,**207**
HCM (Hypertrophic Cardiomyopathy)	**162**
Human Coronavirus：HCoV	**208**
HCV	119,**207**
hemorrhage	**18**
High Efficiency Particulate Air Filter (HEPA filter)	**102**
HIV	34,**207**
hyperemia	**18**
hypertrophy	**17**

I

IABP	86,87,160,162
ICD (Infection Control Doctor)	117,163
ICD (Implantable Cardioverter Defibrillator)	**163**
ICT (Infection Control Team)	**117**
ICT	**117**
IE (Infective Endocarditis)	**161**
IgA	19,34
IgE	19,34
IgG	19,34
IgM	19,34
IGRT	**81**
immunopathy	**19**
IMRT	**81**
infarction	**18**
inflammation	**18**
IQ (Installation Qualification)	**147**
ischemia	**18**
IVR (Interventional Radiology)	47,69,70,**83**,84,87,88,89
IVUS	86,87

J

JAW	**80**

L

LECS (Laparoscopy and Endoscopy Cooperative Surgery)	106,107
Legionella pneumophila	**209**
LI	123,124
LIS	**27**
LMA	97,98
LTSF滅菌器	**145**

M

MDRAB	**205**
MDRP	**205**
MDR-TB	**206**
MEP (Motor Evoked Potential)	**41**
MERS-CoV	**208**
metaplasia	**17**
MI (Myocardial Infarction)	**160**
MIP	51,52
MLC	80,81
MPR	51,52
MR (Mitral Regurgitation)	**161**

MRI装置	47,52,53
MRSA	119,**205**
MS (Mitral Stenosis)	**161**
Mモード	**43**

N

NBI	60,61
NBI併用拡大内視鏡検査	**61**
necrosis	**17**

O

O101	**206**
O157	**206**
OQ (Operational Qualification)	**147**

P

PCI	89,**160**,161
PCPS	**162**
PCR法	**37**
PDA (Patent Ductus Arteriosus)	**160**
PE (Protective Environment)	118,**119**
PET	**54**
PET/CT	**54**
pHセンサー	**171**
pHモニタリング	**171**
PMDA	**73**
PPE (Personal Protective Equipment)	118,**119**
PQ (Performance Qualification)	**147**
PQ時間	**38**
PSA	**182**
PTE	**163**
P波	**38**

Q

QMS	137,**147**
Quality of Life (QOL)	**100**
QRS時間	**38**
QT時間	**38**

R

RALS (Remote After Loading System)	**83**
RCM (Restrictive Cardiomyopathy)	**162**
regeneration	**17**
Rh血液型	**35**
RMD	122,**128**,133,134,147,148,149,150
R-SUD	**121**
RTPS	**79**

S

SAL (Sterility Assurance Level)	**128**,137,139,140,143,147,149,150
Sarcoptes scabiei	**209**
SARS-CoV	**208**
SARS-CoV-2	**208**
SEP (Somatosensory Evoked Potentials)	**40**
Serratia marcescens	**206**
shock	**18**
SN	**101**

— 212 —

SNNS (Sentinel Node Navigation Surgery) ·············· **101**
SPECT/CT装置 ·· **54**
SSI ···································· 99,**102**,103,**104**,178
standard precautions ································ **118**
ST時間 ·· **38**
SUDs ·· **105**
Gy（グレイ）·· **46**
Sv（シーベルト）·· **46**

T

TEVAR ·· **162**
thrombus ··**18**
TOF（Tetralogy of Fallot）···························· **160**
TRSM ·· **146**
tumor ··**19**
T細胞 ··**19**
T波 ··**38**

U

U波 ··**38**

V

Vater乳頭 ·· 94,169
VATS ·· **167**
VEP（Visual Evoked Potentials）······················**40**
VR ·· **51**,52
VRE ·· 119,**205**
VSD（Ventricular Septal Defect）···················· **160**
VTE（Venous Thromboembolism）···················· **162**

W

WD ········· 128,129,**130**,131,132,133,134
wound healing ··**17**

X

X線装置 ·· 47,48
X線ターゲット ·· **80**
X線治療 ·· 77,**79**
X線透視装置 ·· 49,50,**83**,85

〈かな〉

あ

悪性黒色腫 ·· 101,**188**
悪性腫瘍 ···················· 13,**19**,20,37,98,100
悪性新生物 ·· **69**
悪性リンパ腫 ·· 167,**201**
亜酸化窒素 ·· **95**
アジソン病 ·· **197**
アスパラギン酸アミノトランスフェラーゼ ·············· **33**
アトピー性皮膚炎 ···································· 23,**187**
アナフィラキシー ···································· 18,**19**
アナフィラキシーショック ···························· **19**
アミラーゼ ·· **33**
アラニンアミノトランスフェラーゼ ·················· **33**
アルカリホスファターゼ ·······························**33**
アルツハイマー型認知症 ······························ 109,**204**

アルツハイマー病 ···································· **155**
アルファ（a）波 ··**40**
アルブミン ·· **32**,34
アレルギー ·· **19**,187
アレルギー性鼻炎 ···································· **156**
安全使用 ·· **13**
アンダーチューブ装置 ································ 49,50

い

胃 ···················· 14,168,**169**,171,**172**,**173**,178
胃炎 ·· **172**
胃がん ·· 61,64,105,**173**
移行上皮 ·· **13**,20,181
胃・十二指腸潰瘍 ···································· **173**
萎縮 ·· **17**
移植 ·· **99**
I型アレルギー ·· **19**
一般X線撮影装置 ···································· **48**
一包化 ·· **72**
遺伝学的検査 ·· **37**
遺伝子関連検査 ······································ 26,**37**
遺伝子検査 ·· 30,**37**
遺伝子治療 ·· **69**
遺伝的要因 ·· 107,**174**,202
異物 ···················· 34,92,**98**,104,171,**195**
異物除去 ·· **171**
医薬品 ·· **71**,72,**73**,**74**,125
医療関連サービスマーク ································ **122**
医療機器 ·············· 13,17,105,**120**,121,123,124,125,137
治療計画 ············ **78**,**79**,81,112,113
医療材料 ·· 102,**121**
医療廃棄物 ·· **126**
医療費 ·· **113**
医療法 ·· **122**
医療法施行規則 ·· **122**
医療法施行令 ·· **122**
医療面接 ·· **23**
医療用円形加速装置 ···································· **77**,82
医療用直線加速装置 ····································**77**
医療用包装材料 ·· **146**
胃ろう ·· 71,**95**,171,172
院外滅菌サービス ···································· **121**,122
院外薬局 ·· **74**
陰茎 ·· **181**
インサイズドレープ ···································· **104**
インジェクター ·· **86**
インジケータ ·· 148,149
インスリン ·· 32,125,169,177,197,**202**
インターベンショナル・ラジオロジー ·············· 69,**70**
咽頭 ·· **156**,157,164,168,170
咽頭がん ·· **157**,170
院内院外併用サービス ·································· **122**
院内滅菌サービス ···································· **122**
インフォームド・コンセント ························ **37**
インプラント ···················· 99,102,121,123,**168**,192,193,194
インフルエンザウイルス ······················ 34,**207**,208

医療機器安全実践必携ガイド「臨床医学編」

う

ウィリス動脈輪閉塞症	154
ウイルス性心筋炎	161
ウィルムス腫瘍	180,186
ウォッシャーディスインフェクター	128,129,**130**,131,134
手術材料	104
右心室	158
右心房	158
うっ血	18
うつ病	108,109,203
嚢胞腎	180
植込み型除細動器	163
運転時適格性確認	147
運動器	14,**189**,192
運動調節	153
運動野	153
運動誘発電位	98
運動誘発電位検査	40,41
運用履歴管理	123

え

壊死	**17**,178
壊死性胆嚢炎	176
エストロゲン	183,189,195
エチレンオキサイド	138,139,144,146,**210**
エチレンオキサイド滅菌	**138,139**,144,146
エネルギーデバイス	172
エプロン	47,118
遠位尿細管	179
遠隔操作式後装填法	83
炎症	18,161,166
炎症細胞	18,19
炎症性腸疾患	174
炎症反応	34,**187**
延髄	153
円柱上皮	13,17,20
エンドトキシン	18

お

横臥位	188
横隔膜	178,185,186
横隔膜ヘルニア	178,185,186
黄色骨髄	200
横紋筋	14
応力腐食割れ	128
オーバーチューブ装置	49,50
汚染・感染	100
汚染手術	99,**100**,103
温度	129,135,**136**,138,140

か

外因	17
外陰がん	184
壊血病	18
外耳	155
外耳道炎	156
外傷	100,101,155,**194**,195

外生殖器	182
回腸	168
ガイドワイヤ	87,94,95
介入	112
回復期	110
外部照射	77,78,79
外部精度評価	30
潰瘍	170,173,175,**187**,188
潰瘍性大腸炎	175
外用（薬）	72
ガウン	118
化学的インジケータ	148
化学的消毒法	135
化学伝達物質	18
化学療法	75,167
蝸牛神経	40
核	13
核医学装置	53,54
各種洗浄法	129
核酸増幅検査	37
拡大手術	100,101
拡張型心筋症	161
確定診断	23,26
角膜	99,157
角膜炎	157
過酸化水素ガスプラズマ滅菌	140,141
過酸化水素ガス滅菌	125,142,149
過酸化水素ブースター	141
加温装置	103
過食症	204
下垂体	195,196,197
下垂体腫瘍	196,197
ガス交換	164
ガス麻酔薬	95
化生	17
画像下治療	83
画像診断	43
画像誘導放射線治療	81
家族歴	23,24
顎下腺	169,170
褐色細胞腫	163,197
活性化部分トロンボプラスチン時間	25
カットオフ値	28
カテーテル	18,88,205
稼働性能適格性確認	147
過敏性肺臓炎	167
下部消化管内視鏡検査	60
カプセル内視鏡	59,60
カプノメータ	98
紙製品	146
カリウム	13,31
カルシウム	31,32,189
加齢黄斑変性	158
がん	13,19
肝移植術	175
肝炎	119,127,**175**,207

— 214 —

肝炎ウイルス………………………………34,119,**207**
感覚野…………………………………………………**153**
肝がん………………………………………………… 175
眼球……………………………………………………157
環境整備………………………………………**102**,117
換気量モニタ…………………………………………**98**
肝硬変…………………………………………**171**,175
肝細胞がん……………………………84,**89**,91,175
鉗子……………………………………62,92,93,**105**
鉗子チャンネル…………………………………59,61
間質性肺炎………………………………………**166**,167
監視モニタ……………………………………62,**98**
患者監視………………………………………………**98**
がん腫…………………………………………………**19**
肝障害…………………………………………………**33**
感情障害………………………………………………203
関節………………………99,**189**,**190**,192,193,202,203
関節液検査……………………………………………**36**
関節鏡…………………………………………62,106
間接電離放射線………………………………………**46**
間接判定法………………………………………133,134
関節リウマチ…………………………34,**192**,202
感染管理………………………………………………117
感染経路………………119,**204**,205,206,207,208
感染経路別予防策……………………………………119
感染源…………………………………204,208,209
感染症………24,34,37,62,119,120,126,127,187,**204**,205,206,208
感染症検査……………………………………………**34**
感染制御委員会………………………………………117
感染性心内膜炎………………………………**161**,205
感染性廃棄物…………………………………**126**,127
感染対策委員会………………………………………117
肝臓…………………………89,168,169,**175**,176
冠動脈…………………………………18,**89**,159
肝動脈塞栓療法………………………………………175
冠動脈バイパス術……………………………………161
嵌頓…………………………………178,180,181
眼内レンズ挿入手術…………………………………**99**
間脳……………………………………………………153
肝不全…………………………………………………175
鑑別診断………………………………………………**26**
ガンマ線滅菌…………………………………144,**145**
ガンマナイフ…………………………………70,77
顔面神経麻痺…………………………………………171
灌流法…………………………………………………136

き

既往歴…………………………………………………**23**
機械的洗浄法…………………………………129,**130**
器官……………………………………………13,**14**
気管……………………………………………164,165
器官系…………………………………………13,**14**
気管支……………………………164,165,166,167,168
気管支拡張症…………………………………………166
気管支鏡……………………………………62,119
気管支喘息……………………………………………166
気管支肺炎……………………………………………166

気管挿管………………………………………96,**97**
気胸……………………………………………………165
器質性精神障害………………………………………203
基準値…………………………………………27,**29**
基準範囲………………………………………………**27**
喫煙…………………24,72,157,167,**170**,172,174
気道確保………………………………………………**97**
気道内圧モニタ………………………………………**98**
気道熱傷………………………………………………187
機能的残気量…………………………………42,**164**
機能的端々吻合………………………………………174
揮発性吸入麻酔薬……………………………………**95**
気腹……………………………………………………105
気分安定薬……………………………………………108
気分障害………………………………………108,**109**
気密性…………………………………………………105
逆流性食道炎…………………………………………171
キャビテーション効果………………………………132
吸収性縫合糸…………………………………………104
吸収性縫合補強材……………………………………177
吸収線量………………………………………………**46**
急性期…………………………………77,109,**110**
急性期有害事象………………………………………**77**
急性硬膜外血腫………………………………………155
急性硬膜下血腫………………………………………155
急性呼吸窮迫症候群…………………………………167
急性中耳炎……………………………………………156
急性白血病……………………………………200,**201**
吸着……………………………………………………125
吸入麻酔薬……………………………………95,**97**
教育入院………………………………………………107
仰臥位…………………………………………………188
胸腔鏡下手術…………………………………105,**172**
凝固因子………………………………………………**25**
凝固検査………………………………………25,**26**
凝固タンパク質………………………………………**25**
鏡視下手術……………………………………105,**175**
業者貸出し手術器械…………………………………123
狭心症…………………………………………………160
矯正手術………………………………………………**99**
胸腺……………………………………164,189,**200**
強度変調放射線治療…………………………………**81**
強迫症…………………………………………………204
恐怖症…………………………………………………204
胸膜……………………………………………………167
胸膜炎…………………………………………………167
胸膜中皮腫……………………………………………167
極胸部誘導……………………………………………**38**
局所混合血酸素飽和度モニタ………………………**98**
局所麻酔………………………………………95,96,**97**
虚血……………………………………………………**18**
虚血性心疾患…………………………………………160
拒食症…………………………………………………204
巨人症…………………………………………………196
巨大結腸症……………………………………185,**186**
気流型…………………………………………………**43**

— 215 —

医療機器安全実践必携ガイド「臨床医学編」

気量型	43
筋萎縮性側索硬化症	155
近位尿細管	179
禁忌	53
緊急異常値	27
緊急手術	101,176
緊急帝王切開	101
緊急度	69
筋緊張性ジストロフィー	189
筋弛緩	95,96,97,98
筋弛緩モニタ	98
金属吸着事故	52
金属製品	146
筋組織	14
筋電計	42
筋電図検査	41
筋肉	14,41,57,189,202
筋肉内注射	73

く

空気感染	118,119,204,206,208
空気予防策	119
空腸	168
クームス試験	34
駆出率	159
クッション材	188
クッシング症候群	197
クッシング病	196
くも膜下出血	154
クライストロン	80
クラスII	48
クラスIII	48
クラック	125
グラム陰性桿菌	102,103,206
グラム陽性球菌	102
クリーンルーム	192
グリコヘモグロビン	33
クリッピング術	154
クリニカルパス	111,112,113
グルカゴン	169
クルッケンベルグ腫瘍	183
クレアチニン	32
クレアチンキナーゼ	33
クロイツフェルト・ヤコブ病プリオン	209
クローン病	174
クロライド	13,31

け

経口感染	175,204,208
形質細胞	19
経静脈投与	73
経食道心エコー	98
経尿道的膀胱腫瘍切除術	181
経皮的冠動脈インターベンション	160
経鼻内視鏡	60
外科的治療	69,70
劇薬	74

血液	25,31
血液学的検査	26,31
血液凝固	25,26,31
血液形態検査	31
血液検査	25
血液疾患	200
血液像	31
血液造血器系	169
血液媒介感染ウイルス	207
結核菌	166,206
血管	159
血管撮影装置	48
血管内手術	107,154
血管内超音波検査	43,44
血管内超音波装置	43,44,45,86,87
血管内治療	95,154
血管吻合	170
血球	25,26,31,200
血球算定	31
血球数算定検査	31
血球成分	18
結合組織	13,17
血算	31
血漿	25,31
血小板	25,200,201
血小板減少症	201
血清	25
血清鉄	32
血栓	18,31
血栓・止血（血液凝固）検査	31
血中ウイルス曝露対策	119
血糖	32
血糖値	28,33,103,107,197,202
血糖調整	169
結膜	157
結膜炎	157
血友病	18
血流感染	205,206
血流障害	178
嫌気性菌	102,103
言語聴覚士	70,110
言語野	153
検査過誤	27
減量手術	101
検体検査	25,26,27,30
検体搬送システム	30
原発性アルドステロン症	197
原発性肝がん	175
現病歴	23

こ

コイル	88
抗うつ薬	108
口唇裂	185
光学医療	58
抗核抗体	34
光学式	107

— 216 —

交感神経	153,159
抗凝固剤	62
口腔	168,169,170
口腔がん	170
高血圧症	163
交差適合試験	35
好酸球	19
高磁場	52
高周波電流	94,176
高周波ナイフ	62,92
甲状腺	47,195,196
甲状腺がん	78,196
甲状腺機能亢進症	196
甲状腺機能低下症	196
孔食	128
抗ストレプトリジン-o	34
鋼製器具	102,170
硬性鏡	58,59
抗精神病薬	108,109,203
厚生労働省医政局経済課長通知	122
厚生労働省医政局長通知	122
酵素	33,129,130
梗塞	18
拘束型心筋症	162
拘束性肺疾患	166
好中球	19
後天性免疫不全症候群（AIDS）	19
喉頭	75,156,157
喉頭炎	157
喉頭がん	75,157
喉頭鏡	62
口内炎	170
高尿酸血症	32,203
抗認知症薬	109
高比重リポタンパクコレステロール	32
高頻度接触部位	120
抗不安薬	108
硬膜外麻酔	97,98
肛門	168,169,174
ゴーグル	102,118
V型アレルギー	19
呼吸器感染	102,205
呼吸機能検査	26,42,43
呼吸中枢	164
鼓室形成術	99,156
個人用防護具	118
骨塩定量	56,57,190
骨塩定量検査	57
骨塩定量装置	56,57
骨髄	31,200,201
骨髄異形成症候群	201
骨髄検査	31,200
骨髄生検針	200
骨髄穿刺針	200
骨折	99,155,194
骨組織	13,32,190

骨祖鬆症	189
小人症	196
鼓膜	155
コリンエステラーゼ	33
コロナウイルス	119,208,209

さ

在院日数	113
細菌塗抹検査	36
細菌培養	103
サイクロトロン	77,78
剤形	71,73
再建手術	99
再使用可能医療機器	122,128
細小血管障害	202
再生	17
再製造単回使用医療機器	121
最大換気量	43
臍帯ヘルニア	185
細胞	13,17
細胞質	13
細胞診	63,199
細胞性免疫	19
細胞膜	13
サイバーナイフ	77
作業療法士	70,109,110
作業療法	109
鎖肛	185
左室内径短縮率	159
左心室	158,159,160,161,162
左心房	158,161
作用時間	135,136
III型アレルギー	19
残気量	42,164
三尖弁	158
酸素投与	103
三半規管	156

し

シータ（θ）波	40
シーリングデバイス	172
シェーグレン症候群	202
視覚誘発電位検査	40
耳下腺	169,170
自家組織移植	99
時間依存型無菌性維持	146
時間軸	97,112
色素内視鏡検査	61
色素内視鏡（色素法）	61,172
子宮	62,63,182,183,184
子宮外妊娠	69,183
子宮筋腫	183
子宮頸がん	78,83,183
糸球体	178,179
子宮体がん	184
糸球体腎炎	179
刺激伝導系	37,159

— 217 —

医療機器安全実践必携ガイド「臨床医学編」

止血機構	**31**
自己抗体	**34**
自己免疫性疾患	34,**202**
四肢切断	**99**
支持組織	**13**
脂質	32,**203**
脂質異常症	28,**203**
歯周病	**170**
視床	**153**
事象依存型無菌性維持	**146**
視床下部	**153**
事象関連電位検査	40,**41**
視診	**24**
視神経	157,**158**
施設内処理	**127**
死体移植	**99**
実効線量	**46**
自転車エルゴメータ	39,110,**111**
児童	**185**
自動吻合器	173,**174**
自動分析機器	**30**
自動縫合器	173,**174**,177
シナプス	108,**109**
視能訓練士	**70**
磁場式	**107**
紫斑病	**18**
死亡時画像診断	**65**
脂肪組織	13,32,**202**
煮沸法	**135**
縦隔	164,**167**
縦隔腫瘍	**167**
充血	**18**
集合管	**179**
重症急性呼吸器症候群コロナウイルス	**208**
収着	**125**
集中治療室	**177**
十二指腸	94,**168**,169,173
修復手術	99,**186**
終夜睡眠ポリグラフ検査	**39**
縮小手術	100,**101**
手指衛生	**118**
手指消毒	104,**118**
手術	63,64,70,74,**95**,96,97,**98**,99,**100**,**101**,102,103,104,**105**,**106**,**107**,167,168,170,172,174,177,178
手術器械	102,105,**123**,132,150,170
手術支援ロボット	**106**
手術時手洗い	**104**
手術侵襲	**105**
手術部位感染	99,102,121,**205**,206
手術部位感染防止	**102**
手術用顕微鏡	**170**
手術療法	75,**95**
受精卵	**183**
主訴	**23**
出血	18,**92**
出血傾向	**18**

術前スクリーニング	**102**
術中迅速組織診断	**63**
術中モニタリング	**42**
術野消毒	**104**
腫瘍	19,**20**
腫瘍マーカー	**35**
準汚染手術	99,**100**
循環障害	18,**165**
準清潔	**100**
準清潔手術	99,**102**
小陰唇	**182**
消化管出血	**93**
消化管	60,61,100,168,**169**,172,195
消化管穿孔	99,101,**194**
消化器内視鏡検査	**60**
松果体	**195**
笑気	**95**
上気道	**164**
蒸気滅菌	138,139,**144**
蒸気滅菌法	137,**144**
錠剤	**71**
小細胞がん	**167**
硝子体	157,**158**
硝子体出血	**158**
小手術・処置	**101**
小線源療法	**70**
常染色体異常	**184**
常染色体顕性（優性）遺伝	**189**
小腸	60,99,168,**169**,174
小腸内視鏡検査	**60**
消毒	104,117,**127**,**134**,**135**,**136**,137
消毒法	**134**,135,136
小児	57,156,177,184,**185**
小脳	**153**
上皮性	19,**20**
上皮組織	13,**189**
上部消化管内視鏡検査	**60**
静脈	73,**159**
静脈血栓塞栓症	31,**163**
静脈内区域麻酔	**96**
静脈麻酔薬	95,**97**
静脈瘤	92,93,**171**
静脈瘤破裂	**93**
職業感染	119,120,**130**
職業感染防止対策	**119**
触診	**24**
褥瘡	**188**
食道	168,**169**,171,172
食道異物	**171**
食道拡張術	**93**
食道がん	61,105,**172**
食道静脈瘤	93,**171**,175
食道閉塞症	**185**
食道裂孔ヘルニア	171,**178**
女性生殖器	182,**183**
処置具	62,**105**

— 218 —

ショック	18,187
自律神経	153
自律神経温存術	100
自律神経系	108
腎盂腎炎	180
腎芽腫	180,186
新型コロナウイルス	119,208
心機能モニタ	98
心筋	14,189
心筋梗塞	18,32,33,87,89,160
心筋症	161,162
針筋電図	41,42
シングルプレーン装置	48
シンクロトロン	77,78,82
神経因性膀胱	181
神経膠	14,155
神経細胞	14,109,186
神経症性障害	204
心係数	159
神経性大食症	204
進行性病変	17
神経性無食欲症	204
神経組織	14
神経伝導検査	41,42
心原性	18
腎硬化症	180
人工関節	99,123,192,193
人工血管置換術	162
人工肛門造設術	107
人工呼吸器	120,205
人工心臓	162
進行性筋ジストロフィー	33,189
人工臓器	99
人工補強材	178
筋弛緩薬	95,96,97,98
心疾患	69,160
心室中隔欠損症	160,185
浸漬法	136
浸潤麻酔	96
滲出性中耳炎	156
腎腫瘍	180,186
新生児	184,185
新生児疾患	184
真性大動脈瘤	162
新鮮凍結標本	63
心臓	89,158,159,160
腎臓	31,32,36,99,178,179,180
身体診察	24
心電図	37,38,163
心電図検査	37,38
心電図モニタ	98,120
侵入門戸	204
心拍出量	159
真皮	186
深部静脈血栓症	163
深部切開部SSI	102

心不全	18
心房中隔欠損症	160,185
蕁麻疹	187
腎ろうカテーテル	181

す

随意運動	40
随意筋	14
膵液	169
髄液検査	36
膵炎	177
髄外造血	200
膵がん	177
水晶体	157,158
水腎症	181
膵臓	33,168,169,177,202
錐体外路系	108
膵体尾部切除	177
垂直感染	204
膵島細胞腫瘍	177
膵頭十二指腸切除	177
水頭症	155
水平感染	204
睡眠時無呼吸症候群	40
水薬	72
据付時適格性確認	147
頭蓋骨骨折	155
頭蓋内出血	101
スクリーニング	63,102
スコープ部	58
ステレオ撮影	48,49
ステント	18,88,90
ストレス障害	204
睡眠障害	39,40,204

せ

精液検査	36
生化学検査	26,30,31
生化学（臨床化学）検査	31
生活期	110
生活歴	23,24
精管	181
清潔手術	99,100,102
生検	63,173
清拭法	136
性周期	183
生殖細胞系列遺伝子検査	37
精神科専門療法	108
精神疾患	39,107,108,203
精神障害	203,204
精神療法	107,109
性染色体異常	184
精巣	181,182
精巣腫瘍	182
精巣上体	181
生体移植	99
生体色素	34

成長ホルモン	196
精度管理	30
精嚢	181
生物学的インジケータ	148,149
生理機能検査	25,26,27,37
生理検査	25
生理的障害	204
赤芽球	200
赤色骨髄	200
脊髄	14,153
脊髄くも膜下麻酔	96,98
脊髄神経	96,97,153
脊椎インプラント	193
舌下腺	169
舌がん	170
赤血球	18,25,200
接触感染	119,204,205,206,208
摂食障害	204
接触性皮膚炎	19,187
接触予防策	119
切除摘出手術	98
セラチア	206
腺がん	167,172,174,177,182
穿刺吸引細胞診	63
穿刺細胞診	177
洗浄インジケータ	133
洗浄剤	128,129,130,131,132,133,134
洗浄消毒器	130
炎症性疾患	31,34,36,175,189
洗浄評価法	133
洗浄法	128,129,130,131
染色体	13,17,37,184
染色体検査	26,37
染色法	133
全身管理	102,188
全身骨	57
全身性エリテマトーデス	19,202
全身麻酔	95,97
センチネルリンパ節ナビゲーション手術	101
先天異常	184,185
先天奇形	155
先天性疾患	184
先天性食道閉鎖	171
先天性心疾患	160
先天性胆道閉鎖症	176
蠕動運動	169,179
センチネルリンパ節	101
前白血病状態	201
繊毛上皮	13
前立腺	83,181,182
前立腺がん	78,83,182
前立腺特異抗原	182
前立腺肥大症	182
前腕部	57

そ

造影剤自動注入器	50,51,86,87

創縁保護具	104
挿管チューブ	98
臓器移植	69,99
臓器／体腔SSI	102
双極性障害	108,203
造血器	14,37,169,200
造血器疾患	200
造血細胞	200
総コレステロール	32
創傷治癒	17
総胆管	50,94
総胆管結石	62,93,94
総タンパク質	32
総ビリルビン	34
僧帽弁	159,161
僧帽弁狭窄症	161
僧帽弁閉鎖不全症	161
塞栓	18
側弯症矯正手術	99
鼠径部ヘルニア	177,178
組織	13,17
組織診	63,199
組織標本作製法	63
咀嚼	169

た

ターナー症候群	184
第1次治癒	17
大陰唇	182
体温調節機能	186
体温測定	98
体外式超音波検査	43,44
体外衝撃波結石破砕術	180
対極板	185
大血管疾患	162
退行性病変	17
体細胞遺伝子検査	37
代謝性疾患	39,202
体性感覚誘発電位	98
体性感覚誘発電位検査	40
耐性菌	102,206
大腿骨頸部	57
大腸	168,169,174,175
大腸がん	36,174
大腸菌	102,119,181,206
大動脈解離	52,162
大動脈弁	159,161
大動脈弁狭窄	161
大動脈弁閉鎖不全症	161
大動脈瘤破裂	99,101
第2次治癒	17
大脳	40,153
大脳誘発電位検査	40
大葉性肺炎	166
ダウン症候群	184
唾液	168,169,170,202
唾液腺	33,168,169,170

— 220 —

唾液腺腫瘍	170
多剤耐性アシネトバクター・バウマニ	205
多剤耐性緑膿菌	205
打診	24
唾石	170
多発性筋炎	33,202
多発性硬化症	155
多発性骨髄腫	201
単回使用医療機器	105,**121**,124,150
単極肢誘導	**38**
胆汁	33,94,**169**
男性生殖器	181,182
男性ホルモン	181
胆石症	176
胆道がん	177
胆道閉鎖症	176,185
胆嚢炎	176
胆嚢摘出術	105
タンパク分画	**34**
タンパク質	25,**32**,133

ち

蓄膿症	157
膣	**182**,184
内耳	156
中耳炎	156
注射（薬）	**72**
抽出法	133
虫垂炎	174
中枢神経	153
中枢性尿崩症	196
中性脂肪	**32**
中東呼吸器症候群コロナウイルス	208
中毒	190,203,**210**
中脳	153
治癒率	101
超音波吸引装置	175
超音波凝固切開装置	**172**,176
超音波検査	26,43,**198**
超音波洗浄器	129,**132**
超音波装置	43,**180**
超音波内視鏡	61,62,**177**
聴覚誘発電位検査	**40**
蝶形紅斑	202
調剤管理	**74**
長時間手術	188
聴診	24
聴性脳幹反応	**98**
腸内細菌科カルバペネム耐性菌	206
直接電離放射線	46
直接判定法	133,**134**
直接ビリルビン	**34**
直腸指診	24
治療計画CT	**78**
鎮静	71,72,**95**
鎮痛	71,72,**95**,96,97

つ

椎間板ヘルニア	191

て

帝王切開	96,101,**184**
低温蒸気ホルムアルデヒド（LTSF）滅菌法	143
定期健康診断	26
デイサージャリー	101
低侵襲手術	**105**,106
低比重リポタンパクコレステロール	32
停留睾丸（停留精巣）	182
テストステロン	181
手袋	47,104,**118**
デルタ（δ）波	40
転移性肝がん	175
転移性骨腫瘍	192
転移性肺腫瘍	105
電解質	13,31
てんかん	39
電気治療	109
電気メス	105,**185**
転移性肺がん	167
電子線滅菌	144,145,**146**
電磁波	46,75,**76**
伝達麻酔	**96**
点滴	**73**
貼付剤	**72**

と

等価線量	**46**
統合失調症	108,109,**203**
糖質	**32**
糖尿病	32,33,99,107,**197**,202
糖尿病網膜症	158
頭部外傷	99,155,**194**
洞房結節	159
動脈	159
動脈管開存症	160
投与経路	**71**,73
投与量	**71**,73
特殊型	162
特定健診	27
特定保守管理医療機器	48
床ずれ	188
特発性大腿骨頭壊死	190
突発性難聴	156
塗布剤	**72**
ドプラ（カラー・パルス・パワー）モード	43
ドライアイ	157
ドレッシング材	188
トレッドミル	39

な

内因	17
内視鏡的静脈瘤結紮術	92
中耳	156
内視鏡	58,60,62,90,105,**134**

医療機器安全実践必携ガイド「臨床医学編」

内視鏡検査································60,61,62,173
内視鏡的異物除去··························92
内視鏡的胃瘻造設術························94
内視鏡的逆行性胆道ドレナージ·············93
内視鏡的経鼻胆道ドレナージ···············94
内視鏡的止血術···························62,93
内視鏡的静脈瘤硬化療法····················93
内視鏡的切除術···························176
内視鏡的乳頭括約筋切開術··············94,176
内視鏡的粘膜下層剥離術··············62,92,173
内視鏡的粘膜切除術····················92,173
内耳疾患·······························156
内診···································24
内生殖器······························182
内反足·······························99,189
内服·································71,72,74
内部精度管理····························30
内分泌系······························14,195
内分泌検査·····························35
内分泌腺······························35,169
ナトリウム·····························31
ナビゲーション手術······················106
ナルコレプシー························204
軟骨組織······························13
軟性鏡································59
軟部組織······························49,189

に

II型アレルギー·························19
肉芽組織·······························17
肉腫···································19
二酸化炭素······················14,42,105,164
乳がん··························55,64,101,198
乳酸脱水素酵素··························33
乳児···································185
乳腺···························182,198,199
乳腺MRI検査···························199
乳腺疾患······························64,198
乳腺症·······························198
乳房温存手術···························101
乳房外パジェット病······················184
乳房装置······························55
尿···································26,36
尿管·······························178,179,181
尿管ステント···························181
尿検査································36
尿酸·································32,203
尿素窒素······························32
尿道·····················178,179,181,182,186
尿道下裂······························186
尿路····················179,180,181,205,206
尿路感染·························102,205,206
尿路感染症····························206
尿路結石······························180
人間ドック····························26
認知行動療法···························109
認知症·······················109,155,203,204

ね

ネガティブフィードバック·················195
熱可塑性······························79,124
熱硬化性······························124
熱傷································187,205
ネフローゼ症候群························179
粘着ドレープ···························104
粘膜下組織·····························13,60
年齢································17,69,185

の

脳···································14,153
脳幹·································153
脳血管型認知症··························204
脳血管疾患·····························69
脳血管障害····························154
脳梗塞································154,163
脳挫傷································155
脳死移植······························99
膿瘍·································98
脳内出血······························154
脳腫瘍································155
脳神経································153
濃度······················35,36,135,136,140
脳動静脈奇形···························154
脳動脈瘤······························154
脳波計································39
脳波検査·························39,40,203
嚢胞································170,180
ノロウイルス·························119,208

は

パーキンソン病·························155
肺···································164
肺うっ血······························161,165
肺炎································69,166,167
バイオハザードマーク····················127
肺活量································42,164
肺がん································105,167
肺気腫································166
肺気量································42,164,165
肺気量分画·····························42
肺結核································166
敗血症································187
肺血栓塞栓症···························163
肺梗塞································165
肺水腫································165
肺塞栓症······························165
肺動脈カテーテル·······················98
肺動脈弁······························159
ハイブリッド手術·······················107,161
ハイブリッド手術室······················107,161
バイプレーン装置························48
肺胞································164,165,166
胚葉·································14
培養同定・感受性検査·····················36

— 222 —

白癬	187
白内障	158
剥離細胞診	63
橋	153
麻疹	34,208
麻疹ウイルス	208
把持鉗子	62,92
バスケット型把持鉗子	62,92,93
バセドウ病	19,196
白血球	18,25,200
白血病	18,31,33,37,200,201
発生	14
パニック障害	109,204
パニック値	27
バリアンス	112,113
バリデーション	128,137,147,148,149,150
パルスオキシメータ	26,98
バレット食道腺がん	172
晩期有害事象	77
バンコマイシン耐性腸球菌	205

ひ

皮下組織	13,102,186
皮下注射	73
脾機能亢進	171
肥厚性幽門狭窄	185,186
非上皮性	19,20
ヒス束	159
微生物検査	36
ヒゼンダニ疥癬	209
脾臓	169,200
肥大	17
肥大型心筋症	162
非タンパク性窒素成分	32
非定型肺炎	166
ヒトパピローマウイルス	183
ヒト免疫不全ウイルス	119,207
皮膚	88,118,186,187,188,198,202,204,209,210
皮膚筋炎	202
飛沫感染	119,204,207,208
飛沫予防策	119
肥満	99
非密封種核種内用療法	77,78
病原体核酸検査	37
標準化	112,113
標準肢誘導	38
標準手術	100,101
標準予防策	118
表層切開部SSI	102
表皮	186,187
表面筋電図	41,42
表面麻酔	96
病理解剖	64
病理診断	63,64
日和見感染	204
ヒルシュスプルング病	186
ピロリ菌	172,173

貧血	31,183,200
品質マネジメントシステム	137,147

ふ

ファイバースコープ	59
ファロー四徴症	160
フィブリノーゲン	25
風疹	34,184
フェイスシールド	102,118
フェンタニル	96
負荷心電図	38
負荷心電図検査	38
不規則抗体	35
拭き取り法	133
腹腔鏡下手術	105,106
腹腔鏡下胆嚢摘出術	105,176
副交感神経	153,159
副甲状腺	196
副甲状腺機能亢進症	196
副甲状腺機能低下症	196
副腎	179,195,196,197,202
副腎皮質刺激ホルモン	196
副鼻腔炎	157
腹壁瘢痕ヘルニア	178
腹膜炎	101
腹膜鞘状突起	177
服薬指導	73
服用禁止	72
不潔	100
浮腫	18,187
不織布製品	146
不随意筋	14
不整脈	163
物理的インジケータ	148
物理的消毒法	135
不眠症	204
プラスティック製品と医薬品の相互作用	125
ブラッグピーク	82
フラットパネル検出器	83
プローブ	43,44,61,199
フローボリューム曲線	42
プロトロンビン時間	25
プロポフォール	96,97,125
分子標的治療薬	64,173,174,175,180,192
分別	126
噴門	168

へ

平滑筋	14
平滑筋腫	183
平衡感覚	153,156
米国疾病防疫センター	118
閉鎖吸引式ドレーン	104
閉塞性肺疾患	166
ベータ（β）波	40
ヘモグロビンA1c	197,202
ヘリカルCT	51

医療機器安全実践必携ガイド「臨床医学編」

ヘルニア	177,178,185,186,191	慢性白血病	200
ヘルニア嵌頓	178	**み**	
ヘルニア門	177,178	密封小線源治療	77,83
ヘルペスウイルス類	34	ミトコンドリア	13
変化要因	112,113	**む**	
変形性関節症	190	無気肺	165
弁形成術	161	無機リン	32
変性	17,155	無菌性保証水準	128,137
変性疾患	39	無菌操作	100,104
変性・脱髄疾患	155	虫歯	170
便潜血検査	36	重症筋無力症	167,189
弁置換術	161	**め**	
扁桃炎	157	メチシリン耐性黄色ブドウ球菌	205
扁平上皮	13,17,20	滅菌供給部門	121,134
扁平上皮がん	167,170,172	滅菌業務委託関連法規	122
弁膜症	161	滅菌原理	141
ほ		滅菌工程	139,140,141,142,143,144,145,148,149
防御環境	119	滅菌条件	139,140,143,147,148
膀胱	59,62,178,179,181	滅菌装置	138,139,140,141
膀胱炎	181	滅菌適応範囲	143
膀胱がん	181	滅菌バリデーション	137,138,142,147
膀胱鏡	59,62,181	滅菌物	141,145,146
縫合糸	104,121,145	滅菌法	122,137,138,139,141,143,144
房室結節	159	メニエール病	156
放射線治療	70,75,76,77,78,79,167	免疫	19,34
放射線治療計画装置	79	免疫グロブリン	19,34
放射線皮膚傷害	47	免疫調節薬	192
放射線防護用具	47	免疫不全	19
放射線滅菌	145	面積線量計	86,87
放射線療法	69,70,75	綿製品	146
胞状奇胎	183	メンテナンス	142,143,145
包装	71,141,145,146,147,148,149	**も**	
法的脳死判定	40	毛細血管	18,159
法的問題	123	網膜	157,158
母子感染	204,207	網膜剥離	158
補助循環装置	86,87	モニタ	98,105
骨	13,14,31,32,49,56,57,99,189,190,193,194	もやもや病	154
ポリペクトミー	92	モルヒネ	96
ホルタ心電計	39	問診	23
ホルマリン固定パラフィン包埋（FFPE）標本	63	門脈圧亢進症	92,171
ホルムアルデヒド	143,145,210	**や**	
ま		薬物血中濃度	35
麻酔	95,96,97,98	薬物治療	69
マスク	102,118	薬物療法	70,71,108
末梢神経	14,96,153	火傷	52
末梢神経ブロック	96	薬効	71,72
末端肥大症	196	**ゆ**	
麻薬	74,96	誘発電位検査	40,41
麻薬系鎮痛薬	96,97	誘導法	38
マルチスライスCT	51	誘発電位検査装置	41
マルチリーフコリメータ	80	幽門	168,186
マンシェット	98	幽門輪温存手術	101
慢性気管支炎	166		
慢性硬膜下血腫	155		
慢性中耳炎	156		

— 224 —

輸液ポンプ	**73**,120
輸血検査	**35**

よ

幼児	**185**
陽子線治療	77,78,**81**,82
溶出	**125**,168
腰椎	**57**,191
腰部脊柱管狭窄症	**191**
予防的抗菌薬投与	**102**
IV型アレルギー	**19**

ら

ラジオ波焼灼療法	**175**,176
ラビング法	**104**
ラリンジアルマスクエアウェイ	**97**
卵管	**182**,183
卵巣	**182**,183
卵巣がん	**183**
卵巣腫瘍	**183**
卵胞ホルモン	**183**

り

リウマチ性心内膜炎	**161**
リウマトイド因子	**34**
理学療法士	**70**,110
リコール	**150**

リニアック	**77**,78,79,80,82
リハビリテーション	69,**70**,109,**110**
粒子線	**46**,76
粒状	**72**
流通蒸気法	**135**
良性腫瘍	**19**,20,105
良性発作性頭位めまい症	**156**
緑内障	**158**
緑膿菌	103,**205**,206
リンクナース	**117**
臨床検査	**24**,25,30
臨床判断値	**27**,28
リンパ球	**19**
リンパ節	64,100,101,**200**
リンパ節郭清	100,101,105,106,**173**
リンパ組織	**13**,100,200

れ

レジオネラ属菌	**209**
レビー小体型認知症	**204**
レミフェンタニル	**96**

ろ

老衰	**69**
ロボット支援手術	**106**,172,180,182

医療機器安全実践必携ガイド「臨床医学編」

MDIC認定制度の紹介

【医療機器情報コミュニケータ（MDIC）認定制度創設の経緯】

　医療機器は医薬品と比較して作動原理・構造が多種多様であるだけでなく、使用者も多職種であることが大半で、不適正使用や保守点検の不徹底により多くの不具合が発生する可能性があります。2007年4月の医療法改正では、医療機関においては「医療機器安全管理責任者」および「医療安全管理室」の設置が義務付けられるようになりました。一方、厚生労働省は2008年9月に通知した「新医療機器・医療技術産業ビジョン」において、医療機器に関する情報提供担当者の質の向上や、医療機器の安全使用確保のための情報提供の質の向上に資する民間資格として、「医療機器情報コミュニケータ（MDIC）」の支援を挙げています。

　患者の安全確保や不具合の再発防止のためには、医療機関並びにそこで医療機器を扱う医療スタッフと、医療機器の製造販売業者等の間において、医療機器およびその取り扱いに関する情報の共有と交換が円滑に行われる体制が必要となります。

　医療現場で働く職員と製造販売業者等の会員で構成する本学会は、医療機関、製造販売業者、卸／販売業者等の間で、迅速かつ的確な情報連携ができるよう、これら法的な背景を考慮の上で「医療機器情報コミュニケータ（MDIC：Medical Device Information Communicator）認定制度の創設に至りました。

【MDIC育成の取り組み】

　この制度は、当初、医療機器の品質向上、安全性の確保並びに適正使用の普及を目指し、ヒヤリ・ハット情報や不具合情報等を含む情報の収集・提供や医療機器全般の適正な使用および保守管理に必要な知識・技術などの情報を「医療機器安全管理責任者」や医療スタッフ等と、製造・販売・賃貸業者、修理業者を含む医療機器の製造販売業者等との間で情報を共有し、患者の安全と医療の質向上に貢献できる担当者となるMDIC学会認定者を育成することを当初の目的としていましたが、医療機器の安全性を担保するためには、医療現場で働く医師・看護師から医療機器を介して病院と関わる製造販売業者・卸／販売業者、更には技術開発者の方まで裾野を広げる必要があると考え、2016年度まで複数の地区で開催していたMDIC認定セミナーを、2017年度からeラーニングに変更し、いつでも、どこでも、だれでも、何度でもインターネットで聴講できる体制に整備し直しました。

　本セミナーを受講されることで、医療機器の基本的な適正使用および関連する技術情報に必要な知識並びにコミュニケーション力や、ヒヤリ・ハット、不具合情報等の医療機器に関する安全性情報の収集、あるいは提供の資質向上が期待できます。

　2008年から始まったMDIC認定セミナーを受講し、検定試験に合格されたMDIC有効認定者は、2022年4月現在、6,724名（内訳は医療機関：1,306名、教育養成機関：176名、製造販売業者：5,054名、その他企業・施設：188名）であり、施設数（登録施設のみ）でみると医療機関960施設、教育機関：55校、製造販売業者：673社、その他：106施設となっています。

【MDIC認定者の期待される役割】

　医療機関と製造販売業者等の双方にMDIC認定者が配置されることで情報伝達が円滑となり、医療の安全に寄与するだけでなく、お互いの信頼関係も強くなります。

　MDIC認定者には医療機関、製造販売業者等の立場で以下の役割が期待されています。

1）医療機関におけるMDIC認定者の役割
- ・厚生労働省、独立行政法人医薬品医療機器総合機構（PMDA）、公益財団法人日本医療機能評価機構（JCQHC）など公的機関や製造販売業者等から医療機器に関する安全性情報を収集する。
- ・収集した医療機器に関する品質、有効性、安全性に関する情報および適正使用に関する情報を医療スタッフに定期的に周知させる。
- ・医療機器の安全確保のため、医療機器に関わる業務運用・保守点検に対して積極的に活動する。

2）製造販売業者等におけるMDIC認定者の役割
- ・医療機器の品質、有効性、安全性および適正使用に役立つ情報を国内外から収集する。
- ・医療機関が保有する医療機器に関して技術的な情報を医療スタッフに継続的に提供する。
- ・医薬品医療機器等法に則り、医療機器の安全性情報を医療機関に提供し、また不具合情報を収集し、その原因を究明する。

【MDIC認定セミナーおよび検定試験の位置づけ】

　MDICは、所定のセミナーを受講し、その年度に開催される検定試験に合格された個人を学会として認定するもので、学会会員である必要はありません。

　MDIC認定者になるためにはMDIC認定セミナーで、医療機器の適正使用および技術情報に必要な知識並びにコミュニケーション力と、安全性情報の収集・提供の資質を有する能力をテキストとeラーニングで学習して頂きます。

1) MDIC認定セミナーで使用するテキストは、一般社団法人 日本医療機器学会が監修した「医療スタッフ、製造販売業者等のための『医療機器安全実践必携ガイド』」（医療概論編、臨床医学編、臨床工学編、医療情報編の全4巻）で、書店やインターネット通販でも購入できます。なお、MDIC認定セミナー申込者には、学会よりテキストを配送致します。

2) MDIC検定試験を受験する際の資格要件や実務経験は特にありません。但し、受験する年度のMDIC認定セミナーをeラーニングで受講することが受験する条件となります。なお、医師・看護師・薬剤師・臨床工学技士などの医療職種や、企業の総括製造販売業管理者等の有資格者であっても、日々進歩する広く新しい知識や法改正を習得して頂くことが重要と考え、科目による免除制度はありません。

3) 検定試験は4科目からなり、全科目の合否を受験者本人に通知します。なお、不合格の科目があった場合には、翌年から2年間に限り、不合格の科目のみを再受験することができます。但し、翌年は不合格科目のeラーニングの受講が必須です。MDIC認定証は、試験合格者のMDIC認定申請にもとづいて本学会が交付します。MDIC認定者だけが利用できるMDICロゴマークは、本学会ホームページのMDIC関連サイトからダウンロードし、名刺等にMDIC認定マークをご活用できるようになっています。

4) MDICの有効認定期間は最初の認定時は5年6カ月間です。有効期間中に本学会が主催する学会大会・研究会・セミナーなどやMDIC認定セミナーにご後援いただいている学術団体・業界団体が開催する学会大会・講習会に参加することで、規定のポイントを付与し、更新ポイントに達したものは、有効認定期間を5年間延長します。

【他の専門別認定との協調関係】

　MDIC認定制度は、関連学会団体や医療機器業界団体の専門領域別認定で不足しがちな医療機器全般の基礎的または常識となっている知識や技能の習得を支援し補完するためのものです。

1) 関連学術団体が実施している専門領域別技術認定制度や、各医療機器業界団体が医薬品医療機器等法改正・GVP省令で規定され、実施予定の業界団体認定による医療機器情報担当者や業界団体専門領域別医療機器情報担当者認定制度を否定するものではありません。

2) MDIC認定を取得すると、関連学会で実施している専門領域別技術認定や各医療機器業界団体の専門領域別認定を取得することがステップアップの近道となります。

【本書の利用方法】

　医療機器全般の広い領域の知識をムラなく修得するためには、医学全般・臨床工学・医療情報学・関連法規など、多くの専門書や法令集から勉強する必要があります。しかし、これらの知識修得を独自におこなうには大変多くの時間と労力を要するだけでなく、それらの修得した内容が客観的かつ最新の情報であるかどうかも疑問になる場合があります。また、既に、法で設置が定められている医療機関における「医療機器安全管理責任者」および製造販売業者等における「医療機器情報担当者」が、正しくその責務を果たしているのかを検討する手順書が必要な方もいらっしゃるでしょう。

　本書はこのような方の標準テキストとして利用できるように作成しました。

　最後に、多くの医療スタッフおよび製造販売業者等の皆様がMDIC認定を取得され、医療機器の安全管理に役立てられますことを祈念しております。

2022年9月
一般社団法人日本医療機器学会MDIC標準テキスト編集委員会
http://www.jsmi.gr.jp